ケリー・スターレット式「座りすぎ」ケア完全マニュアル

姿勢・バイオメカニクス・メンテナンスで健康を守る

[著者]
ケリー・スターレット
Dr. Kelly Starrett

ジュリエット・スターレット
Juliet Starrett

グレン・コードーザ
Glen Cordoza

[訳]
医道の日本社 編集部

医道の日本社
Ido-No-Nippon-Sha

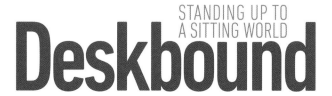

Copyright © 2016 Kelly Starrett, Juliet Starrett, and Glen Cordoza
All Rights Reserved.

Published by arrangement with the original publisher, Victory Belt Publishing, Inc.
c/o Simon & Schuster, Inc. through Japan UNI Agency, Inc., Tokyo

Japanese edition Copyright © IDO-NO-NIPPON-SHA, Inc.,2019

・本書に記されている定義、適応用法などの情報は、さらなる最新の研究によって変更される可能性があります。
・本書は医療カウンセリングの一環としてではなく、情報提供の一例の提供を目的としています。
・本書は医学的アドバイスに代わるものではありません。
・本書によって、いかなる障害や損害が生じても著者、監訳者、編集者、出版社、販売者は責任を負いません。
・運動、生活スタイル、食事などを改善する場合は、その都度医師や専門家にご相談ください。

世界で初めて、全校生徒に
スタンディングデスクを与えた
バレチト小学校(カリフォルニア州サンラファエル)の
トレイシー・スミス校長と教師、
そして生徒に本書を捧げる。

Contents 目次

Introduction 序文 ‥‥ 7
  机に縛られている人のためのガイドライン ‥‥ 25
  本書の構成 ‥‥ 32

Section 1 姿勢の悪さがもたらす結果 ‥‥ 40
  丸くなった脊柱：屈曲の誤り ‥‥ 42
  反り返った脊柱：過伸展の誤り ‥‥ 51
  サイドスラウチング：高い股関節と高い肩の誤り ‥‥ 58

Section 2 自然の身体原理：脊柱、股関節、肩のアライメントを整え安定化させる方法 ‥‥ 60
  アライメントが整い安定した脊柱の重要性 ‥‥ 62
  万全な脊柱をつくる ‥‥ 66
  回旋の鍵：股関節と肩の安定 ‥‥ 76
  ブレーシングシークエンス：脊柱の正しい整列を取り戻す ‥‥ 82

Section 3 上手に動く：歩行、ヒンジ、スクワット、安定した肩 ‥‥ 86
  歩行 ‥‥ 88
  ヒンジとスクワット ‥‥ 96
  100年肩 ‥‥ 123

Section 4 動的なワークステーション ‥‥ 138
  立位のワークステーションのガイドライン ‥‥ 142
  能動的なワークステーション：運動の豊富な環境を生じさせる ‥‥ 164
  座位から立位へ：安全に立位のワークステーションに移行する方法 ‥‥ 181

Section 5 座位のバイオメカニクスを最適化する ‥‥ 184
  地面に座る（2本の柱）‥‥ 186
  受動的座位（柱はまったくない）‥‥ 189
  座位を生き抜く ‥‥ 191

Section 6　**基本的な身体のメンテナンス**‥‥‥206
　　　　体系的アプローチ:バイオメカニクス、ライフスタイル、可動性‥‥‥208
　　　　筋骨格痛を治す方法‥‥‥219
　　　　可動域を改善する方法‥‥‥224
　　　　可動性改善メソッド‥‥‥232
　　　　可動性改善ツール‥‥‥240
　　　　可動性改善に関するガイドライン‥‥‥246

Section 7　**可動性改善の処方箋**‥‥‥252
　　　　可動性改善のためのプログラミング‥‥‥254
　　　　全身の可動性を高める処方箋‥‥‥258
　　　　処方箋1:頭部、頚部、顎関節‥‥‥260
　　　　処方箋2:上背部、僧帽筋、肩甲骨‥‥‥264
　　　　処方箋3:胸部と肩前面‥‥‥270
　　　　処方箋4:肩後面と広背筋‥‥‥276
　　　　処方箋5:腰部と体幹‥‥‥282
　　　　処方箋6:肘‥‥‥288
　　　　処方箋7:前腕、手関節、手‥‥‥294
　　　　処方箋8:殿筋‥‥‥302
　　　　処方箋9:股関節‥‥‥308
　　　　処方箋10:上腿‥‥‥316
　　　　処方箋11:膝‥‥‥324
　　　　処方箋12:下腿(ふくらはぎと脛骨)‥‥‥330
　　　　処方箋13:足関節、足部、足趾‥‥‥338
　　　　処方箋14:デスクワークの処方箋‥‥‥344

　　　　あとがき‥‥‥350
　　　　デスクバウンドを超えて‥‥‥354
　　　　参考文献‥‥‥358
　　　　謝辞‥‥‥363
　　　　索引‥‥‥364

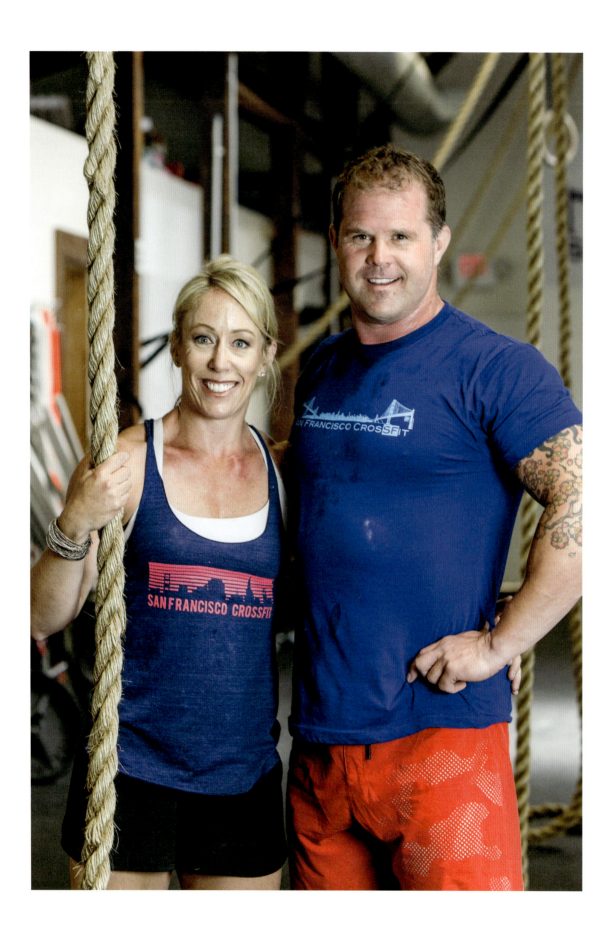

Introduction

序文

「座ることは新しい喫煙である」という言葉を聞いたことがあるだろう。これはメディアによる大げさな宣伝のように聞こえるかもしれない。しかし、このフレーズの作者は撤回するつもりはないようだ。この作者はジェームズ・A・レヴィン博士（全米で最も優れた病院の一つとして数えられるメイヨー・クリニック、アリゾナ州立大学肥満解決イニシアチブの責任者）である。彼はさらに続ける。「座ることは、喫煙より危険であり、エイズより多くの人を殺し、パラシュートで降下するよりも危ない。」それから、こう締めくくっている。「私たちは座ることで死に至るのである」と[1]。

この優秀な博士はただの人騒がせな人物ではない。多数の研究に支えられたレヴィン博士、および急速に増えているこの分野の専門家たちは、2時間連続で座るだけで、心疾患、糖尿病、メタボリックシンドローム、がん、腰痛、頚部痛、その他の整形外科的な問題のリスクを増大させると主張する[2]。座ることは、喫煙と同じく寿命を縮めるのだ。

多くの研究により、長期にわたる座位がもたらす影響はエクササイズや他のよい習慣を介して改善するような、可逆的なものではないことも実証されている。つまり、きちんと食べ、1日1時間まじめに運動しても、起きている時間のほとんどを座って過ごしていれば、ジムでのエクササイズの恩恵を無効にしてしまうということになる[3]。運動をしている人も、運動不足な人のままである。

一部の専門家は「座ることは喫煙よりも悪質である」と主張する。タバコを1本吸うことは、寿命を11分減らすという研究結果があるが[5]、2008年に行われたオーストラリアの研究報告によると、25歳以降、テレビを1時間視聴するごとに寿命が21.8分短くなるとしている[4]。レヴィン博士は、1時間座るごとに寿命が2時間短くなると主張する[6]。

座って働く典型的なオフィスワーカーは建設、金属工業、輸送などの業種よりも筋骨格の損傷が多い。ある研究者は、「座ることは、仕事で重い物を持ち上げるのと同じ職業的リスクである」と結論づけている[7]。

過去20年間、研究者たちは座りすぎがもたらす致命的な影響を調べてきた。多数のエビデンスが座ることと負の健康転帰を結びつけるため、メディアは最近になってこの問題を取り上げ、公衆衛生の危機を呼びかけている。今日、世界保健機関（WHO）は身体的非活動、つまり「座りす

座ることの影響

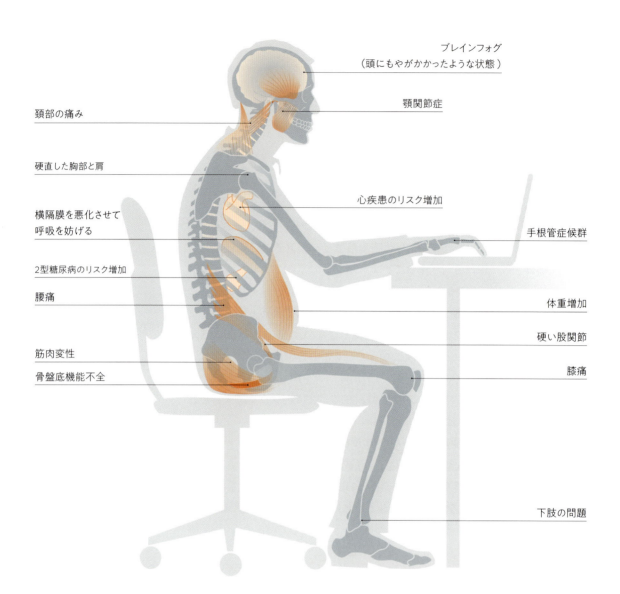

- ブレインフォグ（頭にもやがかかったような状態）
- 顎関節症
- 頚部の痛み
- 硬直した胸部と肩
- 心疾患のリスク増加
- 手根管症候群
- 横隔膜を悪化させて呼吸を妨げる
- 2型糖尿病のリスク増加
- 腰痛
- 体重増加
- 硬い股関節
- 膝痛
- 筋肉変性
- 骨盤底機能不全
- 下肢の問題

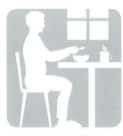

朝食を食べながら「座る」

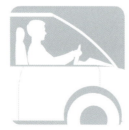

通勤中に「座る」

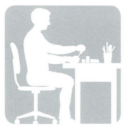

仕事中に「座る」

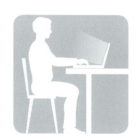

コンピュータの前で「座る」

ぎる」ことは世界中で毎年約320万件の死亡を引き起こしているとし、予防できる死亡原因として第4位にランクづけしている[8]。直近の20年間だけで、座るという単純な行為は、世界の健康キラーのトップに急浮上した。

私たちはどうやってこれを理解し、そして解決していけばよいのだろうか? 答えは単純である。睡眠時でない限り、ヒトは動くように設計されている。人間の正常な生理機能は、この重要な事実に基づいている。私たちは、環境の変化を感知し、動けるように中枢神経系を進化させた。ほぼ20万年の間、ホモ・サピエンスはその大部分の時間を動くことに費やした。食べ物を望めば、狩りをするか、地面から掘り起こさなければならなかった。移動したければ、自らの脚で辿り着かなければならなかった。生存を取り巻くすべての運動が、現代人には心身を疲れさせる面倒なことに聞こえるかもしれない。しかし、それらの活動が内面的にも外面的にも身体のデザインを形づくってきたのである。私たちの身体は、動かすようにできている。そして動かすことで、健康を保てるのである。この関係性により、種は繁栄してきたのである。

進化が持つ問題点は、先見性がないことにある。「進化」はイスの発明を予測できなかったのである。当初、この単純な四つ脚の家具はヒトの健康に対して大きい影響を持たなかった。ほとんどの人たちにとって、イスは畑や工場で忙しい一日の後に休む場所に過ぎなかった。21世紀ではどうだろうか。驚くほど短い期間で、先進国の住民は買い物から、旅行、仕事、遊びまで、ほぼ完全に座りっきりで行うようになった。今日、アメリカ人は1日平均13時間を座ることに費やしている[9]。

机とイスの組み合わせが職場における標準的な文化になると、座位を基本とした技術革新が進んだ。内線電話によって、労働者はイスから立ち上がることなくコミュニケーションを行うようになった。テレビは、老若男女を受動的な余暇活動に誘った。1950年代、一般市民にも車が手頃な価格で入手可能になり、州の間のハイウェイ・システムが開発され、人々は郊外に集まるようになり、郊外からの通勤が促進された。それから、当然の成り行きとして、コンピュータが登場し、座りっきりの生物としての私たちの運命が決定した。私たちは机に縛られるようになったのだ。

1996年、身体的な非活動と健康に関する公衆衛生局長官の最初の報告が発表された。この報告はタバコに関する公衆衛生局長官の1964年の報告と類似しており、座りっきりの行動が多様な健康悪化とつながっているという幅広いエビデンスを明らかにした[10]。

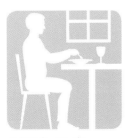

夕食を食べながら「座る」

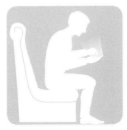

うつむいてスマートフォンを操作しながら「座る」

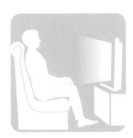

TVの前に「座る」

座ることの問題は、それがあたかも、無害で自然なことだと思わされることである。座る姿勢は簡単に取れるのに、身体にとって悪いなんてことがあるのだろうか。もちろん、起きている時間の15分間だけ完璧な姿勢で座り、残りの時間を動くことに費やしているというなら問題はないだろう。しかし、座ることはポテトチップスを食べることと同じで、控えめにすることができない。

長時間座っているとき、下半身の筋肉は文字通りスイッチが切れた状態となり不活性になる。同時に、私たちは、体幹と脊柱を安定化させ、支えるうえで重要な筋肉と結合組織を使わない姿勢を受動的にとっている。結果として、身体機能は損なわれ、腰・頚部機能不全、手根管症候群、骨盤底機能不全のような、よくある悪質な整形外科的問題を生じる。筆者（ケリー）は世界中でセミナーを行い、相談にのっている。参加者に対しては、いつも最初に、痛みを抱えて「いない人」は手を挙げるように尋ねる。すると、毎回の傾向として、部屋にいる人々——オフィスワーカー、軍人、プロのアスリート、子供といった多様なグループが含まれる——のわずか5～10%しか手を挙げない。これは、筆者が関わる人々の90～95%が痛みを抱えていることを意味する。この自己申告の痛みが広がった根本的原因の一つが、座りすぎだと考えている。

座りすぎは寿命を短くし、痛みを引き起こすだけでなく、手痛い出費にもつながる。米国の疾病管理予防センターは、肥満、糖尿病、心疾患のような座りっぱなしと関連する慢性的な病態に75%の医療費を費やすとしている[11]。米国国立衛生研究所によると、背腰部痛は10人中8人に生涯で影響を及ぼし、世界中の身体障害の主な原因である[12]。米国単独で毎年、ほぼ10億ドルを背腰部痛治療に[13]、200億ドルを手根管治療に費やす[14]。労働時間と生産性の減少を考えると、間接的にかかっている費用はさらに高くなる。これらの数字は、座りっぱなしの身体を治療するために費やしているマイナス面の氷山の一角に過ぎない。

一般の人には信じがたいことかもしれない。筆者が誇張していると疑うかもしれない。しかし、座りすぎが恐ろしいことを示すエビデンスは増え続けている。私たちの脳がいつもと異なって作用して、子供の頃、痛みや制限なく走り、ジャンプし、這って進む際の正常な感覚を鮮やかに思い出すことができるなら、大人である私たちが考える「正常」を到底受け入れることはできないのではないだろうか。そして、苦痛の原因を調べようと少しは懸命になるかもしれない。

それでも、苦痛の原因はわからないだろう。なぜなら、座りっきりの世界では、痛みや疾患の実際の原因が非常に理解しにくく、原因を特定するのが難しいためである。ビーバーが9日間木をかじり続け、そよ風がその木を倒した場合、その木が倒れることになった原因は何だろうか？ 確かに、風は「仕上げ」を行ったが、ビーバーの長期にわたる根気強い仕事がなければ、木は元気に生え続けていただろう。現代の病気の多くに関していえば、座りっ

きりのライフスタイルは、身体を弱めて痛みと疾患に向かわせるビーバーなのである。今こそ座りっぱなしの世界に立ち向かうときである。

部屋のなかの象

　筆者は、理学療法士、ストレングスコンディショニングのコーチとしての経歴の初期に、観察することの重要性を理解した。まず気づいたこととして、異常な数の人々が痛みを抱えていることがあった。私たちの関節は110年耐久するよう設計されており、痛みがないのが普通であるにもかかわらず、筆者は多くの人たちが30代、あるいは20代でさえ苦しんでいることに唖然とした。

　この問題の真相を究明するために、現代のライフスタイル全体を分析して、何が身体に大きな損傷を引き起こしているのか理解して、その有害な影響を緩和するために日常で行える方法を見つける必要があった。2005年、筆者がストレングスコンディショニングセンターを開設したとき、多数の人たちを観察する機会に恵まれた。センターを開いて以来、NFL、NBA、MLB、NHL、多数のディビジョン1の大学チーム、総合格闘家、エクストリーム・アスリート、バレエダンサー、自転車選手、オリンピック選手、エリート軍人、ハリウッドのA級リストの俳優といった人たちを相手に仕事をしてきた。事務員、子供たちも相手にしてきた。筆者の仕事は個々のクライアントとそれぞれが持つ症状に向き合うことだったが、共通点に気づき始めた。バイオメカニクス的（技術的）問題、または可動域（柔軟性）制限を修正した後でも、多くのクライアントはスポーツや仕事で問題を抱え続けたのだ。

　2007年、筆者はディビジョン1のアメリカンフットボールチームから相談を受けた。そのチームは適切なトレーニングと故障の予防に焦点を合わせていても、かなりの傷害率とパフォーマンスの低下があり、理由を調べてほしいと依頼してきた。選手たちは、高い割合で腰部と下肢の痛みを報告し、コーチを不安がらせていた。筆者はプログラムを評価して、そのプログラムではすべて正しいことを行っていることがわかった。それは優れたストレングス・コンディショニング・プログラムであり、バイオメカニクスと可動域の重要性を正しく理解した内容だった。選手たちは熱心かつ懸命にプログラムに従い、優れたコーチ陣も揃っていた。しかし、さらに掘り進めると、練習外で、選手達が1日12〜14時間を座ることに費やしていることを発見した。繰り返そう。ディビジョン1のアメリカンフットボールの選手たちは、練習や試合を除き、起きている時間のほとんどを座っていた。授業で座り、チームのミーティングで座り、カフェテリアで座り、ソファーで座り……といった具合に。この座りっぱなしは2つの問題を意味している。身体的活動（運動）は非常に少ない時

間に限られていることと、1日の大部分を崩れた姿勢のまま固まって過ごしていることである。

　私たちは「部屋のなかの象」を発見したのだ。

　筆者はこの現象を「無害な環境による負荷」と呼び始めた。この表現を用いたのは一見無害な環境の一面が、欠陥を生じさせるストレッサーとなり、身体に負荷をかけ、生理機能と基本的な生命機能を損なわせることを説明するためだ。たとえば、あなたの自宅に新生児がいる場合、あなたはあまり眠れてはいないだろう。これが環境負荷またはストレッサーであり、生活の質に影響を与えている状態である。睡眠不足は原因を突き止めるのが簡単である。そのようなクライアントは眼の下にクマがあり、たいてい「子供の夜泣きで眠れなかった」と言うからだ。解決案は単純である。十分な睡眠をとるだけだ。しかし、すべての環境負荷を簡単に特定できるわけではない。

　さて、クライアントのジム以外の生活を掘り下げていくと、最大の障害物が共通していることがわかってきた。クライアント全員が、多くの時間を座位に費やしていたのだ。筆者は、ジムでクライアントのバイオメカニクス的問題を修正しても、さらになお、座りっきりに起因する身体的問題――硬い股関節、腰部と頸部の痛み、肩の制限、その他諸々の問題――を繰り返し解決しなければならなかった。クライアントが典型的な不健康な人であれば、納得がいくものだろうが、クライアントの多くは超一流のアスリートであり、定期的にトレーニングし、十分な睡眠をとり、生活のストレスを処理し、よく食べていた。クライアントの身体はきちんとメンテナンスをされていたが、座りっきりの環境負荷を克服することができなかった。

　座りっきりによる身体への真の影響は、軍のエリート航空パイロットたちを診ることでさらに明らかになった。彼らは十分な訓練を受けた軍隊のアスリートであったが、身体の状態は目も当てられなかった。パイロットたちが過ごす典型的な一日を考えてほしい。パイロットたちは、座ることによる強いストレス状況に直面することに加えて、途方もない重力負荷を受け、上下に振られ、重いヘルメットをかぶる。そして、イスは肩を人間工学的に悪い前方に丸まった姿勢にさせる。ジムのクライアントと同様に、パイロットたちには長時間の座りっきりに伴う見慣れた問題すべてがみられた。また、頸部椎間板ヘルニア、しびれ感、刺痛、慢性的な背部痛の増大も示された。パイロットが飛行機から這い出てきて、他の生活に取りかかろうとすると、痛みで苦しむだけでなく、可動性とパフォーマンスにも影響が出ていることがわかる。

　人体はかなりの酷使に耐えるように設計されているが、物事にはなんでも限界がある。そして、私たちのイス中心の文化がその限界を超えさせるたびに、とても重要な疑問が沸き上がる……。

どこで誤ってしまったのか?

　素晴らしい事実を挙げよう。あなたの身体は、1日の大部分を過ごしている姿勢に適応する。そのため、あなたが座り、背中を前方に丸める（屈曲）か、または後ろへのけぞる（過伸展）場合、組織と関節はその姿勢の周りで一種のギプスを形成し、後々よい姿勢の妨げとなる。

　ほとんどの人が理解できていないことは、1日の大半を過ごす姿勢が、その姿勢をとっていない間の動作にも多大な影響を与えることである。そしてその動作の質の低下、または欠如は生活の質に影響を及ぼす。しかし、人生のどの時点で、無害な環境負荷は忍び寄ってきて、バイオメカニクスを壊し始めるのだろうか？　私たちの経験では、「座ること」への適応は、小学1年生から現れ始める。

　あるとき、書籍『Ready to Run』の調査の一部として、筆者は娘の学校で子供たちの走り方を観察し始めた。娘の幼稚園のクラスにいた子供たちの走り方は皆美しかった。彼らの走りは力学的に適切で、技術的に完璧だった。走りが早かろうと遅かろうと、裸足であるか、靴をはいているかにかかわらずである。彼らは皆、オリンピックの小さな短距離選手のように、自然に走っていた。しかし、小学1年生の途中で、筆者は子供の半分が母趾球・小趾球の代わりに踵着地を始めたことに気づいた。文字通り半分の子供たちが新しい運動パターンを取り入れ始めていた。それは彼らが走り始めたときのパターンとは根本的に異なるものであった（実際に次のオリンピックで何人のランナーが走りながらブレーキのように踵を接地させるか見てほしい。答えは0人だろう）。筆者がこのことを観察したとき、すぐに「昨年、一体何が起きたのか」と自問した。子供たちは本能的に走り方を知っていた。先生に呼ばれて、着地時の足部の置き方を教えてもらった子供はいなかった。子供たちは、やり方をただわかっていたのだ。それが自然の成り行きとして起こるものであったからである。しかし、子供たちは小学1年生のある時点から、途中で問題を引き起こすことが明らかにわかる走り方を始めた。本当に一体何があったのだろうか？

　筆者は、子供たちにとっての無害な環境負荷は、学校でずっと座りっきりの状態にあることだと認識した。幼稚園は通常、小学校より活動的であるため、子供たちは座りっきりの活動歴を小学1年生までは始めない。その影響は、主な運動力学が機能不全となる踵接地に変化する形で、ほぼすぐに始まる。ほんの短い期間で子供たちが新しい環境に適応したことがわかった。踵接地がその適応であった。新しい運動パターンの問題を深堀していくと、組織レベルの問題が顕在化していることがわかる。踵接地の走行は、ヒトが進化して手に入れたものではない。たとえば、踵接地は弾力のあるアキレス腱を使えず、非常に柔らかいクッション付きの靴でのみ可能となる。兵士が

子供が座ることの影響

2011年にカリフォルニア州全体で行った基礎体力検査では、6つの評価項目すべてに合格できた生徒はわずか31%であった。1つの理由は身体教育プログラムに対する予算削減のためである。カリフォルニア州PTAが公表した2011年の調査では、回答者の75％は、子供の身体教育またはスポーツ・プログラムが短縮された、または劇的に減らされたと報告した[16]。

アメリカ合衆国保健福祉省による「アメリカ人のための身体的活動ガイドライン」は、子供には少なくとも毎日60分の中～高程度または強度の身体的活動を行わせることを勧めている[17]。今日、ほとんどの子供の身体的活動はそれよりもはるかに少ない。小学校ではわずか4％、中学校では8％、高校では2％が、身体的教育を毎日行っていると推定される[18]。

カイザー家族財団による調査は8〜18歳の子供が、社会経済状態に関係なく、テレビやパソコンなどのスクリーンの前に1日平均7.5時間も座っていると示した[19]。それに加え、子供は4〜6時間を学校の机、車、食事、宿題に費やす。子供は、1日10〜14時間——目が覚めている時間の85%を座りっきりで過ごすということである[20]。6〜15歳の子供のうち4人に1人だけが2008年のアメリカ人のための身体的活動ガイドライン——毎日少なくとも60分の中〜高強度の身体的活動の推奨——を満たす[21]。

疾病管理センターは、今日、学校まで歩いて通う子供は、1970年の66%と比較して、わずか13%しかないと報告している[22]。学校から1.6km以内に住む生徒で、歩いて通う生徒は1969〜2001年にかけて90%から31%にまで低下した[23]。

1980年には、米国全体で8100万台のテレビが家にあった。今日、数は3倍以上の約3億2400万台になっている[24]。同一期間で、肥満の子供と青年の数も3倍になった[25]。カリフォルニア大学バークレー校の小児肥満研究者によれば、12〜17歳の子供ではTVを座って見ている時間が1時間長くなるごとに肥満の傾向が2%上昇する[26]。

2004年3月、米国の公衆衛生局長官リチャード・カルモナは、肥満、不健康な食習慣、非身体的な活動の急速な上昇によって「近い将来、不健康で、親よりも短い寿命となる世代を見ることになるだろう」と警告した[27]。

最近の研究では、スタンディングデスクの継続利用が、学童の実行機能と作業メモリ能力の有意の改善に関係することを示している[29]。

「自分の子供は放課後のスポーツに参加しているから、その統計はあてはまらない」と考えるなら、悪いニュースがある。残念ながら、エクササイズが子供と成人の座りっぱなしのライフスタイルに追加されても、座りすぎによるマイナスの影響を中和するわけではない[28]。サッカーや野球の試合以外で座りすぎていたら、それは座りすぎになるのだ！

下肢を失い、人工装具を着ける場合、その兵士が踵接地で走っていたのであれば、自然に走る方法を再び教える必要がある。なぜか？ 材料科学の素晴らしい発展にもかかわらず、踵接地の負荷に耐える義肢を設計できないためである。

踵接地は問題であり、走るヒトにおいて存在してはならないものだ。あなたは複数の走行パターンを使い分ける動物を思いつくだろうか？ 難しいだろう。すべての動物は意図された生理機能に基づいて走るためである。そうでなければ負傷し、遺伝子を残すことはできない。アメリカではランナーの80%が毎年負傷し[30]、ランニングを最も故障の多い活動の一つにしている。そして、問題の原因はここにある。私たちは、子供たちの走りの変化を正常として考えるように、数十年にわたり、長距離を走ることが可能なように進化したはずのヒトが、走ることで負傷している事態を受けいれている。ヒトの身体は簡単に壊れるものではなく、私たちは間違った動作から生じる問題をすぐにはとらえることができない。そのため、問題が残ったままとなり、長期的に観察することでしか影響を確認できない。これが問題となっているのだ。

これらの問題に着目したのと同時期に、筆者は前方に丸くなり、脊柱が屈曲した姿勢になった小学1年生が増えてきているのが観察した。教室に立ち寄るたびに、ほぼすべての子供たちがエビのようなひどい背中で座っているのが見られた（近所の喫茶店でも同様の実験ができる。Cの形の脊柱で座っている人を見る度にエスプレッソを飲み干す。短期間でカフェイン中毒になるだろう）。座ることは運動中の脊柱のバイオメカニクスの悪化をパターン化していることも明らかとなった。

学年が上がるごとに、問題はさらに悪化していった。子供たちは本能的な自然な走り方と動き方を徐々に失っていき、現代生活の重荷が子供の身体に新しい正常を生み出し始め、幼稚園時代の動き方と走り方が異質となっていく。このとき踵接地や脊柱屈曲で動くことに痛みを伴っていれば、自然のパターンに戻るかもしれない。しかし、私たちの身体は、多くの酷使を受け入れ、最少のエネルギーで環境を生き残るため、常に順応するように設計されている。間違った動作パターンは癖となり、その結果は多くの場合、ずっと後になるまで表面化しない。

自然な運動パターンと一致しなくなる場合、問題は「ずっと後になるまで」表面化しない、とはいっても、必ずしも30、40年かかるとは限らない。頸部痛と背部痛のような代表的な整形外科的病状は10代でも現れる。ジェームズ・カーター博士（オーストラリアのカイロプラクター）はスマートフォンの使い過ぎと座りすぎで異常な脊柱曲線と骨異常を抱えていた7歳からの子供たちのX線写真を示して、最近ニュースになった[31]。

筆者は座ることが子供、クライアント、アスリートに影響を与えることを認識して、すぐに問題と戦うためのシステムを開発した。筆者が考案した解決案は、本書で取り上げるものと同じシステムである。その解決案は、運動（活

2010年の米国癌学会の調査は、13年間123,216人の成人を追跡し、非活動的で、1日6時間以上座る女性は、活動的で1日3時間未満しか座らない女性より、調査期間中の死亡率が94%高かったことを示した。非活動的で、1日6時間以上座る男性は、活動的な対象者より死亡率は48%高かった。とりわけ、これらの知見は、身体的な活動レベルには影響されていない。座ることのマイナスの影響は定期的に運動した人でも同じくらい強い[15]。

動）を増加させて、バイオメカニクス（正しい姿勢で正しく身体を動かす）を優先させるための包括的な戦略である。しかし、この変化は容易ではない。筆者が指導する人たちのほとんどは、自分を活動的とみなしている。エクササイズ（激しいエクササイズも含まれる）と活動は異なるということを理解してほしい。

エクササイズだけでは足りない理由

　エクササイズが座りすぎによるダメージを消せるなら、問題の解決はとても簡単だろう。日常の動作に言及することなく、ジムで一通りの運動の適切な方法を教えることでゆっくりと改善をしていく。彼らの生活に介入して、ジム以外の23時間、身体に注意するよう言い聞かせる必要もない。しかし、事実は残酷である。座りすぎによる身体への影響は潜在的に有害で、反論の余地のないものであり、その影響をエクササイズによって逆転させることはできない。

　驚く話でもないはずだ。私たちはエクササイズの利点を知っているし、同時にそれが悪いライフスタイルに対する万能薬ではないことも知っている。定期的にジムに通っていても、ファストフードとソフトドリンクしか摂取しない人を健康的とみなさない。毎日酔っぱらって暴れまわって、毎朝何とか力を奮い起こしてランニングに行く人を健康的とは考えないだろう。確かに、エクササイズはカロリーを消費し、身体の強化につながるかもしれない。しかし、ほとんどの人たちはエクササイズで不健康なライフスタイルを魔法のように克服できるわけではないことを十分わかっているだろう。

　どういうわけか、同じ論理を座ることの影響には適用しないようだ。筆者が知っている頭脳明晰な人たちでも、激しいトレーニングで8時間以上の座りっぱなしを帳消しにできると考えている人もいる。失礼を承知でいうと、これは骨折した足を歩いて治すのと同じレベルの考え方だ。長時間座ると身体は崩れた姿勢となり、機能が損なわれる。あなたが一日中座っていれば、単純に運動量は不足している。トレーニングは確かに全体としてより健康にはしてくれるが、1日の残りを座りっきりにした選択を帳消しにするタイムマシンではない。

　これがわかれば、あなたの健康と幸福にとって何が障害となるかを理解できるのではないだろうか。たとえば、多くのプロ、またはアマチュアのアスリート用のトレーニング・プログラムにとって、動作不全と組織の機能不全は障害となりうる。解決案を見つけようとして、アスリートはリフト姿勢のチェックを繰り返し、理学療法士やトレーナーといった多くの専門家に相談し、新し

研究は座れば座るほど、コレステロールの数値が悪くなることを示している。また、座りすぎは心臓発作リスクを高め、動脈硬化と骨格の軟化症を引き起こす。さらに、乳がん、大腸がん、肺がん、子宮内膜がんは座りすぎに関連する[32]。

いトレーニング療法を試したりする。しかし、トレーニングにより、身体をどれだけ整えても、日常の座りすぎによりもたらされる問題から逃れることはできない。劣化のプロセスは時間をかけて起こるため、実感はされにくいが、何の対処もされなければ着実に日常生活すべてに多大な影響を及ぼす。

　机に縛られたアスリートの多くが遭遇するもう一つの障害物は、体重増加である。筆者は助言を求めてくる人たちにライフスタイルを尋ねる。彼らはたいてい、1日8〜10時間座って仕事をするものの、自分は活発であると主張する。しかし、彼らは、長時間、激しく運動をしても体重が低下しないことを嘆く。そのとき筆者は「エクササイズ」と「非エクササイズ活動」の違いを説明する。これは重要である。

　「エクササイズ」とは一般的に、ランニングやウェイト・トレーニングのような活動を意味する。通常、トレーニングの強度に反して、その時間は比較的短くなる。ジムやランニングコースに出かけ、トレーニングをして、家に帰る。エクササイズは行っても意味がないと考える人はいないと思うが、トレーニングそのものが座りっきりになることに起因する問題を解決できるわけではない。立つことと、座ることでは、エネルギーの消費量が相当異なるからである。私たちは活動レベルに応じて、カロリーの消費や貯蔵の割合が異なる。「非エクササイズ活動」とは強度の高いエクササイズを行っていないときの活動を指す。たとえば、立つ、歩く、園芸をする、料理をする、エレベーターに乗るために走る、そして、そわそわすることだって含まれる。

　私が話をでっちあげているわけではない。ジェームズ・A・レヴィン博士はこれを非運動性熱産生（Non-Exercise Activity Thermogenesis: NEAT）と呼ぶ[34]。レヴィン博士によると、1日に8時間デスクワークを行う人は、その間約300NEATカロリーを消費する。比較して、ウェイターのようなデスクワークをしない人は約1,300NEATカロリーを消費する。1,000カロリーもの違いである！　時間が経つにつれ、このカロリー消費量の違いは「やせている人」と「太っている人」の違いになりうる。デスクワークで運動をしない人では肥満になるとともによくない健康状態となる可能性が高い。

　座位は多くのエネルギーを消費しない。座位では、エネルギーの燃焼から起こる体内の信号が途切れ、同時に脂肪を貯蔵するプロセスが呼び出される。結果、非エクササイズ活動が少ない人たちは、肥満体質となる。肥満と座位行動（座ること）はお互いを助長する関係にある。

4,000人以上の公務員に関する英国の研究論文で、座る時間を1週間に12時間未満に抑えると糖尿病リスクを75%低下させることが明らかになった。1週間に25時間以上座った人々は、糖尿病、インスリン抵抗性、「悪玉」コレステロールのような代謝的リスク因子の可能性を増加させた[33]。

動作のための青写真

　あなたは「座る時間を減らし、立つ時間を増やす」というスローガンの繰

り返しを聞いたことがあるはずだ。この取り組みは確かに全身の健康に有益であるが、大きな課題を残している。

さまざまな容姿、体格、技術レベルを持つ何千人ものアスリートを診てきた経験から明らかになったのは、運動不足の人だけでなくすべての人々が現代社会において、動作のための青写真、綿密な計画が必要であるということであった。

ノンストップのNEAT運動を必要とする激しい仕事の人は少数しかいない。圧倒的多数は一日中、起きている時間のほとんどをコンピュータの前に座って過ごしている。そして、イスに座ることは身体にとっての動作の必要性を反映していない。かつては生まれながらにできたことが、学ばなければできない技術になっている。これはかつて体育教師の仕事であった。それほど遠くない昔に、体育教師は子供たちに身体の動かし方を教えていた。子供たちはしゃがむ、走る、ジャンプする、着地する、ロープにのぼる方法を学んだ。今日、学校の体育は子供たちに運動技術ではなく、スポーツ技術を教える教科になっている。私たちは子供たちに読み書き、数学、衛生の問題、科学技術を教えるが、運動技術を教えるための技法は過去のもので、その価値すらも忘れている。健常で、痛みのない社会を存続させるために、運動は教えられ、実践させ、洗練させ、尊重されなければならないものとして考える必要がある。そして何よりも運動を学ぶことが重要である。

私たちの健康は運動に依存する。すると、あなたはこう言うだろう。「でも、私は子供に体操のクラスを受けさせて、自分はピラティスとヨガのクラスを受けている。こういうのは役に立たないの?」その通り、それらは役に立つ。体操は敏捷さと筋力を高め、ヨガは柔軟性と脊柱のバイオメカニクスを改善する。しかし、これらのシステムのいずれも、ベビーベッドから子供を持ち上げる、食料雑貨店の袋を受け取る、といった日常的運動へと継ぎ目なく移行させるものではない。私たちは、通常の日常生活から高レベルのパフォーマンスまで、あらゆる状況での動き方を教えてくれる実現可能なシステムを必要とする。なおかつそのシステムは、長時間座ることにも、ジムでのトレーニングにも、双方に耐えうるよう、身体を整えるものでなければならない。

あなたが、人生でずっと不適切な身体の動かし方を続けてきたのにもかかわらず、これまで不調に苦しんだことがないという少数のうちの一人であれば、どうせ自分には必要ないものだと早合点してしまう恐れがある。しかし、あなたが勘違いする前に、「負荷サイクル」と呼ぶものを説明させてほしい。

身体のあらゆる部分は特定の使用数や「負荷サイクル」を持っている。適切に動けば、負荷サイクルは各動作や限度数や姿勢で1つだけ消費する。不適切に動けば、より多くの負荷サイクルを消費する。不適切に動くことは、将来の貯蓄分まで使い込んでしまうようなものだ。老年期に問題ないように十分な負荷サイクルの貯蓄がある人もいれば(豪遊だってできる)、中学校から始まる支出による赤字で余裕がなくなってしまう人もいるだろう。

レヴィン博士は指摘する。「1世紀前、肥満は珍しかった。ヒトの遺伝子型は時代を経ても変わっていない。したがって、肥満の流行は、環境を生むイスの出現を反映しているかもしれない。先天的に座る傾向がある人々はイスに座った。そして肥満になった。[35]」仮説を検証するために、レヴィン博士は、ボランティアに56日間、1日にちょうど1,000カロリー普段より多く摂取させる研究を行った。過食にもかかわらず、500グラムの脂肪も増えない被験者もいた。レヴィン博士によれば、これはNEATカロリーの違いだという。「NEAT運動のスイッチを入れる能力がある人は、過食でも脂肪にならない。スリムな状態を保つ。食べすぎて、座ったままで、NEAT運動のスイッチを入れない人は体脂肪にすべての余分なカロリーを預ける[36]」。

こう考えてみよう。1日につき1万歩（活動的な人向けの推奨）を歩けば、週に7万歩、1ヵ月で30万歩以上となり、1年で365万歩となる。つまり、10年で3650万歩となる。これらすべてを間違った方法で歩いたと想像してほしい。アヒルのように歩き、足部を内側に回転させ、土踏まずは消失し、母趾は小趾を向くように曲がり、サンダルやハイヒールを履き、背中を過伸展させて歩くなど、これらすべてが正しい姿勢の妨げとなる。身体は一定までの負荷サイクルに耐えるように設計されているが、不適切な姿勢により増幅された負荷サイクルを許容できるようには設計されていない。自分をレーシングカーに見立ててみるとどうだろう。サイドブレーキを引いて、エンジンオイルは少なくして、車輪軸がずれた状態でも始めは十分速く走れるが、次第にまったく動かなくなるだろう。

　腰に鋭い痛みを感じて、ほとんど動けないと筆者の理学療法を受けに来たクライアントがいた。そのクライアントは「枕を床から拾おうとかがんだだけで、グキッと腰をひねったんです。おかしいですよね？」と言った。まったくおかしいということはない。枕を拾おうと曲げたことで腰を痛めたのではないことがわかるだろう。これまで、彼女は不適切な姿勢ですべて（子供、食料雑貨など）を持ち上げてきたことで、負荷サイクルにかなり負担をかけていた。クライアントは、長年の悪い動き方で腰を痛めたのだ。

　同様に、筆者のクリニックの待合室では、背中を丸めて携帯電話をいじるクライアントを日常的に見る。1日のほとんどをこの丸まった姿勢で過ごすものと考えられる。これだけで「この人は頚部か肩の鋭い痛みで来ているはずだ」と推測される。そして、毎回、この考えの正しさを確認している。問題は、何時間もずっと特定の姿勢を取り続けることが負荷サイクルを消耗させていることを誰も関連付けなかったことである。初期段階では痛みを押し通すことができるが、しばらくすると我慢できなくなる。そして、筆者のクリニックにたどり着く。そのようなクライアントは負荷サイクルを振り切っているのだ。

　問題は身体の構造が意図するように動けなくなっていることである。正しく動かす方法を誰も教えてもらっていない。故障して、痛みを抱えるまでは、本当に変えようとしない。そして、そうなったときには多くの場合、すでに改善が困難となっている。筆者の目的は非常に基本的な運動を適切に行う方法を教え、致命的な故障を回避できるようにすることである。より重要なことは、「たとえ仕事や学校で座りっぱなしであったとしても、そのことがそれ以外の時間に身体に悪影響を与えないようにすること」である。

　近年、この考えに賛同する人々が増加している。多くの会社や学校で、運動が推進されている。これらの取組みは確かに有益ながら、重要な要素がまだ足りない。それは「適切に動く」という要素である。長年の座りっぱなしにより、脊柱を屈曲させて歩いていた人が、姿勢の問題を無視して最新トレンドのトレーニングをやってみるとしよう。その場合、動作の質に起因した損傷を起こす可能性が非常に高い。不適切なテクニックで動くことはまった

く動かないよりましだろうか？　そうかもしれない。しかし、誤った姿勢で1歩歩くごとに、負荷サイクルを必要以上に消費してしまう。どちらか一方を選ぶ必要はない。両方を取ることも可能だ。理学療法士でよき友人であるグレイ・クックは「正しく動き、たくさん動く（Move well, move often）」と繰り返し強調する。クックが正しく動くことを優先していることに注目してほしい。

　運動を促すのに、多くの先進的な考えを持つ会社は従業員に立位のワークステーションを提供し始めている。これは素晴らしい取り組みだ。立位は座位よりも多くのカロリーを消費するだけでなく、1日を通して多くの運動も促進するためである。立っていれば、左右に移動したり、両足で立ったり、あるいは踏み台に足をのせ、しばらくコンピュータから逃げることもできる。短い運動休憩をとることもずっと気軽になるため、1日の流れの中で合計としては多くの運動を加えることになる。しかしながらほとんどの会社は、従業員に正しい立ち方を教えていない。

運動脳

座りっきりのライフスタイルは身体によくないだけでなく、脳にもよくないことがわかっている。歴史を通じて人間は身体的活動が創造的思考、革新、最適な認知機能につながると理解していた。古代ギリシア人は、歩行と生徒の認知機能の最適化に関連があることを理解していた。健全な身体に健全な精神は宿る原理に基づき、アリストテレスは有名なペリパトス学校を設立した。この学校ではリュケイオンの周りの道を散歩しながら授業を行った[37]。

ハーバード大学医学部教授ジョン・レイティー博士は著書『Spark: The Revolutionary New Science of Exercise and the Brain』(邦訳版『脳を鍛えるには運動しかない！ 最新科学でわかった脳細胞の増やし方』〈NHK出版〉)において、脳は筋肉のように反応すると書いている。脳は使えば、成長し、使わなければ衰える。レイティー博士は言う。「さらに加えると、誰も認識していないが、運動不足はまさに私たちの脳を殺し、物理的に縮ませるのである[38]。」

世界の偉大な思想家――ウィンストン・チャーチル、レオナルド・ダ・ヴィンチ、チャールズ・ディケンズ、アーネスト・ヘミングウェイ、バージニア・ウルフ、トーマス・ジェファーソン、ベンジャミン・フランクリンなど――の多くはスタンディングデスクで作業しながら、着想を得て、最も洗練された作品を書き上げたり、歴史的な決定を行ったりしている[39]。ハーマンミラーの象徴的なリードデザイナーであるジョージ・ネルソンは立位での仕事を好み、自分以外にも立って仕事をしたい人がいるのではと考えた。1950年代に彼は、立ちながら使うロールトップデスクをデザインした[40]。

一つの例として、イギリスの研究者は、35〜55歳の1万人以上の被験者を評価した。彼らの活動レベルは「低い」「中程度」「高い」で等級づけられた。座りっぱなしだった被験者は、劣った認識パフォーマンスを示す可能性が高かった。特に、身体的活動レベルが低い人々は流動性知能(論理的に考えて、新しい状況で問題を解決する能力)も低かった[41]。

イリノイ大学アーバナ・シャンペーン校の研究者は、生涯を通した身体的活動とエアロビクス・フィットネスの認知力の有益性に関して最先端の脳研究を実施している。2014年11月に行った研究は、合間に行う運動を犠牲にして標準テストで高得点を取るように強調するほど、実際は教育パフォーマンスを悪くさせる可能性を示した。身体的に活動的な子供は、活動的でない子供と比べて、基底核と海馬で、より大きな脳灰白質量を持つことがわかった。これらの脳の部位は、認知的統制と記憶に関連する[42]。

イリノイ州ネーパービルの体育教師は、登校前に行う革新的なフィットネス・プログラムを実行し、注目を集めた。この体育教師、フィル・ローラーは、中学生と高校生のために、ランニング、筋力トレーニング、登山、さらにダンスなどのプログラムをつくった。彼はトレーニングの効果を測定するために、時間や体重ではなく、心拍数モニターを用いた。ローラーのプログラムに参加した19,000人のうち、肥満は3%のみであった。また、高校生も7,500人参加していたが、肥満は一人もいなかった[43]。

近年の研究はADHDの子供を治療するための長期的ガイドラインを否定し、スタンディング・デスクを取り入れ、合間の運動、一般的な身体的活動がADHDの子供のパフォーマンス改善に役立つ可能性を示唆している。結論は下記となる。すべての子供——特にADHDの子供——は動いたりエクササイズを行う機会を与える必要がある。そうすることで、子供たちの脳は成長し、集中力が増加し、学習ができるようになり、気分もよくなるのである[44]。

レイティー博士によると、身体的活動と運動は「脳の万能栄養剤」のように作用するという。エクササイズと動作は直接的に私たちを賢くするわけではない。エクササイズの効果は、より学べて、集中できるようになり、学習のための脳の機能を最適化させることである。これは、脳由来神経栄養因子（brain-derived neurotrophic factor: BDNF）と呼ばれている成長因子を通して起こる。脳由来神経栄養因子により、新しい結合をつくり、新しいものを学ぶことができる。これは小児期の脳を発達させるのに必要な細胞成長である神経発生を促し、将来の自然な老化現象を遅らせる。中程度の運動（たとえば、立つ、そわそわする）でも精神的回路にエネルギーを充満させ、思考スキルを高める[45]。

誤解しないでほしい。このような変化は素晴らしいことだ。しかし、現代社会を蝕む多くの不快な病気を排除するために、次のレベルに上げる必要がある。問題を3つの単純なポイントに絞ることができる。

1.　私たちは十分に動いていない。

2.　私たちは上手に動いていない。

3.　私たちは身体に対して基本的なメンテナンスを行っていない。

　私たちの社会は1つ目の問題に着目しつつある。本書もあなたの生活により多くの運動を取り入れる方法に関して多くの洞察を提供する。しかし、本書の大半は2番目と3番目のポイントに集中している。正しく動く方法を学び、軟部組織の制限と問題を治す基本的なプログラムを学ぶことができる。これこそ、筆者のシステムが従来のものと異なるところである。動くことだけが答えなら、地球に数百万台あるペダルを踏むトレーニングマシンが状況を一変させているだろう。

　嘘をつくつもりはない。身体のデザインに反した動かし方からの脱却には、それなりの努力が必要となる。あなたは、立ち方、座り方、歩き方を再び学ばなければならない。つまり、身体に対して基本的なメンテナンスを行って、新しい習慣をつくる方法を学ぶ必要があるということだ。最初のうちは、いつも自分自身を確認・修正し、意図した動きになるまで、姿勢にこだわる必要がある。これはかなり大変なように思えるかもしれないが、これを実践することによってもたらされる恩恵について考えてほしい。痛みがなく、子供時代のように動けることが、生活の質をどれだけ向上させるのだろうか。姿勢、運動、セルフメンテナンスに関して学ぶことは、劇的な変化をもたらすことを筆者は知っている。筆者は悪い姿勢の危険性や、立つことと座ることの技術なんてものを教えることになるとは夢にも思っていなかった。実際、過去に戻り、子供のときの筆者に大人になった自分の仕事は最適な方法での座り方と立ち方を教えることだといったら、子供の筆者はがっかりするだろう。衰弱するほどの痛みを取り除く方法を教えたり、ワールドクラスのアスリートを改善させたり（両方とも筆者が行っている）するほうがずっとわくわくさせる。しかし、これを理解してほしい。座りっぱなしで運動不足である悪影響、姿勢と運動に関するテクニックの重要性を認めることなく、痛みを消したり、パフォーマンスを最適化したりすることはできない。

　必要となるであろう変化の概念をつかめるように、本書の構成と使い方に関する短い概要を示す。しかし、その前に、4つの重要な原理を概説しよう。

Deskbound Guidelines
机に縛られている人のためのガイドライン

　座りすぎに関連した問題を予防し、解決することは、表面的には非常にシンプルである。私たちは活動を増やし、運動の質を改善し、身体の基本的なメンテナンス方法を学ぶ必要がある。これこそ、本書があなたに教える内容である。最高な点として、筆者のシステムは誰でも機能することだ。1日10時間、イスにどうしようもなく拘束されていようと、慢性痛を抱えていようと、太り過ぎていようと問題ではない。首尾一貫した、意識的な取組みとほんのわずかな意志の力で、あなたは生産性を上昇させ、体重を落とし、痛みを手当てし、予防し、消し去ることさえできる。行うことは4つの基本的なガイドラインに従うだけである。

1. 不必要な座る習慣を減らす。

2. 30分間のデスクワークを行うごとに、少なくとも2分間動く。

3. 可能な限り、姿勢とバイオメカニクスを優先させる。

4. 毎日10～15分間の身体メンテナンスを行う。

　これらのガイドラインのいずれも、あなたの現在のライフスタイルを大きく変えるものではない。しかし実際、とても単純な行動で、健康状態が劇的に改善することに驚くだろう。
　本書後半にあるセクションはこれらのガイドラインに従うための知識とツールを提供しているが、このリストは机に束縛される落とし穴を解決、または避けるための指針を示すものである。つまりは、これらのガイドラインは個々人が経験するであろう問題に対して、事細かに解決方法を説明してはいないが、「健康で痛みがない生活」という究極の目的を達成するうえで、各原理がいかに重要であるかを理解する手助けとなるだろう。

ガイドライン1:
不必要な座る習慣を減らす。

　このガイドラインの表題は、ほぼすべてを語っている。必要なときだけ座ることは、健康に対して最も有効な行いの一つである。この目的に挑戦するとき、日々のルーチンから座る習慣をどれほど取り除けるかに驚くだろう。あなたは、おそらくダイニングテーブルを処分しないだろうし、やはり、仕事に行くのに車や電車に乗ったり、飛行機で移動したりする必要があるだろう。しかし、多くの人はライフスタイルを劇的に変えることなく何時間も座り続ける生活から脱却することができる。

　最も改善させやすいのは職場環境である。可能なら、スタンディングデスクへ切り替えよう。備え付けのデスクを取り換えることができなくても、2、3箱をデスクの上に置いて、モニターを箱の上に置くことで、立ちながら働くことができる。

　余暇の時間から座位を取り除く方法を探してみよう。なにも食卓で立って食事とることを提案しているわけではない。ただし、イスやソファーではなく床などの硬い土台に座ってテレビを見るほうがよい。床に座れば、ストレッチ、スクワット、可動性改善テクニックを行うことができる。筆者の家庭ではこのようにしてテレビを見ている。非常にお勧めである。これは、一石二鳥となる楽な方法である。

　日中座ることを強いられるのがわかっているなら、身体のバイオメカニクスを優先させることに最善を尽くす。これは0か100かの二択ではない。わずかな改善でも、蓄積すると大きな違いとなる。ヘルメットをかぶって、軍用飛行機に固定されている人もいるかもしれない。そのため、可能なことを行うこと。本書後半で丸々一つのセクションをこのトピックに当てている。セクション5を参照してほしい。しかし、誤解しないでほしい。さらにベターな座り方があるからといって、座ることをできるかぎり減らすのを忘れていいわけではない。ヒトは座ることができる生物である。しかし、座れるだけ座っているようだと、必然的に人間に必要な運動量には足りないのである。

ガイドライン2:
30分間のデスクワークを行うごとに、少なくとも2分間動く。

座ることがよくない理由はたくさんある。特に下記2つはよくないことの筆頭である。

1. 座ることは筋骨格系に慢性的な負荷をかけ、無数の身体機能不全を引き起こす。

2. 座ることは動いていないこととイコールであり、長期的に心肺機能をはじめ健康への著しい悪影響がある。

これらの問題に対処するには、座ることを減らし、より多く動くことである。筆者は立つこと、そしてスタンディングデスクをこよなく愛している。なぜなら運動豊富な環境をつくるからである。立位のワークステーションでは、簡単に、いつでも姿勢を変えて動くことができる。職場で立つことができない場合、任務は「可能な限り多く動くこと」になる。デスクワークを30分間行うごとに少なくとも2分間動くことを推奨する。

運動は複雑である必要はない。筆者はジャンピングジャック運動や短距離競走をしろと言っているわけではない。立って四肢を動かして血行を促進する、たとえば自重トレーニングでスクワットを10回行うといった、非エクササイズ活動のことである。セクション4では運動を豊富に行えるワークステーションの作り方についてお話しする。ならびにこれらのセッションを最大限に利用するために例となる動作と可動性改善のルーチンも提供する。しかし、本書すべてを読んで始めないといけないわけではない。

運動による最高の利点は何だろうか？ 運動はあなたをより生産的にしてくれる（22〜23ページ「運動脳」を参照）。実際、スティーブ・ジョブズは重要なビジネス・ミーティングを歩きながら行うことで有名だった。ジョブズは身体が動いているとき、頭脳が最高の思考を行うことを知っていた[46]。著名な実業家であるリチャード・ブランソンは、立って行う会議、さらによいものとして、歩いて行う会議を好み、このような会議が生産的であることをブログに書いている[47]。マーク・ザッカーバーグ（フェイスブックの創設者）はスタンディングデスクを仕事に用い、スタッフにも勧めている[48]。これらの指導者は全員、最近の研究が立証していることを自らの経験をもって実証してきたのである。研究によると、座るよりも、立っているときや動いているときに、より生産的に考えることができる。

また、労働時間中は常に姿勢を変えるよう推奨する。座るしかない職場で働く場合、198ページで繰り返すことができる機能的座位姿勢を実践してほ

しい。立位のワークステーションに変えているなら、147ページでさまざまな姿勢を示している。立つことは最初の段階であり、動くことが目的である。

　日常に運動を取り入れ、常に姿勢を変えることによって、正しい姿勢を取り戻す機会を与えられ、身体のバイオメカニクスをリセットすることができる。活動停止が長くなるほど、猫背や、逆に背中を過伸展させるといった、悪い姿勢に偏る可能性が高くなる。後ほど、これらの姿勢の分析を行うが、これら2つの単純な変化をもたらすことが姿勢の最適化に役立つことを保証する。

　これらの変化をもたらすうえで最も難しいのは運動自体ではない。取り組んでいる仕事を止め、運動を行うことを忘れないことである。あなたが集中して仕事に取り組んでいるのはわかる。しかし、仕事が忙しすぎるからといって、歯を磨かないで1日ずっと過ごすだろうか？　過ごさないだろう。意識の変化にすぎないのだ。幸運にも、ある素晴らしいリマインダーツールがある。最も単純な方法は、携帯電話のタイマーを30分ごとに設定することである。コンピュータ上にインストールできる複雑なアプリケーション、たとえば、30分毎にディスプレイを停止させて作業を阻止するといったソフトなどがある。本書の最後（356、357ページを参照）では、人気ツールのいくつかをリストに示す。どのツールやアプリケーションを選ぶかは問題ではないが、動くことが毎日のルーチンになるまで、適切に何らかのリマインダーを受け取れるものを提案する。

　健康に近道はない。長く、健康的に、痛みのない生活を送りたければ、一日中動かなければならない。本書は、その目的を果たすための単純で簡単なツールを提供する。

ガイドライン3：
可能な限り、姿勢とバイオメカニクスを優先させる。

　セクション2では、あなたの身体を整えるにあたって、必要となる指針について述べる。その指針に基づいて、常に適切に動作するためのフレームワークを作る。つまり、かがんで靴ひもを結ぶのも、バック・スクワットを行うのも、共通のベースに基づいている。よい姿勢を学ぶだけなら至って簡単である。ほとんどの人たちは、10分以内によい姿勢に直せる。難しいのはそれを習慣にすることである。これには練習が必要となる。誰でもハンドルを初めて握るときは運転上手ではない。身体を整え、日々の動作を研鑽することのできる技術として捉えることが重要である。

　よい姿勢が自然なものとなるためには、それに応じた動作こそが要となる。多くのクライアントがこの意識をジムで取り入れるが、日常生活で実践することを忘れてしまう。クライアントはジムに一歩踏み入れると常に姿勢を確認して、動き方に非常に注意する。しかし、ジムを出るとき、その意識を置いて行ってし

まう。筆者は非常に多くのクライアントが、難しい条件で完璧な脊柱のバイオメカニクスを実践して10分もたたないうちに、座って、前かがみに携帯電話を使っているのを目にする。これには歯がゆい気持ちを隠せない。ジムで行うテクニックはジムの外でも同じ形、同じ動きで実行すべきであるからだ。イスに座るたびにスクワットをし、何かを拾おうとかがむたびに、デッドリフトを行うのである。座ることと立つことを含め、トレーニングで用いるのと同じ動作を日常生活にあてはめれば、力学的に身体を用いるあらゆる動きは確実に改善される。

　バイオメカニクスに関していえば、ジムのトレーニングと日常的な活動に何ら違いはない。確かに、ジムで行う運動は速く、重く、呼吸は激しいかもしれない。しかし、正しく動くための基本的な組織原理、段階的なモデルは同じである。運動時の自分と、子供を持ち上げ、庭で園芸をするといった自分を分けて考えると、日々のルーチンの中で行うことのできる恰好のエクササイズの機会を逸しているのである。これを実践することは人生を通してあらゆる動作を効率化することにもなる。

　あなたが、他の何より自分のスポーツ分野でうまくなりたいアスリートの1人であるならばぜひとも実践してほしい。筆者がクライアントに対し、ジム以外での姿勢改善を積極的に指導しはじめると、クライアントの運動パフォーマンスが大きく変化した。生活から不必要な座る習慣をすべて除いて、仕事と自宅で正しいバイオメカニクスを取り入れ始めると、トレーニングが劇的に改善されたのだ。これを奇妙に思うだろう。彼らはジムの外でも機能的な形を常に実践することで、スポーツで優れたパフォーマンスを発揮できるようになった。筋金入りのアスリートが、このような改善を見てすぐに、ジムの外でも自分の姿勢をさらに懸命に改善するようになった。そして、スポーツで優れたパフォーマンスを生むようになった。それから何が起こったかわかるだろうか？「トレーニング」と「その他」を隔てる溝は狭くなったのだ。クライアントは、ジムでデッドリフトを行うたびに、筆者が「背中を平らにする！」と叫ぶ声が頭の中に響くようになった。現在、彼らは職場や自宅で何かを拾おうとすれば、筆者のこの声が聞こえるようになっている。そして、習慣がジムで行うデッドリフトを改善する。このような格言を聞いたことがあるかもしれない。「1つのことがすべてに通じる。」

　筆者の著書『Becoming a Supple Leopard』では、ストレングス＆コンディショニングと機能的動作の言語——スクワット、デッドリフト、腕立て伏せなど——を用いて、人間にとって最適な運動を説明している。しかし、本書では別の方向からアプローチする。座る、起き上がる、寝そべる、かがむは、ジムで使うのと同じテクニックである。あなた自身をアスリートと見なさないにせよ、身体の構造的健全性を損ねることなく、スクワットを行ったり、地面にある物を拾い上げる方法を理解する必要がある。これにはやはり、関節と組織で最大限の可動域を必要とする。それから、身体に対して基本的なメ

ンテナンスを行う必要がある。

　本書は、姿勢、バイオメカニクスの非効率性、そして組織の健康状態を把握・修正するためのツールであり、一流のアスリートがトレーニングで用いるものと同じものである。本書の最後のページに達するとき、あなたは筆者たちがプロのスポーツチームやエリート軍人に教えるものと同じシステムを手にしている。あなたは身体的活動の質を改善するのに必要なすべてのツールを手にする。あなたが机に縛られているとしても、アスリートがトレーニングに捧げるのと同じように姿勢に向き合う必要がある。

　アスリートはよいパフォーマンスを発揮できるようになることをモチベーションに取り組む。あなたもより動けるようになり、気分がよくなることをモチベーションにして取り組んではどうだろうか。もしその動機づけに魅力を感じない場合、がんや心疾患40歳前に寝たきりになるリスクが増えるという恐怖を動機づけにするかではなく、動機づけされることこそが重要である。すべての道は、ローマに通じるのだ。

ガイドライン4:
毎日10〜15分間の身体メンテナンスを行う。

　身体の基本的なメンテナンスを行うことに休日はない。「基本的なメンテナンス」は痛みを解消し、関節と組織の可動域を改善し、硬い筋肉の柔軟性を回復させるのに用いる可動性改善テクニックを意味する。表面上は古典的なストレッチとフォームローラーマッサージのように見えるが、実際はそれ以上のものである。ほとんどの人は古典的なストレッチの方法を知っている。そして、硬い筋肉を自分で治して痛みを軽減するためにフォームローラーを用いる人が増えてきている。問題は、彼らはこれらのテクニックの正しい使い方を理解するためのシステムを持っていないことである。確かに、ストレッチは柔軟性を改善するかもしれない。フォームローラーを硬い筋肉の下で転がすことで痛みと硬さを緩和できるかもしれない。しかし、結果を最大化するためには、「正しい実践に導く一連の原理」が必要となる。セクション6で、それらの原理を解説している。

　「可動性改善」や「可動化」という言葉で、身体のセルフメンテナンスを説明する。これらの用語はストレッチとフォームローラーの回転以上のものを表現している。これらの用語には動作、順応性、柔軟性、進歩が含まれる。セルフメンテナンスを行うことに関していえば、万能なアプローチはない。痛み、硬直した筋肉、悪い姿勢など、何であれ、特定の問題に対して体系的に取り組まなければならない。セクション7にある可動性改善プログラムのガイドラインに従い、あなた個人の状態に合わせた全身の可動性改善のための処方箋を作ることもできるし、特定部位の処方箋を作り集中的にすることもで

きる。

　歯のブラッシングとフロスのように、セルフメンテナンスは日常的に行えばより効果的となる。短期的な利点は、その日の問題を治せることである（座りっぱなしで腰を痛めたり、一日中立っていることで両脚が硬くなっていたりするかもしれない）。長期的な利点は、痛みと硬さが生じる前に全体の問題を予防できることである。座りすぎや、間違った姿勢で腰痛がひどくなってから気づくのではなく、1日10〜15分の基本的なメンテナンスを行うことで問題を未然に防ぐ。

　痛みに対して行き当たりばったりで対処するのではなく、日頃から堅実にケアを行うことが重要である。ある講師は「あなたの筋肉や組織は、イヌみたいなものだ。十分な時間をトレーニングに費やすなら、筋肉と組織は従順に反応してくれる」と筆者に言った。変化を得ようとして苦労している場合、筋肉が一晩でそこまで硬くなったわけではないことを思い出そう。可動域や組織制限を無視して誤った身体の使い方を何年も繰り返し、関節と筋肉がもつれ合った状態になっているのだ。変化には時間はかかる。しかし、筆者は何千ものクライアントを診てきた経験から、毎日10〜15分のセルフメンテナンスで大きな変化を遂げなかった人はいなかった。

　セクション7には、1日を通じて行える14の可動性改善テクニックがある。多忙な読者が始めるためのレシピが必要だと考えたので用意した。これらの処方箋は身体のあらゆる部位をカバーしている。

　あなたがすぐに始めたいと思うなら、セクション6を読んで、それからセクション7のテクニックと処方箋を実行できる。しかし、ほかのセクションも、すべて飛ばさずに読んでほしい。姿勢を修正しない場合、同じ可動性の問題を経験し続けることを覚えておきたい。「可動性を高めることは症状を治し、予防に役立つ可能性もある。しかし、姿勢を修正することは疾患を治療することになる」と考えてほしい。

How This Book Is Organized
本書の構成

　本書は7つのセクションで構成されている。各セクションは、次のセクションに必要な要素と洞察を含んでいるため、少なくとも1回目は最初から最後まで読むことが重要である。たとえば、脊柱、股関節、肩を整えて安定化させる方法（セクション2）を学ばずして、歩き方、屈曲、スクワット（セクション3）、スタンディングデスクの適切な設置方法（セクション4）を効果的に学ぶことはできない。そして、可動性を高める真の恩恵（セクション7）は身体の基本的メンテナンスを行うための体系的アプローチ（セクション6）を学ぶこと抜きには得られない。

　別の言い方をするならば、本書はただの本ではない。一つのシステムである。そしてその他の包括的なシステムと同じく、パズルのピース一つひとつが完全に組み合わさって初めて完全な絵となる。この場合の絵は、健康的で、生産的な環境に適応したデスクワークの戦士となる。各セクションは人生を変え得るテクニックと戦略を含んでいる。必要となるたびに、各セクション（特に、セクション7の可動性改善テクニックの処方箋）を再訪問してほしい。そうすることで、知識を補強するだけでなく、動作と可動化の実践を次のレベルに高めるのに役立つ。

可動性改善テクニックとは何か？

多くの人は、ストレッチと可動性改善テクニックが同じ意味だと間違って考えている。ストレッチは、短い、硬い筋肉を伸長することだけに集中する。一方、可動性改善テクニックは、運動に基づく統合した全身アプローチである。運動とパフォーマンスを制限するすべての要素、短く固くなった筋肉、関節包制限、運動制御に必要な神経力学的問題などが対象となる。要するに、可動性改善テクニックは、動作とパフォーマンスの問題を全般的に対象にするための道具である。セクション6を読んだ後にこの用語がさらにわかるだろう。

セクション1:
姿勢の悪さがもたらす結果

　アマゾンなどにいる先住民の写真と現代のデスクワーカーの人々とを比べてみてほしい。服装以外で最大の違いは姿勢である。身体のデザイン的に適応できない姿勢を毎日、何年も強要すると、ひどいことが特に脊柱で起きる。人体は通常の労働環境では脊柱を安定化するようになっている。しかし、現在の労働環境は先祖の時代から劇的に変化しており、人体はまだそれに適応していない。

　現代社会特有の姿勢を取ることによって、脊柱を支えるように設計されている筋組織に問題が生じると、脊柱は安定を求め、しばしば可動域の限界点で関節を固定化してしまう。さらに悪いことに、これらの適応パターンは、身体の周りに一種の緊張の「ギプス」を形成し、座るだけでなく生活すべての面で持ち運ぶことになる。このセクション1は、最も害を生じる姿勢を分析する。悪い姿勢から引き起こされる結果を理解し、崩れた姿勢（屈曲と過伸展）を簡単に判別できるようになると、脊柱のバイオメカニクスを優先させて、問題を修正すること（セクション2）の重要な動機になる。

セクション2:
自然の身体原理：脊柱、股関節、肩のアライメントを整え安定化させる方法

　このセクションは、脊柱、肩関節、股関節を安定した、解剖学的に正しい姿勢で整えるためのシンプルな指針を提供する。言い換えれば、ここでは、いくつかの単純な段階で身体を整え、筋肉と結合組織が脊柱、肩、股関節を支えられるようにする。また、身体のデザインに沿った呼吸、横隔膜を使って呼吸する方法、また、脊柱を引き締め、安定させながら呼吸する方法を示す。これは本書で最も重要なセクションなので、読み飛ばさないこと！　よい姿勢で身体を整え、安定化させる方法を理解することによって、これまで活用できていなかった能力が使えるようになる。筋力と体力は向上し、しつこい痛みの改善へとつながる。

セクション3:
上手に動く:歩行、ヒンジ、スクワット、安定した肩

　身体を整え安定した姿勢で快適に過ごせるようになったら、次の段階はそれらの原理を実際の動作に適用することである。セクション2で示した方法で、立って、身体を整えることができるようになることは素晴らしい。しかし、動き始めてすぐにすべてが崩れたら、すべての効果は水の泡になってしまう。最終的な目標は、歩く、かがむ、しゃがむ、重い物を運ぶにかかわらず、あらゆる状況において身体のデザインに沿って脊柱を支え、動作を行うことである。要するに、このセクションはあらゆる動作の根底となる基本動作を行う際の身体の使い方を示す。たとえば、歩くことは走ることに通じ、スクワットはジャンプと着地の仕方に通じる。これらの基本動作のための身体の使い方を理解する限り、それらの基本動作から派生するその他の動作に適用することができる。よい姿勢は技術として、どのようなシーンにでも活用できる。

　ここのセクションを終えるとき、足部が外転した状態での歩行やスクワット、またはその派生動作、クッションの厚い靴を履くことによる歩行への悪影響、不適切な前屈による腰部の機能不全が起こるメカニズム、スマートフォンを使用する際の首の前傾姿勢による悪影響などを理解するだろう。つまりは、基本動作と関連した最も多い間違いについて学ぶことができる。誤りが環境、テクニックを基にしたもの（バイオメカニクス）にせよ、組織・関節制限に関係しているにせよ、何がそれぞれのエラーを生じさせるかを説明する。そして、それらの問題を修正する方法も説明する。

　一部の読者は自分の悪い動作パターンを変えることが難しいとわかるだろうが、ライフスタイルを劇的に変化させる必要はないことを約束する。あなたを石器時代に連れ戻そうとしているわけではない。全員が生来の動きを再び取り戻し、いくつかの単純なライフスタイルの変化と実践により、現代生活に適用できると筆者は本当に信じている。

セクション4:
動的なワークステーション

　本書の目的は、身体的非活動の危険に気づかせ、仕事をしながらワークステーションを活発な環境に変えるために必要とする知識ツールを与えることである。体重は増えず、うつにならず、身体的機能不全を引き起こさず、何時間、何日、何年もの寿命を縮めることもない。むしろ、仕事と生活を通してより健康に、強く、スリムになる機会となる。生産性とモチベーションは向上し、身体的パフォーマンスは高まる。そのためには、イスから立ち上がり、立ちながら仕事を始める必要がある。セクション4では、身体のユニークな寸法に合わせた立位のワークステーションのセッティング方法を示す。加えて、デスクで行える簡単なテクニックを用いてあなたの活動量を増やすための戦略を解説する。

　あなたは立ち上がることから第一歩を踏み出さなければならない。問題は座りっぱなしの状態から、一日中立つこと、動くことに切り替えるにはわずかながら意識の変革が必要となる。この変革を安全かつ快適に進めるためにすべてのセクションをかけて学ぶのである。安心してほしい。座位のワークステーションから立位のワークステーションに移行する際に遭遇する落し穴を避けるためのヒントと手法も説明している。

セクション5:
座位のバイオメカニクスを最適化する

　私たちの身体は、常に動く――歩く、走る、しゃがむ、手足を曲げ伸ばしする――ようにできている。しかし、今日において、生活から座ることすべてを取り除くことは実質的に不可能である。誰も仕事に行くのに50kmも歩かないし、映画館の後ろで立ったり、別の大陸へ行くのにボートで漕いだりしない。そして筆者はそのような極端な手段を勧めるわけではない。読者の多くは仕事で座らざるを得ない。パイロット、運転手、警察官、学生、他の専門家は座る以外の選択肢がないのだ。好きか嫌いかにかかわらず、座ることは定着している。しかし幸運にも、座ることすべてが、「同等」というわけではない。

　セクション5は、座ることの必要悪に起因する下流の障害を減らすための最善の方法を概説する。最初に、2つの害が少ない形を説明する。それらは地面に座る形と補助的なイスで受動的に座る形である。職場で座るほかない場合、または医学的理由のために座らなければならない場合、筆者が「能動的な座位」と呼ぶ方法で、イスに座ることの悪影響を最小化するための行動計画を提供する。整っている脊柱の概念を座位に適用する方法、イスの

端に座ることが重要である。そして身体への悪影響が少ないさまざまな座り姿勢やデスクチェアを選択するうえでのポイントを提供する。最後に、車と飛行機での移動に耐えるヒントを与える。適切に座ることは、座ることの影響から完全に逃れることができる手段ではない。しかし、長時間の座りっぱなしが避けられないとき、このセクションは力学的な影響を緩和する最高の方法を示す。

セクション6:
基本的な身体のメンテナンス

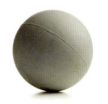

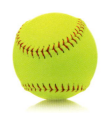

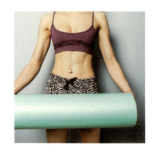

　本書の可動性改善テクニックのパートはかなり長いため、2つのセクションに分けた。セクション6は可動域を改善し、痛みを予防するための定期的なメンテナンスのガイドラインを教示する。また、痛みを抱えている場合は、現代の座りっきりのライフスタイルを少しでも改善できるよう、細々とした問題に取り組む方法を教える。可動性改善はストレッチとフォームローラーを転がすような従来のセルフケアメンテナンスのアップグレード版として考える。たとえば、スマッシュ、コントラクト&リラックス、プレッシャーウェーブ、タック&ツイストといった可動性改善メソッドは複雑そうに聞こえるかもしれない。しかし、これらは従来のストレッチと同じくらい簡単で、ずっと効果的であるということだ。セクション7で概説される処方箋を最大限利用するために、そして身体に害を引き起こすのを未然に防ぐために、可動性改善テクニックを導く5つのルールを提供する。

　身体に対して基本的なメンテナンスを行うことは、いくつかのツールを必要とする。始めるためには、いくつかの品を購入する必要がある。心配する必要はない。必要とするものの大部分は10ドル以下で手に入る。あるいは、家にあるもので代用できるだろう。このセクションでは、可動性改善のために必要なツールのリストと家庭における代用品を紹介する。最低限必要なものは次の通りである。フォームローラー1本、ラクロスボールのような小さなボール1個、テープでつなげた小さなボール2個、ソフトボールのような大きなボール1個。

セクション7:
可動性改善の処方箋

　セクション6で日々のメンテナンスを行うにあたっての原理を教えた後に、セクション7では、可動域を改善して、痛みを治し、関節インピンジメントを解消し、筋肉のうずきを減らすといった目的に対して、具体的な可動性改善テクニックを示す。これらは14個の処方箋で構成され、そのうち13個は特定の部位に焦点をあて、最後の1つはデスクワークを行う人全般を対象としたものになっている。たとえば、処方箋1は、頭部、頸部、顎に焦点を合わせた可動性改善テクニックの組み合わせ、そして処方箋2は上背部、僧帽筋、肩甲骨に焦点を合わせたテクニックの組み合わせである。これらの14の処方箋で、身体のあらゆる筋肉や関節の問題を解決することができる。それぞれ8〜18分で行える。

　これらの処方箋を利用する方法の簡単な内訳を示す。

1. 14日間チャレンジを行う。

　可動性改善テクニックに不慣れな場合、2週間で14個の処方箋をすべて行うことを強く勧める。毎日10〜15分行うだけで14日目を終えるころにはすべての部位の可動性が高まっているだろう。これは本書のすべてのテクニックを学び、あなたの身体を整備するうえで素晴らしい方法であるだけでなく、身体のどこに可動制限があるかも教えてくれる。14日間チャレンジを終えれば、どの部位に最も注意を払う必要があるかがわかる。しかし、日々の選択や、微細な傷害などにより、気付かないうちに常に問題となる部位は変化しているということを覚えておいてほしい。そのため、14日間チャレンジを定期的に行い、痛みとして現れる前に、先手を打って問題を解決することが重要である。

2. 特定の病態または制限を解消する

　14日間チャレンジを行うことは身体の問題箇所を見つけるのによい方法である。しかし、手根管症候群、顎関節症、緊張性頭痛など、特定の病態をすでに抱えていれば、役立つ処方箋がある。259ページでは、デスクワークの労働者が最も直面する病態のリストと、各病態を改善させる処方箋を示している。顎関節症のように、1つの処方箋のみが対応する病態もあれば複数の処方箋から恩恵を得ることができる病態もある。よい姿勢を妨げる関節・組織制限にも着手できる。たとえば、226〜230ページの関節可動域テストを行い、標準に達しないもの、つまり、示されたような姿勢にできないものが出た場合、259ページのリストから、その部位の可動域を改善するのに役立つ処方箋を見つけることができる。

3. 特定の部位を治す。

　特定の部位に対応する各処方箋は、258ページの部位マップを見て選択すればよい。

　前述したように、すぐにでも可動性改善テクニックを始めたい場合、セクション6を読んでから、セクション7の14日間チャレンジを開始することになる。しかし、再度言うが、他のセクションを読み飛ばしたまま放置しないこと。姿勢とバイオメカニクスを改善しなければ、身体の問題の根本的な原因を取り去ることはできないだろう。

車イス使用者のためのメモ

全員が立つことを選択できるわけではない。米国だけで330万人以上の車イス使用者がいる。あなたが車イス使用者の1人だったとしても、座位の姿勢とバイオメカニクスを最適化することは可能である。車イスを必要とする人の身体を安定させる内在的な機構・システムは、そうでない人のものとは異なっているかもしれないが、脊柱の整列、肩のバイオメカニクス、そして身体のメンテナンスが必要なことは同じである。車イスによる組織負荷が起こることを考えると、バイオメカニクスと定期的な身体のメンテナンスはより重要になってくるが、実際、筆者のジムに通っている障害者アスリートの多くは、その事実を失念している。

人間は個々人ごとに異なる組織制限を抱えているものだが、イスに座ることに起因する股関節の短縮と硬化により、誰もが被害者となりうる。あなたが車イス使用者であっても、本書はあなたと家族にとって非常に有益であるだろう。

序文 Introduction

Section 1
姿勢の悪さが もたらす結果
Consequences of Poor Posture

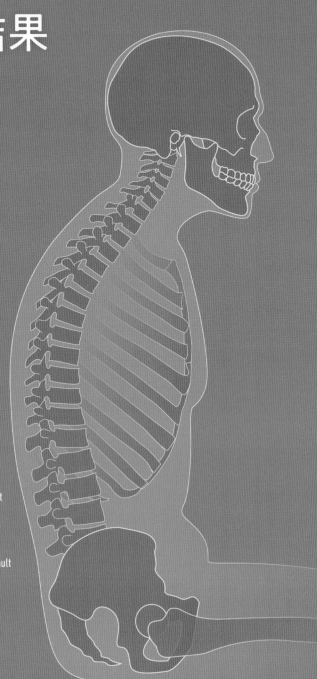

The Rounded Spine: A Flexion Fault
丸くなった脊柱:
屈曲の誤り

The Arched Spine: The Too-Much-Extension Fault
反り返った脊柱:
過伸展の誤り

The Side Slouch: The High Hip / High Shoulder Fault
サイドスラウチング
:高い股関節と高い肩の誤り

人体は驚くべき耐久力を持っている。その上で、あなたが身体の整え方を知り、それを実践することができるならば、生涯にわたって使用可能な関節と組織を維持できる。しかし、よい姿勢で身体を安定させるには戦略が必要となる。身体は、冗長性と予備のための緊急事態用プロトコルを持ち、環境を切り抜けることができるように設計されている。ピアノを持ち上げる前の脊柱の整え方を知らない？ 問題ないさ。あなたのやりたい方法で持ち上げることができる……持ち上げることができなくなるまでは。コンピュータの前で8時間ずっと立つ方法を知らない？ 大丈夫だ。あなたの望むやりかたで立つことができる……腰を痛めるまでは。

理解しなければならないのは、脊柱は常に安定性を求めているということである。木製玩具のヘビのしっぽだけを持って垂直にバランスをとることができるだろうか。一生懸命バランスをとろうとしても、ヘビは不安定な木の関節部分で曲がってしまう。これはまさに、よい姿勢で身体を整え、安定させられなかった脊柱で起こることである。脊柱（椎骨）を構成する骨は、玩具のヘビを構成する不安定な木の部品のようにふるまう。軟部組織と構造力学による脊柱の安定に失敗すると、予備の、あるいは代償的な安定を生もうとする。つまり、正しい方法で身体を安定させないと、前方へ丸まる（前屈）、または背部を反らす（過伸展）ことになり、低いクオリティの安定性が身体の状態の基本設定となる。急な状況をそのような姿勢でしのがなければならない場合もある。しかし、このセクションで示す2つの主な脊柱の姿勢の誤りである前屈と過伸展は、安定性の非効率的な形であり、長期的には身体の損壊の原因となる。

さて、何をすべきではないかより、何をすべきかが気になるかもしれない。「すべきこと」については、後で説明することを約束しよう。しかし、その前に、座りっきりに関連する姿勢が理想的ではない理由を理解してもらおうと思う。なぜ、これが重要なのか？ 悪い姿勢のもたらす結果を認識し、自分自身や他人に見る問題点を見つけられるようになれば、面白みのない脊柱のバイオメカニクスのトピックであっても、瞬時に優先度が高くなるからだ。

この意味で、悪い姿勢から起こる事象を知ることでることで、脊柱がいかに重要なものか、そしてその事象が予防可能であるということがわかる。加えて、一般的にも蔓延している痛みと姿勢の関係性への理解が進むだろう。

The Rounded Spine: A Flexion Fault

丸くなった脊柱：屈曲の誤り

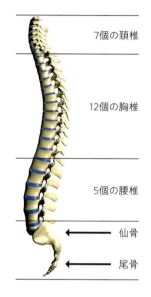

7個の頚椎
12個の胸椎
5個の腰椎
仙骨
尾骨

　あなたがオフィスビルに入れば、大多数の労働者がイスに座っているのが目に入るだろう。彼らの背中は丸まり、肩は落ち込み、頭部は前方に傾いている……まるで骨粗鬆症、うつ病、老年期が進んだ状態で苦しんでいるかのように見える。連結された椎骨で構成されるＳ型の脊柱の美しさは、運動——屈曲する、アーチ形に伸展する、ねじる能力——という贈り物を与えてくれる。しかし、脊柱は最大の弱点でもある。イスで前方にうつむいて、長時間、脊柱をＣの形にしていると、脊柱の安定性、完全性、生来の機能を損なう。食事のたびにチョコレートドーナツを食べて、食後にタバコを１箱吸うことが長期的に健康に有益な影響をもたらさないことは直感的にわかるだろう。一方、姿勢に対しても同じレベルで直感が働かないことが問題なのである。

　筆者（ケリー）の言ってことを理解してもらうために、森へ散歩に行ってみよう。あなたの周りはすべて松の木である。松の木の幹はほぼ垂直に生えていることがわかるだろうか。それぞれの木は数百キログラムの大枝と針葉を抱えているが、全重量はまっすぐな幹で支えられている。その幹は広大な根系で支えられ、安定している。そのため、凄まじい風に吹かれても、重い雪に覆われても耐えることができる。しかし、ときどき、多くの日光を浴びようと岸から川へと伸びる松の木を見ることがある。一直線の幹を持った松の木のように、川へと伸びる松の木も数百キログラムの大枝と針葉を抱えているが、何が支えているのだろうか？　幹はすべての重量に耐えなければならず、根は何とか岸にしがみついているかもしれない。雪と風をさらに加えよう。すると幹は許容範囲を超え、半分に折れるか、または根は地面からはがされることになるだろう。

　座っている間、下半身の筋肉は基本的にスイッチが切れた状態である。これは、長い飛行機の搭乗で足がむくむ理由の一つである。下腿の筋肉は脚組織のリンパ液を絞り、汲み出すことをしなくなるため、蓄積し、うっ血につながる。簡単な実験を試してみよう。座ったまま、殿筋を収縮してみよう。とても難しくはないか？　できたとしても、長時間維持するのは難しいだろう。座っているとき、殿筋は基本的に眠っている。

あなたの殿筋は松の木の根と同様の役割を持つと考えたとき、これは問題である。この重要な筋肉が働いていない状態では、骨盤と脚の健全な関係を保つことが不可能となる。安定のための要石がなければ、脊柱を自然な姿勢に支えるために体幹の筋組織しか頼ることができない。しかし、体幹だけで上体の重い重量すべてを支えることは体力を消耗するため、次第に腹部と背部をリラックスさせてしまい、全身のシステムが崩壊してしまうのだ。

イメージしにくいだろうか？　瞑想のポーズになって、いつ背部が痛み始めるか試してほしい。そう、背中が丸まり始めるときだろう。ここがポイントである。伝統的な机とイスの構造はその傾向を強める。筆者はかつてスタンフォード大学医学部で講演を行い、聴衆の若い医師たちに講演中しっかりとした脊柱の姿勢を維持するように頼んだ。筆者は背中を丸めないように4、5回注意しなければならなかった。

背中が丸まった状態で、周囲の筋組織による支えがなくても、身体は安定した姿勢を求める。残念ながら、そのような自発的なシステムが機能しなければ、身体は別の、持続困難な形に頼らなければならない。米海軍にいる年配の軍人であり筆者の友人の1人は「肉にぶらさがった状態」と表現する。気持ちのよい表現ではないが、確かに、的を射ている。筋肉が伸ばされスイッチが入らない状態だと、脊柱の主な安定のために、筋膜、靱帯、腱のような軟部組織に、受動的に頼ることになる。こうなると、胸郭はつぶれ、肩は前方に丸まり、頭部は胴体からしだれた状態となる。肉にぶら下がることで確かに安定はしているのかもしれない。しかし、それは最大限の機能、脊柱の寿命、痛みのない生活を促進するものではない。基本的に、川へと伸びる松の木のように、上からの重量を均一に脊柱で吸収せずに椎骨の特定の分節——頸椎——に重量を集中させてしまう（次ページのイラストを参照）。

前屈の姿勢で背中が丸まることは肉体にどのような影響を及ぼすだろう？フルタイムでデスクワークに携わり、生活のほとんどを座ることに費やすなら（私たちのほとんどがそうである）、その潜在的な悪影響は多岐にわたる。影響を受けるのは脊柱だけに限られない。最もよくある問題を調べ、この典型的な座位の姿勢が身体に影響していることを突き止めよう。

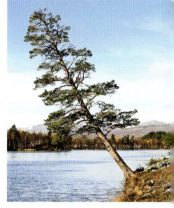

この木は支えられていない。大雪は簡単にこの木を半分に折るか、川へと倒すだろう。

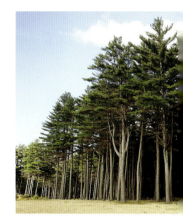

これらの木々は非常に細い幹を持つが、完全に支えられているため、暴風雨などにも耐えることができる。

丸くなった脊柱

スラウチング、猫背、丸まった背中、ラクダのこぶ、脊柱後弯。これらはすべて、脊柱前屈の姿勢を表す表現である。

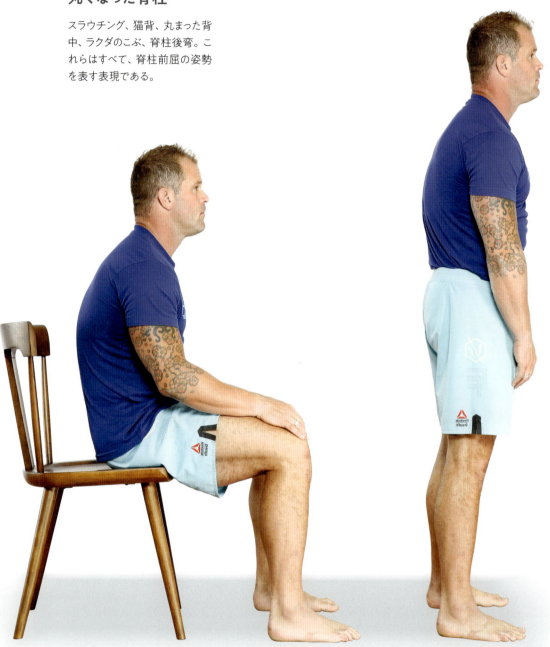

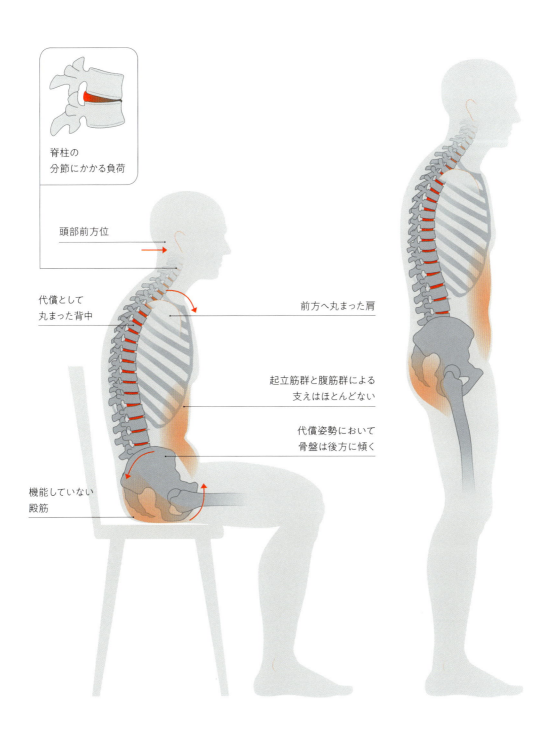

正常な可動域の消失

　前屈し、丸くなった姿勢で常に座り、立ち、動いていると、肩、胸部、頸部の筋肉はそれに順応するように緊張している可能性が高い。つまり、それらの筋は硬くなり、縮んだ状態になる。この状態が続くと、脊柱を整え、安定させる能力を損なわせてしまう。この傾向は雪だるま式となり、時間とともにさらに多くの可動域を失うことになる。身体を前屈した姿勢で固めるギプスを形成するかのようである。これらの筋が常に肩と頭部を前方へと不自然なC形に引っ張ることで、よい姿勢を取り戻すことは、難しくなっていく。前屈した脊柱は、胸椎から頸椎にかけての後弯（ラクダのこぶのように上背部が過大に丸くなった姿勢）を引き起こす。幸いなことに初期段階であれば、身体は少しの入力を与えられれば、自身をリモデリングして正常な形に戻すのにとても優れている、ということである。

可動域低下に対する治療の手引き

肩を回旋できる姿勢へと戻すのが大変な場合は、胸部と肩はうつむいた姿勢に適応してしまった可能性がある。硬直した胸部と肩の筋肉の正常な機能を回復させるために、270ページの処方箋3を実行してほしい。それから、84、85ページのブレーシングシークエンスを行い、姿勢を修正する。

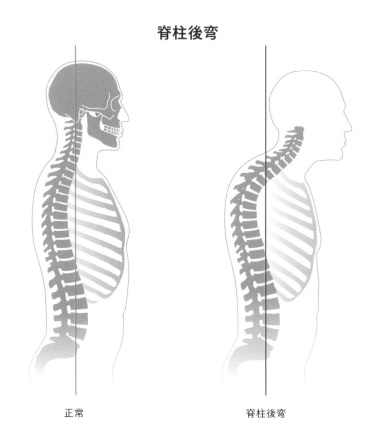

脊柱後弯

正常　　　　　脊柱後弯

横隔膜機能不全

　C形の姿勢になると、動作能力を低下させることに加え、呼吸のバイオメカニクスも損なわせてしまう。丸まった姿勢は効率的に呼吸する能力を損な

わせてしまうのだ。前方へ身体を傾けると、呼吸で重要な役割を果たす筋肉のシートである横隔膜は圧迫されて「体勢的に阻害」されてしまう。簡単にいえば、前屈姿勢では、横隔膜は想定どおりには機能しない。姿勢によりバイオメカニクスが崩れてしまう。横隔膜を通して大きく、リズミカルな呼吸をすることができないので、頸部と胸部を使った短く、浅い呼吸を行うことで埋め合わせる。これにより、身体は「闘争・逃走」状態にあると勘違いし、ストレスホルモンのリリースを誘発し、リラックスした状態に入る能力を損なう（これでは夜、眠れないのも無理はない！）。

不適切な呼吸パターンは氷山の一角にすぎない。悪化した横隔膜機能は、喘息と慢性閉塞性肺疾患（COPD）といった呼吸障害を悪化させることもある。

セクション2では、悪化した呼吸がもたらす悪影響について、併せて正しく呼吸する手順をさらに見ていく。

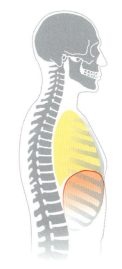

正常な横隔膜

麻痺と刺痛

腕や手の麻痺や刺痛を感じたことはあるだろうか？　現代社会において、日々仕事と格闘するデスクワーカーには珍しいことではない。背中が丸まると、肩は内旋し、崩れた姿勢になる。しかし、頭部は水平のままであるため、頸椎の基部で目に見える前屈や蝶番運動を生じさせる。これは、身体の活動を制御する中枢神経系（脊髄）を収納する管の狭窄を起こす。さらに丸まった背中は神経組織全体を伸長させる。丸くなった姿勢では、浅い胸式呼吸を引き起こし（上記で説明）、頸部、胸部、上腕部での筋緊張と筋組織を通る神経の圧迫をもたらす。手首の関節をニュートラルな状態（関節を自然に一直線にそろえた位置）から屈曲し机の上に置く姿勢も、また別のストレスをかけてしまう。最終的に、身体は神経組織が十分な血行を受け取っていないという重要なメッセージを、おなじみの刺痛や麻痺という形で送ることで、丸くなった姿勢に対しての抗議を行う。

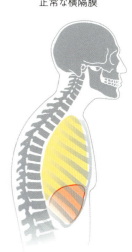

つぶれた横隔膜

しびれと刺痛治療の手引き

腕や手にしびれや刺痛がある場合、270ページ処方箋3、288ページの処方箋6、294ページの処方箋7を実行することで治すことができる。

頚部痛と頭痛

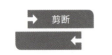

頚部痛？

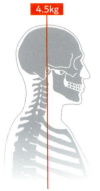

正常な姿勢

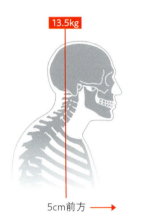

5cm前方 →

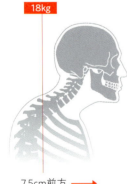

7.5cm前方 →

　丸まった脊柱から起こる副産物である、頭部が身体の前方に傾くこの状態を、筆者は「頭頚部前方位姿勢」と呼んでいる。この状態では頚椎の基部を支点にした運動が生じる。頭部が重心の真上に位置し、荷重が脊椎全体に均一に分散されるのではなく、いくつかの限られた運動分節でのみ剪断力（脊柱に対して水平にかかる力）が生じている。脊柱の1、2分節を支点にした運動が起こると、体重はその関節を圧迫する。この姿勢で一定期間過ごすと、代償として痛みが伴うことになるだろう。

　頭頚部の前方位姿勢でどのくらいの頚部剪断を生じさせるのだろうか？つまり、どれくらいの負担となるのだろうか？　まず、平均的なヒトの頭部は、4.5kgの重さである。頭部が身体の前方へ1inch（2.54cm）変位するごとに、脊柱への負担は4.5kgずつ増えていく[1]。そのため、背中を丸めてキーボードや電話を使うのに、頭部が身体から3inch（7.62cm）変位すると13.5kgの圧力を脊柱分節とそれを支える組織に加えることになる。頚部からの放散痛や、背中や肩が張るのも不思議ではない。頭部は18kgの重さではないものの、崩れた姿勢がさらに13.5kgの余分な圧力を頚椎上にかけている。たった7.5cmの前方への平行移動でも大きなものとなる。ほとんどの人は、6歳の小児の体重に等しいものを頚部に巻きつけた状態で書いたり、タイプしたりしているのだ。

　この頭頚部前方位は、頚部の筋肉が収縮することで頭部を支える。しかし、伸長し、何時間も関節と組織の可動域上限で作用させられると、本来の能力を発揮することが困難となる。こうなると、頚部の筋肉は頭部を支えるだけでなく、伸長した姿勢でそれを行わなければならない。筋肉に意図とは異なる使用を強いると、休止中においても深刻な緊張が継続する。仕事の締切り直前で懸命に働いた後、首が凝り固まっているということは多くの人が経験したことがあるのではないだろうか。この姿勢は頭痛や僧帽筋上部の鋭い痛み（上背部の緊張は頚部へ痛みを放射し、首の回旋を困難にする）につながる。つまり、前屈が肩や頚部で多くの問題を生じさせるのだ。

頚部痛と頭痛治療の手引き

緊張性頭痛や頚部痛を予防したり、治療したりする場合、または、代償性頭部前方位のせいで、上背部と頚部が硬くなっていたりする場合、260ページの処方箋1、264ページの処方箋2を実行してほしい。

腰痛

　前屈したC形の姿勢で座ると、上背、頚部、肩にさまざまな影響を及ぼすが、腰部においても大きな犠牲を払っている。殿筋が機能せず、脊柱サポートシステムをシャットダウンすると、腰椎は崩れて、腰部の椎間板で不均衡な圧力が生じる。わかりやすく表現すると、椎間板は（後方に）押し出され、飛び出し、時間と共に変形しているということでもある。ほとんどの人が丸くなった姿勢で非常に多くの時間を過ごすため、椎間板は元に戻る機会がない。不均衡に圧迫されたままである。

　骨盤を身体の下に寝かせて座る「骨盤後傾」として知られる姿勢は、これらの問題をより悪化させる。この姿勢では基本的に、坐骨結節（体重を支えるようにできた骨盤の底部）ではなく、脊柱の底部で座っている。脊柱のC形の弯曲と組み合わさった骨盤後傾は腰部の構成機構に不快なワンツーパンチをくらわせる。上半身のカーブと骨盤後傾は腰椎に対して真逆の方向に力をかける。椎間板自体は、すぐに痛みを発生させることはないかもしれないが、正常な位置から外れた筋肉と組織が脊柱を支えていることを忘れてはならない。これらの酷使された組織には、痛烈な不満を訴える術がある。

　骨盤後傾はソファー、パッドが入ったオフィスチェア、車のシートのようなクッションがついた座面に座ることで、よく起こる。セクション5では、硬い座面に座ることが、この問題を取り除くのに役立つことを説明する。わかりやすいイメージとして、脊柱の底部からしっぽが生じていることを想像してほしい。座るたびに、自分のしっぽの上に座らないように気を付けよう。

骨盤後傾

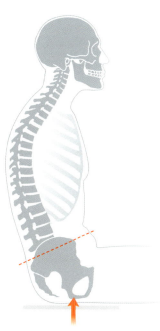

腰痛治療の手引き

長時間イスに拘禁されたことで腰部が痛む場合は、処方箋5（282ページ）を実行することで、痛みの症状を解消し、体幹を柔軟および健常に保つのに役立つ。302～323ページの処方箋8、9、10も、腰痛に対して有効なシークエンスである。

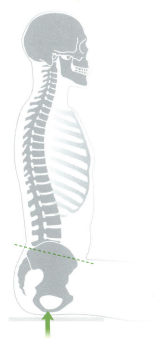

顎の痛み（顎関節症）

　残念なことに、背中を丸めることで生じる整形外科的な問題は、頚部と背部に限らない。頭部が正しい位置にないと、顎を支える組織は本来、想定される機能を発揮しない。これを次のように考えてみよう。顎を動かす筋の多くは頚部から生じる。頭部が頚部に対して、前方に位置する場合、顎の下部に後方に引っ張る力が働き、上方の口腔組織との綱引き状態を生じる。

　これを実証するために、背中を丸めて頭頚部の前方位姿勢を取ってほしい。うつむき、顎は閉じている。顎の緊張状態の変化によく注意してほしい。頭部が前方へ変位するにつれて、口を開こうとする力が加わっている。この姿勢で呼吸し、話し、噛むことに毎日数時間費やすことを想像してほしい。頚部、顎、顔面の筋は、姿勢を支えるために余計に懸命に働かなければならず、さらに緊張することで、顎関節障害または顎関節症（TMJD）として知られる痛みを伴う病態につながる。

　それだけでも十分大変なのだが、頭頚部前方位姿勢は、呼吸パターンを口呼吸に変えてしまう。口呼吸は、交換する空気全体の量を低下させる傾向がある。これは浅く非効率的な呼吸機構を意味する。

顎関節機構治療の手引き

260ページの処方箋1は顎関節症（TMJD）を治療し、解消させるうえで最も適したシークエンスである。これは頭部、顔面、顎の健康など、どんな場合にも対応可能な処方箋である。

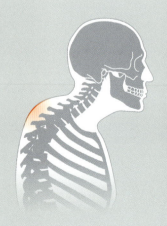

頚部で起こる脂肪性のこぶ

いくつかの原因で頚部後面に過剰な脂肪が蓄積するが、大きな原因の一つに頭頚部の前方位姿勢で長期間座っていることが挙げられる。頭部の前方への重量分布を均等にするために、身体は上背部で脂肪を沈着させる。この脂肪蓄積は頚部後面できつく引っ張られた結合組織のテントの支柱のように作用する。身体は、皮膚の下で脂肪組織の量を増加させることで、頭部を元の位置に引き戻そうとする。それがこぶのような見た目となる。

The Arched Spine: The Too-Much-Extension Fault

反り返った脊柱:過伸展の誤り

「背筋をまっすぐ伸ばして座りなさい」

おそらくあなたは、子供のころにこの言葉を何度も耳にしたことがあるだろう。両親や先生など、誰もがまっすぐ座って、まっすぐ立つことを望んでいたのではないだろうか。

長い間、人々は背中が丸まっている状態は悪いということを、本能的に理解してきた。歴史的に、背中が丸まっていることは怠惰、虚弱、不安定を感じさせ、よい姿勢は自信と機敏さを感じさせる。そのため、大人はあなたにまっすぐ座り、まっすぐ立つことを望んだだろう。20世紀の変わり目に戻ると、チャールズ・レニー・マッキントッシュによるアールヌーヴォーの最先端のイスのデザインですら、まっすぐな背もたれになっていることがわかる。

これまで説明してきたように、まっすぐ座ることはよいことである。とはいえ、座りすぎるのはいかがなものか。「まっすぐ座ること」は脊柱の健康に関する素晴らしい社会習慣であるが、結局は座る方法が重要なのだ。

まっすぐ立ち、座ることは、脊柱がよく整えられ、生理学的に理にかなった姿勢を確立する（一般的に「ニュートラル」と呼ばれる）が、ほとんどの場合、「ニュートラル+α」と解釈される。問題となるのはこの「+α」である。前屈姿勢で座っている子供や成人にまっすぐ立つように指示する。おそらく、指示された人は骨盤を前方に回し（骨盤前傾として知られる）、胸部を膨らませ、Cの形を逆側にひっくり返す。ほとんどの場合、人は細かい指示を必要としない。自然にこのようになってしまう。

想像してほしい。あなたはコンピュータに向かい、手元の仕事に集中しており、姿勢には特に注意を払っていない。数分後には、背中が丸まっているだろう。立っている場合、机に覆いかぶさるような体勢となっているかもしれない。不快さから身体が動くよう信号を送り始め、あなた自身が姿勢を修正したいと思ったとき、姿勢が崩れていることに気づく。そうすると、あなたは背中をまっすぐ平らにする。姿勢を整える方法を持っていれば、殿筋を収縮し、骨盤をニュートラルな位置にリセットするだろう。しかし、ほとんどの人は方法を教えられていないため、腰椎を過伸展させることによって安定性を確保しようとする。

ほとんどの人は、脊柱が腰部で終わると考えている。椎骨がここで終わるという意味では確かに正しいが、機能的な脊柱は実際には、骨盤を含み、逆側の頭部まで含んでいる。脚をあまり利用しない形で座ったり立ったりする場合、骨盤は脊柱のなかのもう一つの大きな椎骨または運動分節となる。過伸展の場合、椎骨の骨組織によるロック機構、隣接した椎骨との椎間関節に負担がかかる。腰椎の椎間関節に対するこのような持続的圧力は腰痛、筋緊張のような、たくさんの問題を引き起こす。

　脊柱のバイオメカニクスによる可動性と耐久性の両立は奇跡的といえる。そのため、伸展制限で非常に役立ち、不可欠となる脊柱の骨構造を脊柱サポートの重要なメカニズムと一緒にしがちである。脊柱を過伸展させて、腰椎を可動域限界で固定すると確かに安定を感じる。この素晴らしいロック機能があることは、神経組織を支える筋組織を用いる必要がないように思わせる。そして、それは世間一般でも実際よく見受けられる。誰かが子供に対して、膝をロックさせない（過伸展させない）よう注意しているのを聞いたことがないだろうか？　これは同じ概念である。骨組織のロック機構による関節の制限により関節は安定している。しかし、あくまでそれは車におけるバンパーの役割のようなもので、恒常的に使うべきものではない。筆者の「実践を通して習慣

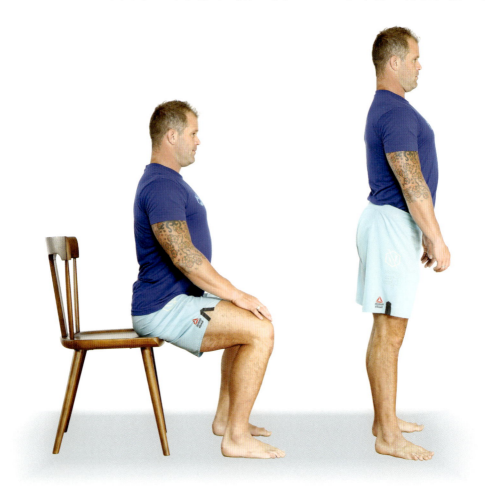

化する」モデルを覚えておこう。たとえばあなたが仕事中、過伸展で骨盤が前方に傾く姿勢で一日のほとんどを過ごしているとしたら、それ以外の日々の活動を行う際、姿勢がどうなっているかは想像に難くないだろう。骨盤を水の入った器と見立てたとき、器の後ろ（屈曲）や前（過伸展）に水をこぼさないように気をつけよう。

反り返った脊柱

過伸展、反り腰、アーチ型の脊柱——これらは、脊柱の過伸展の誤りを説明するのに用いる表現である。

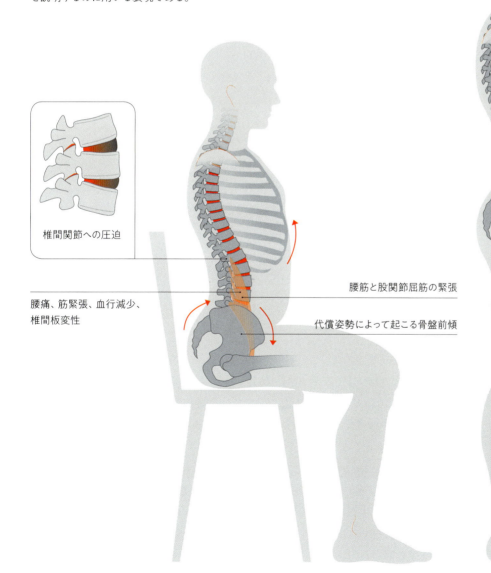

椎間関節への圧迫

腰痛、筋緊張、血行減少、椎間板変性

腰筋と股関節屈筋の緊張

代償姿勢によって起こる骨盤前傾

腰痛

　まっすぐ立つ、または座ろうとして骨盤を前傾するとき、脊柱と股関節の間で非常に力強い剪断力（48ページ参照）が生じる。この場合、上半身を脊柱と体幹の筋組織を一体として支えずに、過伸展による少数の脊椎分節だけで支えることになる。スポーツの世界では、コーチでさえこの機能不全のパターンを深める罪を犯している。主な理由として、体幹を機能させ、安定化させるやり方を教えるよりも、腰部を伸展した姿勢にさせ安定させる方が簡単に伝えられるからである。さらに加えて、骨組織に負担のかかる「脊柱前弯」の形は丸まるわけではないため、前屈に起因する椎間板損傷の問題は表面上解決される。しかしそれは、異なる問題を孕んでいるのである。身体が高いレベルで機能するためには、前提として基本的な構造が整っている必要があることを覚えておきたい。それが満たされていなければ、機能とパフォーマンスの著しい喪失につながる。

　例を示そう。NFLのプレイヤーである筆者の友人ジョンは、シーズンオフに筆者のジムを訪問していた。193cm、140kgの筋肉質なオフェンスラインマンで、このとき、NFL10シーズン目であった。ジョンと筆者は激しいストロングマン・ヨーク・ウォークを行った。これは、数百キログラムもの重量の「U」を逆さにした形の器具を両肩にかけて運ぶものだ。ジョンは今まで出会った最高のアスリートの一人であったが、約270kgの負荷がかかった状態で、筆者は毎回彼より早く歩くことができた。それはなぜか？　筆者と違い、ジョンの腰部は過伸展しており、体幹が十分に機能していなかったからだ。筋力でいえば、ジョンと筆者は比べものにならないが、筆者の整った脊柱により可能となる負荷の伝達がより効果的だったのだ。

　理学療法で腰痛、あるいはトレーニングの際の、背部痛を訴えるアスリートを診るとき、まず注目するのは脊柱機構である。筆者は脊柱を身体におけるエンジンの制御機構として考える。脊柱が整っていなければ、肩から股関節、上肢から下肢、下肢から上肢への力の制御が適切に行われなくなる。さらに、筆者は機能的動作は脊柱で（近位に）始まり、腕や脚（遠位に）に移っていくと定義している。

　残念ながら多くの人では逆のことが起こっている。四肢から運動を開始しているのだ。これでは犬がしっぽに身体を振られているようなものである。正しく整っていない脊柱の問題は「コアから四肢へ」の原則に反することである。たとえば、骨盤前傾を楽に感じる女児や女性は、ジャンプの着地時の膝のコントロールが正しくできていない。十分にパワーを発揮できていないアスリートは、先に挙げたアメリカンフットボール選手のジョンのように構造が整っていない状態で動いているからかもしれない。

　運動戦略として椎骨のロック機構を用いる問題は、そのように用いられることを意図されていない組織に慢性的に意図とは異なる過度のストレスをかけ

てしまうことである。腰椎の負荷サイクルを超える場合、過伸展により痛みと機能不全を起こしうる。年をとるにつれ、椎間板の厚みをいくらか失うことは普通のことである。しかし、伸展に偏った脊柱での生活を続けるなら、椎間板摩擦と併せて、神経の出口は小さく、塞がれやすくなる。この状態を表す医学用語は狭窄症である。

狭窄症はこのような負荷の結果と言っても過言ではない。健常な背部を過伸展させた姿勢にすると、椎骨によって形成される神経の通り道はより狭くなる。本来、それら椎骨が神経を締めつけることはない。しかし骨の変形が始まり、頼りの靱帯で「弛緩」してくると、伸展過敏の問題は、見過ごせないものとなってくる。かつては滑らかで、広かった神経の通り道は荒れて狭くなり、神経組織がそのなかをスライドするようになる。そうなると、脊柱を過伸展させて安定化させる戦略が、表面的に無害なものから実害を及ぼすものに変化する。

腰痛治療の手引き

腰痛を治療、さらには解消する方法をお探しだろうか？定期メンテナンスを行ってみよう。282ページの処方箋5を参照。処方箋8、9、10（302～323ページ）も、腰痛症状を治療するために、効果的である。

「固まった」筋肉

　脊柱の健康に負の影響を及ぼすことに加えて、持続的な過伸展は、筋肉が慢性的に不利な形で代償する原因になる。たとえば、腹筋群の多くは機能が抑制される。脊柱は私たちの生存でとても重要であるため、多くの代替システムがある。本来、安定性を担うシステムが機能を失うと、「主動筋」などの比較的大きな筋肉で代用するといった、バックアップシステムを用いる。殿筋や腹筋群が機能していないことで、それらの大きいエンジン（主動筋）は脊柱の安定と動作の二つの役目を遂行することを要求される。これらの筋肉は、固さ、緊張、または痛みといったかたちで不満を示す。

　試しに、立位、座位、どちらでもよいので、骨盤前傾姿勢をとってほしい。ニュートラルな姿勢と比較して、背筋群が活性化しているのを感じるだろう。では、この腹部を前につき出した骨盤前傾姿勢で、腹筋を使ってみる。その姿勢のままでは腹筋に上手に力を入れることができないことがわかるだろう。長時間の立位と座位の後の背筋群の緊張にお悩みなら、原因は過伸展させた姿勢かもしれない。

　腰筋はもう一つのよい例である。この筋肉は体幹を股関節から屈曲、逆に大腿骨の屈曲、上半身の捻転、脊柱の安定に関与する。過伸展させると、腰筋と脊柱の間での力学が変化し、腰椎前弯を増大させる。腰筋は骨盤に向かって腰椎のカーブを増大させるよう引っ張るのである。

　例えとして、肘を45度曲げた手に1kgのウェイトを抱えていることを想像してほしい。数分程度は問題ないだろうが、5分間抱えると肘と上腕二頭筋がしんどくなってくるだろう。それが毎日10～12時間続くとなると、その姿勢を保持するとどうだろう。これは過伸展させた姿勢で座るときに、腰筋がどういう状態になっているかの例えである。骨格により支えられていない胴の重量を腰筋が懸命に支えなければならない。これを「受動負荷」と呼ぶ。この姿勢で長時間過ごすと腰筋は硬直してしまう。長時間座った後に立ち上がったときに、この硬さを経験している人は多いだろう。まず、すぐには完全に直立することはできない。さらに、硬直した腰筋は、あなたが脊柱の整列を意識していても、常に脊柱の分節を伸展方向へ引っ張っている。身体の筋組織が脊柱の引っ張りあいをしているのである。それはブレーキを踏みながらアクセルを踏むようなものだ。スタンディングデスクへの移行（セクション4を参照）にあたって、この身体の癖が最も大きな抵抗になる。

緊張した腰筋治療の手引き

座位、または過伸展させた姿勢により、腰筋や体幹が緊張状態にある場合、282ページの処方箋5で概説されるテクニックを実行することにより正常化に役立つ。

短縮し緊張した筋肉

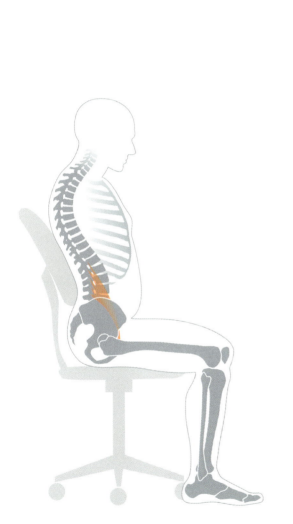

1. 長時間座ると、腰筋は適応的に緊張する。

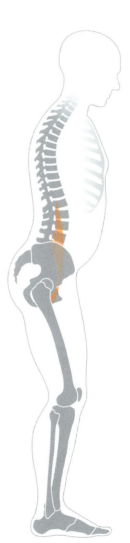

2. 緊張した腰筋は胴体を前方に引っ張る。

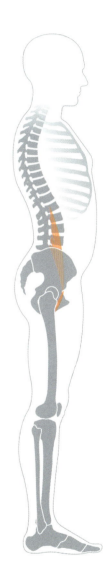

3. その状態で起立すると、腰は過伸展状態となり股関節の伸展は制限される。

The Side Slouch:
The High Hip / High Shoul11der Fault

サイドスラウチング
:高い股関節と高い肩の誤り

　オフィスビルを訪問すると、典型的な間違った姿勢で座っているデスクワーカーたちを観察することができる。彼らは屈曲と過伸展を切り替えて痛みやしんどさを緩和させようとしているだろう。どちらの姿勢も耐えられなくなると、第3の「サイドスラウチング（側方に身体が丸まっている状態）」と呼ばれる、より悪影響の強い姿勢を選ぶかもしれない。前屈や過伸展の姿勢から、頭部を傾け、一方の骨盤を上げ、肩を落とすことで、体重を片側へ偏らせる。子供が機嫌が悪いときに前後に揺れているような、またはファッションモデルのまねをして左右に揺れているような動きだろうか。「サイドスラウチング」は、持続的な前屈や過伸展と同様の悪影響を有する。少し例を挙げれば、腰痛、崩れた呼吸力学、可動性の喪失、筋肉の不均衡、組織制限などにつながる。立ち姿が常に片側に偏っている場合も同じことがいえる。筆者は、歩くときに、片足だけアヒルのように外転したり、スクワットの際、片側に身体が偏る理由をたびたび尋ねられる。答えは、長時間の反復を通して、組織の非対称性をプログラムされているのである。非対称の運動パターンを示すアスリートは故障が持続するリスクが約3倍という研究がある。一方に偏った立ち方や座り方は、脊柱組織の負担を分散する方法である。しかし、そのような代償動作が恒常化することで、日常生活で負担をかけることにより二次的な機能不全を引き起こす。

　筆者が若いアスリートを指導するとき、最初に教えることは、足趾を前方に向けて直立し、両足で均一に立つことである。

　重要なのは側方に曲がる原因──身体は安定して、持続可能な形を求めている──を理解することである。

サイドスラウチング

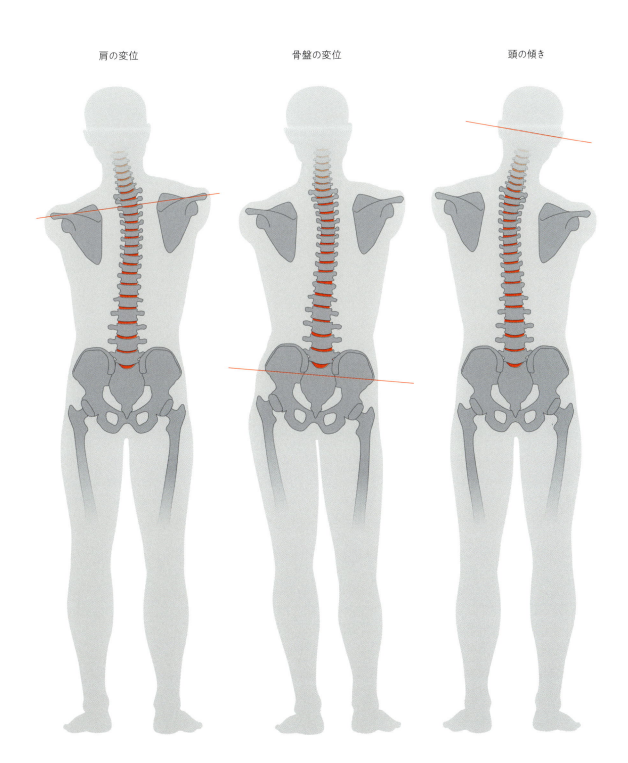

肩の変位　　　　　骨盤の変位　　　　　頭の傾き

Section 2

自然の身体原理: 脊柱、股関節、肩のアライメントを整え安定化させる方法

Natural Body Principles:
How to Organize and Stabilize Your Spine,
Hips, and Shoulders

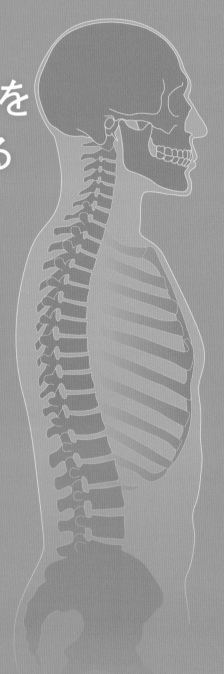

The Importance of an Organized and Stable Spine
アライメントが整い安定した脊柱の重要性

Creating a Ready Spine
万全な脊柱をつくる

The Rotational Key: Stabilizing Your Hips and Shoulders
回旋の鍵:股関節と肩の安定

The Bracing Sequence: Reclaiming a Good Spinal Shape
ブレーシングシークエンス: 脊柱の正しい整列を取り戻す

自然の身体原理: 脊柱、股関節、肩のアライメントを整え安定化させる方法

　本来人体は、まっすぐな姿勢になって、維持しやすいようにできている。しかし、現代の習慣により、その自然の能力と技術を失いかけてしまっている。たとえば、背中を丸めて座る時間が長いと、立ち上がっても、その癖が抜けることはない。長時間座っていると、股関節屈筋、股関節包、体幹の筋肉はその姿勢に応じて硬直するため、さらに正しく立つのが難しくなる。

　正しく立つのが難しいとなると、その他すべての動作はさらに難しいものとなる。しばらくすると、楽な日常的動作でさえ、身体に負荷をかけ、脊柱、股関節、脚を痛めてしまう。そうなると、ほとんどの人はどうするだろうか？　再び、座ることで負担を軽減しようとするのだ。これは問題を悪化させるだけである。

　立つことが、教えられなくてはならない技術になったとは世も末である。しかし、立つことはあらゆる動作への入口であるため、そこから始めることは道理にかなう。基本中の基本となる、この正しい立位を学ぶと、あらゆる動作に応用することも可能となる。

　多くの人にとって、立つ技術を学び直すことがあまり魅力的でないことは十分に理解できる。再習得は一朝一夕では叶わないかもしれない。本書後半に、多数の可動性改善テクニックを示している。これらは、座ることの悪影響を軽減し、自然のバイオメカニクスを取り戻すのに役立つ。しかし、まず最も重要なことは正しく立つために必要なことを正確に理解することである。つまり、安全かつ継続可能な形での、機能的・構造的に正しい立位の取り方を知っている必要がある。

　あなたの身体は100年近くに及ぶ生涯にわたって痛みのない生活が続くように設計されている。しかし、身体における基本原理を無視して身体の機能を最大限発揮することはできない。走る前にまず歩き方を学ぶ必要がある。そのために脊柱を整え安定化する方法を学ぶことから始まる。

　あなたが軍隊の精鋭部隊の一員、または中学校のバレーボールチームの一員であろうと、オリンピックを目指していようと、運動といえばただ散歩に行くくらいであったとしても、そんなことは関係ない。すべては脊柱から始まる。ニュートラルな状態で脊柱を安定させる方法を身につけるまで、痛み、関節・組織制限、機能不全の運動パターンを解決できない。「一時しのぎ」で済まさないためには、まずは基本から始めなければならない。

The Importance of an Organized and Stable Spine

アライメントが整い安定した脊柱の重要性

　一旦、森での散歩の話に戻ろう（元気を回復させるために42ページへ戻ってほしい）。あなたは、まっすぐな幹で大地に根を張る松の木に囲まれている。冬には、数百キログラムの雪が、木の枝と針状葉に重くのしかかっている。ヒューヒューと厳しい風が森を通るにもかかわらず、松の木は、何十年も同じように高く立ち、力強く立っている。

　それでは、あなたの身体を松の木に見立ててみよう。枝の代わりに、腕があり、樹冠の代わりに、重い脳を保持する頭部がある。その重量を支えるため、あなたの体幹（つまり、脊柱）は正しく整列し、安定していなければならない。あなたは根を持っていないが、代わりに支えるのは体幹と下肢の筋組織である。これらの筋肉は結合組織と組み合わさり、巧みな技術を可能とする「根系」を生み出す。

　本能的に、私たちは皆、生涯にわたって使用可能な脊柱を支えるためのノウハウを持っていた。たとえば、背中が丸まった状態で、走ったり、遊んだりしている幼児はめったにいない。松の木のように、私たちは、自然の環境で生きていくために必要となる技術を持ち合わせていた。そして、この「環境」の意味は、重要である。人体は、関節と組織の動作を最大限伴う環境においてより発達する。たとえば、床に布団を敷いて眠ることの多い日本では、アメリカと比較して転倒事故の報告は非常に少ない。実際、米国で、人々が老人ホームに入る一番の理由は、自力で起き上がれないことが取り上げられる[1]。これは無知や怠惰といった問題ではない。動くことを促進しない私たちの環境の問題である。

　脊柱が正しく整い安定していると、重いものを持ち上げるなど、驚くべき力を発揮することができる。本来、私たちは生涯を通じて、痛みや損傷を伴うことなく、それが可能であるはずである。しかしながら、悪い姿勢と長時間座ることは本来持つ能力を台無しにして、多くの機能不全を引き起こす。それらの習慣を完全に捨て、その問題を解消することは難しいことかもしれない。しかし、このセクションでは、身体が立つことを目的とした、明瞭で、簡潔な指針を示そう。

ニュートラルな位置で脊柱を支える

この図は、ニュートラルまたは自然の形で脊柱を支えることがどんなものか、何を伴うのか、簡単な内訳を提供している。すぐにわからなくても心配しなくていい。この後のこのセクションで、ニュートラルな位置で脊柱を支えるための段階的な説明を行う。セクション3では、動きながら、その姿勢を維持する方法を教える。しかし、さしあたって、脊柱が整い安定させるためにどのように進化してきたのかについて理解することが、重要である。

自然の身体原理:
脊柱、股関節、
肩のアライメントを
整え安定化させる方法

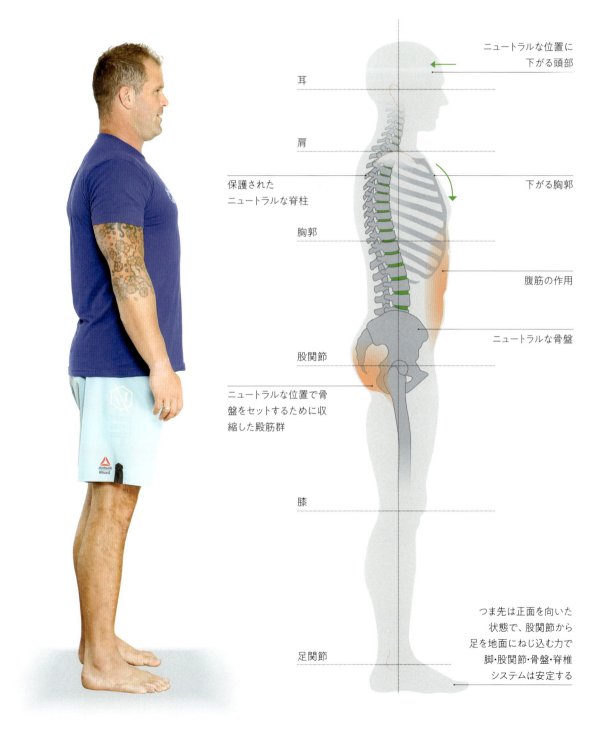

「ブレーシングシークエンス」の詳細を説明する前に、その背景にある哲学について説明したい。脊柱を覆い、支える結合組織と筋組織から成る網状の筋膜システムが正しく作用していないと、軟部組織、椎間板、靱帯に寄りかかったり（前屈し、丸くなるときに起こる）、椎骨同士の圧迫による安定性に頼ることとなる（過伸展すると起こる）。

一部の運動コーチと姿勢の専門家は、正しく整った姿勢であれば、完全にリラックスできるというだろう。彼らは、各椎骨が順番に積み重なって、脊柱が完璧に整列した状態では、その姿勢を維持するのにそれほどの筋力を必要としなくなると説明する。それも一理あるのだが、我々は常に特定の姿勢で固まっているわけではなく、日常における活動の90％は何らかの動作を伴う。イスに座って立つことさえ、動作である。それら動作において、脊柱を支える機構が適切に利用できていなければ、その脊柱の整列はすぐさま崩れてしまう。

筆者（ケリー）は、正しく整っていない脊柱が、アスリートだけでなく、ヒトの生理機能における最も大きな制限因子の一つであると常に考えてきた。その前提条件を満たした上で、日常において少し速く歩いたり、腰を痛めることを心配せずに洗濯物の重いかごを持ち上げるといった、ごく当たり前のことが可能になるのである。筆者はどのクライアントに対してであっても、ブレーシングシークエンスから始める。

あなたがまだ信じらないようであれば、改めて脊柱をニュートラルに保つべき4つの重要な理由を示そう。

1.　中枢神経系の損傷を予防するのに役立つ

この種の損傷は人生に待ったをかけてしまう。脊髄損傷は睡眠、セックス、トレーニングなど、本来の幸福に感じるすべての行動に影響を及ぼす。回復することもあるが、回復しない場合は生涯にわたって辛い思いをすることになる。筆者は、骨折と椎間板損傷のような脊柱関連の損傷を抱える未成年のクライアントをよく診る。脊柱組織は、本来は確実に20年以上はもつようにできている。脊柱損傷を予防する最善の方法は——すでにわかっていると思うが——ニュートラルな位置で脊柱を安定させる方法を学ぶことである。

2.　関節可動域を増加させる

正しく整列していない脊柱は、自由に動く能力が制限される。中枢神経は保護するよう、力と動作が自然と制限される。脊柱を出る神経は伸長しない。そのため、脊柱システムで屈曲、ねじれ、不安定性が生まれると、身体はそれらを脊柱に対する障害と認識し、周囲の筋組織を硬くして、可動域を制限することで、損傷のリスクを低下させようとする。たとえば、腰椎を過伸展させると、大腿四頭筋、ハムストリングス、ふくらはぎに至るまで、中枢神経系を保護するために硬くなる。ニュートラルな位置で脊柱が安定すると、筋

肉はリラックスして、それまで制限されてきた可動性を回復することができる。

3. 安全かつ効果的な、機能的肢位への移行を可能にする

　脊柱の健全性を損なうことなく姿勢を変えることが重要だ。たとえば、あなたが何度左右に回旋するか考えてほしい。ほとんどの人が脊柱が丸くなった状態で重い物を持ち上げることが問題であることはわかっているだろう。そこからさらに、身体のひねりを加える。この崩れた形はどれほど脊柱に負担をかけるのだろうか。イスから立つ、座る、そして歩くといった動作における脊柱のアライメントの問題も十分に言及されているとは言いがたいが、これらの蓄積は慢性的な痛みのみではなく、間違った動作パターンをしみ込ませてしまう。そのため、重い物を持ち上げたり、回旋したりする場合も、安定していない脊柱で行うことになる。これは脊柱で鋭い痛みを引き起こす。身体を回旋させるヨガのポーズがどれくらいあるだろうか。1000年前のヨガ行者でさえヒトの病態について思い当たることがあったのかもしれない。

4. 仕事や私生活で最適な姿勢を取れない場合の、悪影響

　たとえば、1日中パトカーに乗りっぱなしで、防護服とベルトで身動きが十分取れない警官のことを考えてみよう。あるいは、多忙な母親が後部座席に手を伸ばし、泣き叫ぶ乳児をチャイルドシートから持ち上げる状況でもよい。ニュートラルで安定した姿勢は、すべての動作の基盤である。しかし、姿勢を変えるたびに、背部を完全にまっすぐに保ち、ロボットのように動いてほしいわけではない。求めているのは脊柱を整え、安定化することで、脊柱のデザインが内包する素晴らしい動作能力すべてのロックを外すことだ。鍵は基礎となる姿勢、始まる形をつくることである。これは無意識におこるものであり、毎日無理やり身体に強いるものではない。これにより身体は負荷に強くなり、姿勢を意識せず、間違った動作をしても、適切に対応することができるようになる。しかし、この状態に達するには、最初の目的の明確化と実践ができているかどうかが肝となる。

Creating a Ready Spine
万全な脊柱をつくる

　脊柱を整え安定化させるためのシークエンスは、非常に簡単で普遍的なものである。MLBピッチャー、NFLラインバッカー、PGAゴルファー、プロのバレエダンサーにもこれを用いてもらっている。少しの練習で習得可能である。問題は、習慣化できるかどうかである。何においても同じだが、実直な実践こそが習慣につながる。

　「デスクバウンド（机に張り付いている）」な社会において、多くの人々が、長い間、間違った方法で座り、立ち、動いてきた。幸運なことに私たちのDNAに刻まれた正しい動作法を学びなおすことは可能である。とはいえ、コンピュータのように簡単に初期化することはできないし、長年慣れ親しんだ非効率的な姿勢制御に抗うことに脳は抵抗を示すかもしれない。常に姿勢のチェックを繰り返し、自然に染みこむまで数週間かかるだろう。うまく動く技術を学ぶことは、決して終わらないものであり、その後も磨いていくしかないものである。しかし、お手玉を学ぶのと同じく、一度コツをつかめば定着しやすい。

　4つのステップしかないものの、脊柱姿勢をリセットすると、身体にはたくさんのことが起こる。あなたは骨盤、胸郭、頭部の正しいアライメントを取り戻し、体幹の筋組織を用いてこの姿勢を安定させなければならない。そして、身体全体の安定のために、肩と股関節を整えることも不可欠である。心配はいらない。しっかり練習をすれば、自然と身体になじむだろう。筆者は文字通り何万もの成人と子供にこのシークエンスを教えてきた。

　簡単なステップに従えばそれほど難しいものではない。立位のブレーシングモデルの適用方法を示す前に、寝た状態で重力の影響を取り除き、正しく整えられたニュートラルな脊柱をつくってみよう。

手掌を天井に向け身体の横に置いた状態で寝転がり、殿筋を収縮、活性化する。

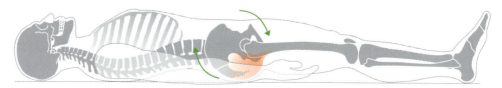

背臥位から始める理由は、地面に寝ることで取り組む問題がよりシンプルになるからだ。立っていると、まっすぐに姿勢を保つためには重力に伴う負担に抵抗しなければならない。そうなるとニュートラルな状態を探ろうとしても、身体に染みついたパターンに引っ張られやすくなる。まずは床で寝転んで取り組むことで、脊柱を正常な状態に適応させるための負荷を軽減できる。床に寝転ぶことで、身体が直線にそろい、胸郭、頭部、肩は自動的にニュートラルな姿勢となる。

　それでは準備はできただろうか？　次の通りにやってみてほしい。床に寝て、手掌を上にして両側に置く（あなたがヨガをやっているなら、これがシャバアーサナのポーズであることがわかるだろう）。損傷がないようであれば、この姿勢は数分間なら快適かもしれない。しかし、ほとんどの人には硬い床で、長時間、これを維持するのは難しい。硬い、平らな面で力を完全に抜いた状態で寝そべると、身体はたいてい、わずかに過伸展した姿勢となるが、この状態で腰痛や不快感を感じる人はいるだろう。これが、人が仰向けになったとき、自然と脚を組んでしまう理由である。股関節や肩関節の回旋がどのように脊柱の安定に関与するかについては、次の章で解説する。しかし、このエクササイズの目的として、脚を組むことは必要ではない。

　このシークエンスにおける最初のステップは、お尻を絞る、または殿筋を収縮させることである。全力を出す必要はない。全力の約4分の3程度の力で絞ってほしい。これは前傾した骨盤を少し後傾、胸郭の方へ向く程度の収縮である。しばらくの間この姿勢を保持すると、腰部を伸長する組織の緊張が消えていることに気づくはずだ。

　殿筋を作用させる（絞る）ことで、骨盤と腰椎の関係を再調整できた。寝そべることで頭部、肩、胸郭は自動的によいアライメントに配置され、殿筋を収縮することによって、骨盤を引っ張り、自然に整った状態にしている。

　おめでとう。あなたは脊柱群にとって機能的な解剖学的に正常な姿勢――よりどころとなるニュートラルな姿勢――を見つけたのだ。筆者は骨盤を傾けるように指示していないし、骨盤の「完璧な」位置を見つけることを指示していないことに注意してほしい。あなた自身の解剖学的構造が筋肉の作用に伴い反応した結果起こったことである。殿筋は骨盤に作用するようデザインされている。

　こんな単純なことで複雑な生理機能に影響を与えることはないと思うかもしれない。お尻の強力な筋肉を用いることは、安定し整った脊柱を確保するための実績あるテクニックである。体育コーチはことあるごとに運動選手に「尻を意識しろ！」と叫んできた。

　さらに2つの考えを伝えよう。

・殿筋を作用させても、骨盤が姿勢を変えていると感じなくても心配しなくていい。その場合、骨盤は腰椎とすでによい関係にある可能性が高い。

自然の身体原理：
脊柱、股関節、
肩のアライメントを
整え安定化させる方法

Section 2

・歩き回る際、神経質に殿筋をずっと絞っている必要はない。殿筋を絞ることで姿勢はリセットされ、身体の正しい形状を取り戻されるのだ。

次のステップは、体幹の筋組織を作用させることによって、この新たな脊柱姿勢を支え、安定させることである。しかし、それに取りかかる前に、呼吸のバイオメカニクスについて少し話す必要がある。身体が持つあらゆる優れた機能のなかでも、呼吸は、最も見落としがちで、過小評価されているものの一つである。骨盤の姿勢をリセットした今、呼吸と脊柱安定性の相互作用について話していきたい。整っていない脊柱は身体の組織が持つ多くの機能を力学的に抑制するといったことを覚えているだろうか。これは美しい呼吸を可能にする精密な構造の中核である横隔膜に特にあてはまる。骨盤と脊柱のよい関係性を踏まえて、呼吸の面白い話をしよう。

失われた呼吸のバイオメカニクス

運動と同じく、呼吸は生まれつき備わり、生存に不可欠なもので、通常は練習すべき技術ではない。しかし、立つ、座る、動く際の身体の使い方によし悪しがあるように、呼吸にも同じことがいえる。現代人が直面する問題は、私たちを取り巻く環境の負荷に身体が十分適応できていないことである。踵接地の小学1年生の例を覚えているだろうか（13ページを参照）。ほとんどの人は、呼吸でも踵接地に相当することを行っている。筆者がすべては脊柱のバイオメカニクスから始まるといったことを思い出してほしい。脊柱について話すことができなければ、呼吸についても話すことができない。頭部が頚部とつながっていることを忘れているようなものである。これらは統合されたシステムを形成する。

実際、この関係をさらに1歩進めて、脊柱組織の定義を拡大して、中枢神経系を含めることができる（実は、そこまで大きな1歩でもない）。呼吸の仕方――浅い胸式呼吸か、横隔膜を使った深い腹式呼吸――で身体のストレッサーに対する反応も変わってくる。要するに、悪い脊柱のバイオメカニクスは呼吸の仕方を変えてしまう（46〜47ページの「横隔膜機能不全」を参照）。

身体は浅い胸式呼吸（これは典型的な座りっぱなしの人や、運動をして息を切らしている人で観察される）を認識すると、闘争・逃走の交感神経優位の状態を示すようになる。このようなストレスフルなとき、呼吸の認識、そして交感神経優位な反応は、獲物を追跡していたり、ライオンから赤ちゃんを守ったりするときには適切だろう。しかし、一日中コーヒーを飲むことが、睡

眠に入る能力を徐々に損なわせるように、胸式呼吸によるストレス信号を一日中脳に送ることも同じことになる。これは、座ることと、あらゆる生理機能不全にかかわる研究の、根底にあるテーマでもある。

　このストレス呼吸パターンを壊す最初の段階は、呼吸の土台となる脊柱を整え、呼吸に適した形にすることである。通常、脊柱がニュートラルな状態にあれば、自然で効果的な呼吸パターンを身体の基本的な設定として脳に再教育することが可能である。

　前回のエクササイズと同じく、背臥位に寝る。しかし、今回は、殿筋を絞ったり、アライメントを最適化したりすることはない。膝を曲げて踵を股関節の方へ持っていく。この膝を曲げた姿勢は、下肢にゆるみを生じさせることで、体幹と横隔膜の緊張を取り除く。寝ている状態では、体幹の筋組織は重力下の身体を支える必要がなくなり、呼吸をより単純化させる。

　次に、片手をもう一方の手の上にのせるようにして、両手を腹部に置く。それから、鼻を通して腹部に空気を導いて、ゆっくりと、安定した呼吸を取り入れる。息を吸いながら、お腹で両手を持ち上げるよう意識してみよう。正しく行えば、胸部は静止したまま、腹部はふくらみ、両手は持ち上がる。

　深呼吸をすることや肺からすべての空気を空にすることを心配しなくてよい。通常行うように鼻と腹部を通して吸息と呼息の呼吸をする。可能なら、本書を置いて、このエクササイズを2分間行う。目的は、腹式呼吸を容易にすることである。

　さてここで再び、喫茶店の人間観察に戻ろう。前回の観察では、丸くなった脊柱を見かけるごとにエスプレッソを飲まなければならなかった。今回は、こっそりと、人々がどのように呼吸しているかを観察する。横隔膜を用いて腹式呼吸を行う人を一人でも見つけることができるならベンティ・デカフェ・ヘイゼルナッツ・バニラ・ソイラテを全員にご馳走しよう。心配しなくて大丈夫。そんなことにはならない。座っていると、適切な呼吸のバイオメカニクスはどこかに消え去ってしまう。呼吸法改善にあたっての本当の問題は、毎日2万回程度行っている推奨される呼吸のほとんどをこの機能不全の状態で行っていることである。

　休んでいるときでも、通常の日々の活動を行うときでも、腹式での呼吸方法が望ましい。横隔膜での呼吸を行うと副交感神経系が優位となる。これは闘争・逃走の交感神経系とは真逆のものである。なぜストレスの多い状況にある人に「深呼吸をする」ようにすすめるのだろうか。そう、深呼吸、つまり腹式呼吸はストレスを解消するための近道である。ランニングやウェイトリフティングのように、激しい運動をしているのでなければ、本来、鼻と腹部を通して呼吸を行うべきである。

　その他に腹式呼吸の利点として何があるのだろうか。たとえば、鼻を通して息を吸い込むことで、首、顔、顎の筋肉をリラックスさせる。なぜ、ランニング・コーチが速く走っているなか、激しい呼吸の運動選手に顔をリラックス

腹式呼吸

1. 仰向けに、腹部に手を置き、片手をもう一方の手の上にのせる。体幹と腰部の緊張を減らすために、膝を曲げて、股関節の近くに踵を置く。

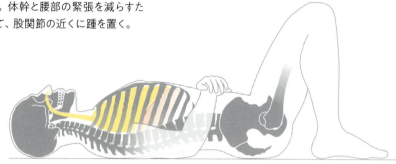

2. 鼻を通して、ゆっくりと、安定した呼吸を行う。空気を腹部へと導く。

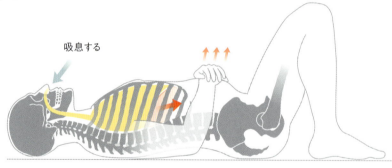

3. 息を吐くにつれて手の位置は下がるはずである。狙いは呼吸を用いて、両手を上下させることである。これが横隔膜で呼吸する方法である。

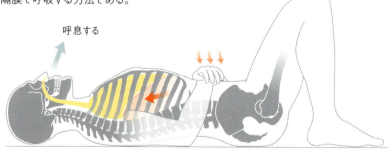

させるよう指示するのだろうか。さらに言えば、鼻の気道は、口腔の気道より細い。鼻呼吸は、口呼吸でみっともなく見られないだけでなく、気道が狭いことで横隔膜の抵抗を増やし、長く深く呼吸させることにつながる。

深呼吸をすると、頚部、胸部、背部、胸郭はすべて拡張する。たとえば、水中で息を止めようとするとき、空気をできるかぎり取り込みたいだろう。腹部を通して呼吸するだけでなく、頚部、胸部、背部も拡張することによって、最大限の肺気量に達する。日常的に、腹部で呼吸を始めるように意識しよう。この呼吸は、胸郭の両側を持ち上げる。身体の中心一杯に吸い込んだ空気により自然と胸郭は持ち上がる。

パソコンに向かって仕事をしているときも、そうでないプライベートな時間であっても、腹式呼吸を意識する。ストレスがたまっている場合、あるいは、以前の崩れた呼吸パターンに戻っているのに気づいたら、呼吸に注意を向けること。胸部と頚部で呼吸していることに気づくだろう。このとき、2分間休憩をとり、正しい呼吸になるよう自分の呼吸に意識を向けよう。

どこも悪くない、あるいは生存に対する差し迫った脅威がないと身体に伝える最も簡単な方法は、横隔膜呼吸を行うことである。最高なのは、どこでも行えることである。横になることは、リラックスして、脊柱を適切なアライメントにするのによい方法ではあるが、横にならなくても練習できる。座りながら、立ちながら、歩きながらでも行える。あなたが呼吸エクササイズをしていることは、誰にもわからない。腹部に両手を置き、鼻を通して呼吸し、腹部と胸郭いっぱいに空気を導く。

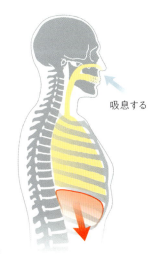

吸息する

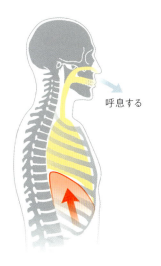

呼息する

ボックス
ブレージング

不安や恐怖を感じている場合、特に口と胸部を通して過呼吸を起こしている場合、腹式呼吸を行うのは難しい可能性がある。極度のストレスがかかった状況では、ボックスブレージングと呼ばれる呼吸エクササイズを推奨する。元米海軍特殊部隊マーク・ディバイン（SEALFITの創設者）は、駆け引きが必要な競技の選手や戦場で戦う兵士にこのテクニックを教えている。兵士は強いストレス下においても、この方法で呼吸をコントロール下に置いている。自分が強いストレス状態にあるとわかれば2分だけ時間をとって次の訓練を行う。しかし、これは日常的な呼吸パターンとは違う呼吸訓練であることを注意したい。下記がその方法である。

1. 鼻から吸い込み、できる限りお腹に空気を取り込む。吸息に、少なくとも4〜6秒間かける。
2. 肺一杯に空気を吸い込み、2秒間息を止める。
3. 肺を空っぽにするように4〜6秒間かけて、ゆっくりと息を吐く。
4. 息を吐ききった状態で、2秒間息を止める。
5. 最低2分間これを繰り返す。

呼吸と脊柱の安定

　今、あなたは脊柱の整え方、そして横隔膜を用いた呼吸法を理解している。次の段階はこの姿勢を支え、安定させることである。

　前回と同じように、同じ姿勢で背臥位になり、殿筋を絞り、骨盤・腰部の関係をリセットする。それから、腹部に大きく息を吹き込む。息を吐きながら、腹筋が脊柱につくように腹筋を収縮させる。脊柱周辺で体幹を収縮、包装するようなイメージである。息を吸ってお腹を凹ますのとは違う。ただ凹ませばよいというものではない、「お腹を凹ませる」というアドバイスは注意が必要だ。お腹が膨らんでいるのも間違いだ。脊柱を腹筋で補強するイメージである。これは呼息の際に最も練習がしやすい。おへその高さを指標にするとわかりやすいだろう。

　息を吐いた際に腹腔が収縮することで、脊柱の安定性が向上することは、健常な神経系の機能に不可欠である。この高い腹圧による体幹の安定は、椎間板への負担の軽減につながる。

　このプロセスの次の段階は脊柱周りの緊張の調整である。まっすぐな状態で座ったり、立ったりするときは、体幹筋群が作用し、脊柱を支えていなければならない。前に述べたように、主な脊柱安定化メカニズムがオフになる唯一のときはもたれている（189、190ページを参照）、横になる、眠っているときである。それ以外の場合、体幹は休暇に行くことはない。基本的に20%程度の体幹の収縮を維持することを普段から習慣づけよう。

どのように、20%を判断するのか？　残念ながら、正確な計測ができるわけではないが、わかりやすい方法として、まず完全にリラックスしてみよう。これはゼロの緊張を意味する。それから、息を吐き、体幹をできるかぎり硬くする。これが100%となる。最後に、感覚で20%程度の収縮に調整してほしい。

　この状態を一日中維持することは確かに可能であり、必要に応じて素早く増減することもできる。このデフォルトの脊柱の安定は、身体が状況に応じて反射的に脊柱を安定させる能力を最適化させる。これは生まれつき備わっているものである。毎回ブレーシングシークエンスを行うのではなく、持続させることができるのである。単に20%を最高100%まで調整するのである。車の運転で考えてみよう。時速20kmから60kmに上げることは完全停止から60kmに上げるよりずっと効率的である。

　一定して20%の腹筋群の緊張を維持することで慣性を与え、次の動作で必要に応じて上昇させるのである。ほとんどの人は基本的に、何が来るかわかれば、数秒で「硬くすること」が得意である。残念ながら、重要なのはその能力ではない。あなたの目標として、それほど意識することなく安定を持続することである。素早くベビーベッドに手を伸ばし泣いている赤ん坊を抱きかかえるのに、脊柱をゼロから整えるのでは非効率的である。

　あなたは常に脊柱安定化プログラムによって保護されていなければならない。よい脊柱にするための健康法を実践する必要があるというのはおかしく思うかもしれない。しかし、寝る前に歯を磨くことのように考えてほしい。いずれは、脊柱の健康法についても疑問に考えなくなるだろう。正しく動く技術は実践するのが簡単である。しかし、あらゆる新しい技術と同じく、染みつかせるには練習しなければならない。

　嘘ではない。デフォルト設定として腹部での緊張を生じさせて、維持することは最初に行うべきトレーニングだと考える。長い間眠っていた筋肉やシステムを作用させる。しかし、実践すれば実感が伴ってくるだろう。どれくらいかかるか？　人によって異なる。1週間でものにする人もいれば、数カ月かかる人もいる。いえることは、体幹を安定させるには、適切で再現可能な手法が必要不可欠である。ピラティスやヨガのクラスを受けたことがあるなら、人間が長い間この必要性を認め、教え方についてもかなり考えられていることが、すでにわかるだろう。

　日常的な活動に必要な緊張の感覚がわかったら、最大限の緊張はどのようなものか感じてみよう。この訓練を実行するために、誰かが上からあなたの腹にボウリングのボールを落とそうとしているのを想像してほしい。体幹をリラックスさせて、空気が腹一杯に詰まっていれば、ボールが落ちるとどうなるだろうか？　ひどいことになるのではないだろうか？　ボールの衝撃に耐えるには、体幹を100%緊張するように締めながら、急速に空気を出す必要がある。100%まで増加させると、20%のときよりも腹式呼吸を持続するのがずっと難しいこ

とに気づくだろう。ここが肝心である。あなたは脊柱周辺で一種の「ギプス」をつくっている。デッドリフトの世界記録を破ろうとしている場合、この間、呼吸する必要はない。同様に、誰かがあなたをパンチしようとしている場合、衝突する瞬間に呼吸する必要はない。代わりに、脊柱を打撃から保護するためにみぞおち周辺でできるだけ多くの緊張を生じさせる必要がある。

　ニュートラルな脊柱と腹式呼吸パターンを維持しながら、そして、その瞬間に必要な緊張の度合いを判断しながら、緊張の微調整を行うのは中々困難である。コブラだって頭のフードをいつも広げているわけではない。5km走るときはどの程度の緊張が必要だろうか？　郵便受けへ歩いて行くよりは高く、重い箱を持ち上げるよりは低いだろう。体幹の安定や呼吸の問題はトップアスリートでもよく見られる問題である。シルク・ドゥ・ソレイユのパフォーマンスでピラミッドの下にいる力自慢たちを見たことがあるだろうか？　彼らは他のパフォーマーの体重を支えながら、同時に呼吸を行っている。高い有酸素運動の要求下で、マックスに近い体幹の緊張を維持することはどれだけ大変なことだろうか。

　このセクションで多くの基礎を取り上げてきた。簡単に要約しよう。殿筋は骨盤と腰椎と胸郭の関係を正常化する（したがって、脊柱を整える）。腹筋を用いることにより、すべてを固定させる（姿勢を安定化する）。簡単だろう。そして、姿勢が変わり別人のようになったあなたを披露するには、もう一つの要素を忘れてはならない。それは整い、安定した姿勢で正しく呼吸する方法である。

有酸素運動と脊柱のバイオメカニクスの両立

　脊柱の安定と、正しい呼吸の両立のための戦略を持たないとき、大抵次のうちのいずれかを選ぶこととなる。息を止めることで脊柱を安定化させるか、または脊柱の安定と呼吸の両方を犠牲にするか、である。しかし、解決策はある。

　下記を行ってもらいたい。背臥位を取り、殿筋を用いて骨盤をセットし、約20％の体幹緊張を維持することですべてを安定させる。それから片手を腹部、もう1つの手を胸部に置く。そして、呼吸する。再度伝えるが、胸部よりも腹部に空気を入れることをイメージする。胸部に置いた手ではなく、腹部に置いた手が呼吸と共に上下するはずである。ここでの目的は、腹筋をオンにしていても、腹部を通して呼吸することができると理解することである。腹筋が少し収縮しているからといって、拡大・収縮できないわけではない。緊張をさらに生じさせる必要がある場合においての対応も可能である。腹筋の緊張を高めると同時に、息を吐いてみよう。

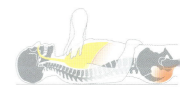

　この単純な訓練は、オリンピックレベルの負荷にさえ適応できる。重量上げであれば、持ち上げる前にお腹に空気を満たすことを意識させる。これまでの内容から、この指示が理にかなっていることは理解いただいているだろう。高い腹圧は、より安定した脊柱を意味する。しかし、よくある間違いとして息を吸う前に体幹がほとんど緊張していないことが挙げられる。自身で体感してほしい。腹部を完全にリラックスさせ、できるだけ大きく空気を取り入れる。そこから体幹を一気に緊張させてみてほしい。十分にできないことがわかるはずだ。先にある程度体幹筋群を収縮させ空気が入る器を形作り、それから可能な限りの空気をこの閉じ込めた空間に取り入れる。何か重いものを持ち上げる際はこれを実践してほしい。

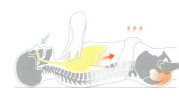

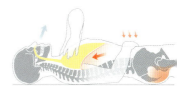

　この訓練のシークエンスは面倒に思えるかもしれないが、体幹を緊張させながら横隔膜を通して呼吸することをぜひマスターしたい。これはブレーシングシークエンスの重要な要素である。脊柱を安定化するためには、体幹の筋組織を用いることにより、脊柱周りの空間を圧縮しなければならないからだ。これで、体幹と横隔膜の設定が完了した。そして、殿筋の収縮で、骨盤腰椎関係をリセットしたので、脊柱呼吸システムの基盤を形成する骨盤底の状態も設定できた。

　ここまで、頭部から骨盤まで脊柱を整え、安定させる方法について話してきた。ここで立ち止まれば、大きな前進をしていることがわかるだろう。しかし、実際のところ、私たちには腕と脚もある。実は股関節や肩は、脊柱を安定させるうえで重要な役割を果たす。実際、股関節と肩のバイオメカニクスを理解していないために、せっかく慎重に洗練させた脊柱のバイオメカニクスを多くの人が十分に活用できていない状況がある。

The Rotational Key: Stabilizing Your Hips and Shoulders

回旋の鍵：股関節と肩の安定

　正しく整い、安定した脊柱は、まさに目を見張るほどの進化の驚異である。機械が二本足で立って自立しようとしているのを想像してほしい。これは実際には高度な技術が必要で、基本的にとても不安定な状態である。もちろん、人間であるあなたは簡単にこれをこなすことができるだろう。身体は回旋（ねじれ）によって生じる力を効率的に利用できているからである。これは非常に効果的な、安定化させる力である。実際のところ、あなたはこの概念をよく知っているはずだ。背臥位になり、リラックスしたとき、両足が同じ極を向い合せた磁石のように互いに反発し回旋していることがわかるだろう。これは足部から股関節までの安定性を生むのに用いる自然に曲がる身体のメカニズムが解けているためだ。ねじれた輪ゴムの片方を解放すると戻るようなものである。あなたの脚には、回旋の力が加わると安定するというシステムが自然に備わっている。

　その回旋の力をどのように適用するか？　骨盤が整った状態で、前方に向けて立ってみてほしい。股関節の構造として大腿骨の骨頭が骨盤の寛骨臼上と関節包という結合組織に包まれている。包装紙でキャンディを包み込む際、両端をねじるように、股関節や肩の構造も回旋（「包装紙のねじれ」）により、安定性を向上させる。股関節の設計が肩関節に非常に似ているため、進化が同じ安定性の解決案——回旋——を選んだのは偶然ではない。

　競技スポーツを経験したことがある人なら、コーチが出す指示のほとんどは2種類のうちの一つに分類されると気がついたかもしれない。安定した体幹に関してか、回旋についてである。人間は賢く、解剖学的構造を最適化しパフォーマンスを向上させることを常に追及している。

　幸いなことに、これら先人の経験により蓄積されてきた身体の機能を向上させる動作のノウハウや教えは、現代の科学的な見地と併せてデスクワーカーにも適用することが可能である。

股関節の回旋から生じる安定性

　身体の骨がどのようにつながっているかについての古い歌がある。その歌は、身体のさまざまな要素がつながって機能的性質を生んでいることに関するとても力強い寓話である。安定し、整った脊柱と骨盤は、股関節の能力を最大限発揮することを可能にする。逆に安定した股関節は、さらなる骨盤の安定に寄与している。つまりは、ここまで発展させてきた脊柱安定性モデルを完成するためには、基本的な股関節の機能と構造の改善が不可欠である。健全な骨盤、股関節のシステム抜きに、安定した脊柱は実現しない。

　これは少し複雑に聞こえるが、実践に取り入れるのは簡単である。あなたの最初のエクササイズは次の通りである。

　肩幅程度に足を開き、ブレーシングシークエンスを行う（84、85ページを参照）。それから、実際に足は動かさずに、外旋するように股関節を地面にねじこんで、殿筋を絞る。右の股関節は時計回り方向に、左の股関節は、逆時計回り方向に回旋するイメージだ。股関節を安定させるとき、実際には足は外転させない。外向きの力を生じさせているだけである（78ページを参照）。ここで生じさせるねじれの力は足部ではなく、股関節で起こす必要がある。動作は脊柱から始まって、末端へ移動することを覚えておく。この回旋の力は、脚全体を骨盤と脊柱につなげる運動の鍵である。

　股関節を地面にねじこんでいるとき、腰椎で何が起きるか意識してみてほしい。腰椎と骨盤の緊張が低下していることに気づくだろう。これは股関節で生み出す回旋力が、骨盤を整えさせることに寄与しているからである。これにより骨盤はより理想的なアライメントを実現し、体幹筋群や殿筋群の機能を最適化する。

　股関節の整え方を学んだならば、それを維持すべく体幹と同じように20％の緊張を保とう。ヨガのクラスに行ったことがあるなら、股関節・足部回旋をタダ・アーサナ（山のポーズ）として思い出すかもしれない。股関節による外旋力は、股関節と脊柱を安定化させるだけでなく、足部と足首を安定させる方法の一つでもある。実際、足関節の骨が足部の中央で直角でなければ、股関節でもう少し回旋を生じさせる必要がある。しっかりしたアーチを持った足部を生じさせる大きな要素は股関節から脚全体を通して起こる回旋である。この回旋は残りの脚に広がる。

　セミナーを教えていると、アーチが崩れ、外旋した足の人たちをよく見る。ほとんどの人たちは靱帯を受動的に支えるだけのもととしか捉えていない。あなたの足は、筋肉、結合組織、靱帯により精密に構成されている。問題に対しての積極的な介入抜きでは長期的には、ますます構造は崩れていくだろう。

　セミナーで筆者自ら数万人ものコーチと運動選手を訓練してきて、アーチを改善できなかったことはない。あなた自身で下記を試してほしい。ステップ1は、前方へまっすぐにつま先を向けて立ち、ステップ2は股関節から足を地

回旋力：股関節

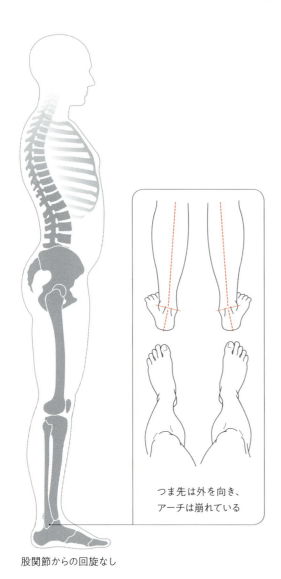

股関節からの回旋なし

つま先は外を向き、
アーチは崩れている

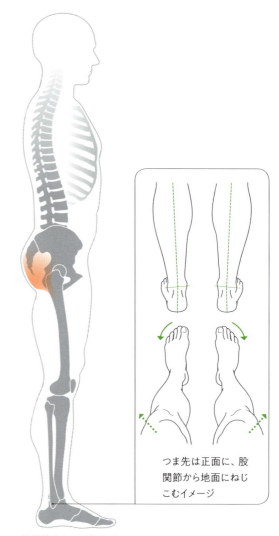

股関節からの回旋あり

つま先は正面に、股
関節から地面にねじ
こむイメージ

面にねじこむ（脊柱を整え、安定させ、右足は時計回り、左足は反時計回り）。ではその状態でアーチを崩せるだろうか。わかるだろうか？　崩せないだろう。これがポイントである。

「まっすぐ前方につま先を向けて立たなくても、同程度の股関節回旋を生じさせられるのでは？」と疑問に思うかもしれない。簡単にいえばノーである。つま先が12〜15度以上で外に向くと、股関節が回旋力を生じさせることは非常に難しくなる。筆者の言葉を鵜呑みにせず、あなた自身で体験してほしい。まず、つま先が正面に向いた状態で股関節から外旋力を可能な限り生み出

す。それから30度外につま先を向けた状態で同じくらいの力を生み出してみてほしい。外に向いた足部ではずっと弱く感じるだろう。

　身体の構造が整うと、常に一層機能が高まるということを覚えておこう。その上、筆者はこのセクションで長いこと話してきている。長い話に見合うよう、あなたは最少の取り組みで最大の報酬を望むはずだ。

回旋した肩の安定性

　股関節と脊柱を整える原理を理解した今、この視点で肩関節を見てみよう。股関節と同じく、肩は球関節である。実際、安定性を生じさせる場合、股関節と肩を同じ種類の関節とみなすことは有用である。立っている状態でも、動いている状態でも、これらの関節を安定させるテクニックはほとんどの場合は同じであるからだ。脊柱下部の安定性は股関節の回旋力を安定させなければ不完全になるのと同じく、頚部と胸郭の安定性は肩関節がしっかり安定しなければ不完全である。これが意味することは、姿勢の頭頚部関連の問題は肩のバイオメカニクスと位置制御への言及抜きには、完全に治すことはできないということである。頚部と肩関節は組織的構造を共有していることは見た目にも明らかである。しかし、多くの人が先入観からか、それぞれ別のものとして考えてしまう傾向にある。理学療法士は頚部痛や肩部痛のクライアントを評価する際、症状のある部位だけでなく両方の状態を評価する。片方がよくても、健康は保証できないのだ。

　機能的で安定した肩関節をつくるのに、股関節群と同じルールを適用する必要がある。肩関節を外旋の状態に整え、安定化しないと何が起こるだろうか？　両肩は丸まり、上腕骨は肩関節に対して内旋する。これにより背中は丸まり、頭は前傾する。そこで考えてほしい。立っている、または座っているとき、胸より前に肩が突き出ている人はどれだけいるだろうか？　そんな多くはないと思いたいところだが、現実はほとんどの人がそうなっている。

　どのように実践で作用するかこの原理をテストしてみよう。腕を肩の高さでいっぱいに伸ばして、身体をTの文字にして立つ。

　次に、手掌を地面に向ける。これで腋窩が下方に回ることに注目。多くの人が肩が丸くなるのを同時に経験する。上腕骨の肩関節での回旋だけでなく、肩が前方へ丸くなる場合、頚部・肩・腕・手関節システムで機能不全となる根本的原因の一つが存在している。

　この問題を修正して、効率的で消耗の少ない肩関節を作ろう。まず両腕を身体に揃えて起立し、再び両腕を胸の高さに上げ、肘の内側と手掌を天井に向ける。作り出した外旋運動は関節包で肩を緊張させ、肩甲骨の肋骨

回旋力:肩

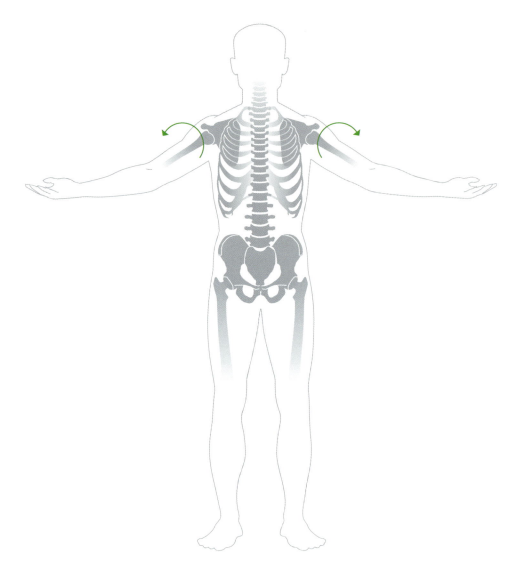

ニュートラルな状態で肩を回旋させて安定させるには、脊椎をニュートラルに保ったまま両腕を胸の高さまで上げ、手掌を天井に向ける。

に対する位置関係をリセットし、上腕骨頭を関節窩における適切な位置に動かす。

　肩はより安定しているように感じないだろうか。答えはイエスだと思う。頭部も自然とよりよい位置に戻っているはずだ。さて、腕を下ろしてリラックスしてほしい。肩は前方に丸まっていないだろうか。母指は内側ではなく、正面を指しているだろうか。両腕を身体に揃え、手掌と肘の屈曲面が内側を向い

た状態で肩関節を先ほど同様に整えてみよう。目的は、肩を安定させるために回旋することであり、手をねじって見せることではない。

　正しい姿勢における肩の状態を訪ねると、ほとんどの人は肩甲骨を調整することについて話し、肩・肩甲骨を奇妙に「後方と下方に」すくめるような動きを見せる。同時に胸郭が前に突き出た無理のかかった状態となる。代わりに意識することとして、肩関節で上腕骨を外旋するよう意識する。胸を突き出すことはなく、母指は身体の横で正面を向いている。心配しなくても、この意識で、自然と肩甲骨も適切な状態を取る。

　レオナルド・ダ・ヴィンチが前方へ向けた手掌のウィトルウィウス的人体図を描いたとき、彼は肩関節にとってどのような状態が正常か示し、安定した肩・頚部システムを構成するヒントを与えてくれた。脊柱に対して安定した肩関節を構成できれば、次の目標は腕の状態とは関係なく、その肩の状態を維持できるようになることだ。つまり、パソコンを使用する、電話する、立ちっぱなしになる、いずれの腕の状態であっても肩の状態は常に保たれなければならない。

　肩関節が整っているとき、それに関与している筋肉は活発に機能している。初めのうちはそれらの筋肉がしんどく感じるだろうが、それ自体はよいサインである。それだけこれまで本来の役割を果たせていなかったということだ。これらの筋肉を発達させ、慣らすのに多少の時間がかかるが、根気強く続けてほしい。前述のように、筋肉と組織は従順な犬のようである。正しい姿勢に適応して筋肉が発達すれば、その状態で自然にリラックスできるようになる。

　セクション3では、股関節や肩関節を整える術を、基本的な人の動作（ヒンジ、スクワット、押す動作）に適用する方法を教える。しかし、まず、これまでにカバーした内容を一つの流れで行えるようにまとめよう。

The Bracing Sequence: Reclaiming a Good Spinal Shape

ブレーシングシークエンス: 脊柱の正しい整列を取り戻す

　筆者が関わる人たちのほとんどは、整い安定した脊柱の重要性を理解している。しかし、そのための手順を説明するよう頼むと、たいていぽかんとした顔をされる。ヨガ、ピラティス、格闘技、体操、脊柱アライメントを優先する業種に関わる人たちさえ、このような反応をすることがある。体幹の固め方に関しては彼らはとても上手に行うことができる。しかし、段階に分けて見せてほしいと頼むと、彼らは行き詰ってしまう。十中八九、彼らは「段階に分けて？　そんなものないよ。」または「しっかり固めるんだよ」と言う。

　なぜ、これが問題なのか？　なぜなら、スポーツや練習で脊柱を安定化させるのがどれほどうまくても、いずれは不慣れな状況や姿勢を強いられる場合があるからである。ご存知の通り、損傷と身体の痛みは、重い重量を頭の上に持ち上げるような大げさな動きだけが原因となるわけではない。脊柱は保護されていないときに傷つきやすい。あらゆる年齢、作業、状況に機能する、観察可能で、測定可能で、反復可能なモデルが必要である。

　あらゆるシステムは、そのもたらされる結果もさることながら、計測可能で簡単に伝えられることが重要である。システムは、デスクワークの人でもワールドクラスのアスリートのように簡単に理解できるものでなければならない。システムはヨガのポーズをとる、リングで戦う、鍵を拾うのに腰を曲げるのでも同じように使えるものでなければならない。システムは速く動こうと、遅く動こうと、重いものを持ち上げようと、軽いものを投げようと同じ結果を与えなければならない。「しっかり固める」や「コアを強化する」のような抽象的な表現ではなく、具体的な手順が必要なのである。

　ブレーシングシークエンスは、そのようなシステムである。この手順は、毎回、確実な結果をもたらす。

　目的は、ブレーシングシークエンスをあなたの日課の一部にすることである。パソコンで作業をしているとき、立っているとき、姿勢が崩れていると気づくたびに、それを止めて、この単純な手順を行うことで姿勢をリセットする。

　一日中、自分の姿勢に意識を向けなければいけないと考えると億劫に思

うかもしれない。しかし、安心してほしい。実践を続けると、それが自然な状態として馴染んでくる。姿勢が改善されるにつれて、ブレーシングシークエンスを行って姿勢を改善する必要がほとんどなくなる。なぜなら、すでによい姿勢になっているためである。

　ここまでで、一番の基礎となる部分をカバーし、座位から立位への移行もより簡単に行えるようになったのではないだろうか。このセクションでカバーしてきた原理は動作における基本言語である。私たちは詩を正しく書きたいと思っても、文法、つづり方、句読点の基礎をまだ身につけていない状態であった。しかし、これであなたは基礎を身につけることができた。映画「ベスト・キッド」で有名なミヤギ氏は正しく理解している。「まず歩き方を学ぶ。それから走り方だ」。

ブレーシングシークエンス

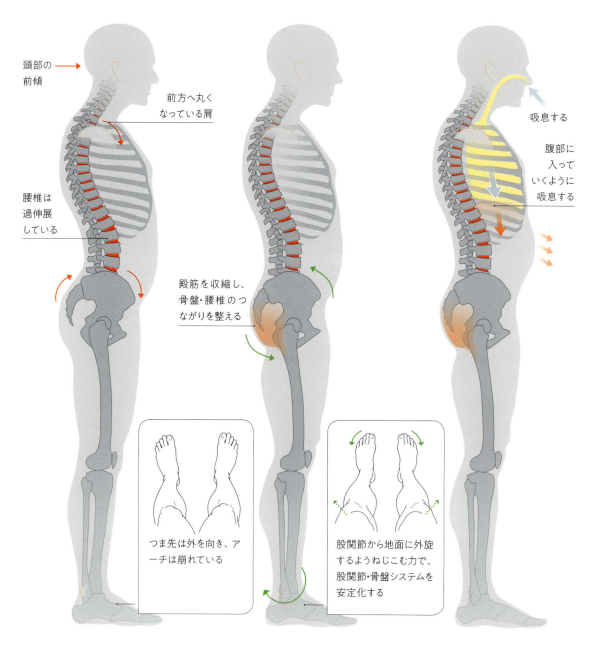

スタート：悪い姿勢

ステップ1：骨盤をニュートラルに整える。

両足の足部を互いに平行にして、股関節の真下に配置する。殿筋を収縮し、骨盤を起こす。その際、左脚を逆時計回り方向に、右脚を時計回り方向に股関節から外旋させるイメージで殿筋を収縮させる。実際にはつま先は正面を向いた状態を保つ。常に最大限緊張させる必要はない。ニュートラルな状態を維持するのに十分なだけの収縮だけでよい。

ステップ2：骨盤の安定は維持したまま、腹式呼吸を用いて胸郭を安定させる。

2.1. 殿筋を収縮し、外旋の力を維持したまま、横隔膜（腹部）を通して深呼吸を行う。

自然の身体原理：
脊柱、股関節、
肩のアライメントを
整え安定化させる方法

呼息する

胸郭を
下げる

呼息
しながら、
体幹を
硬くする

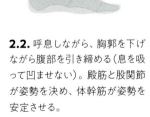
肩を外旋する

耳

肩

顎を引き、
頭の位置を
高く

胸郭

股関節

膝

足関節

2.2. 呼息しながら、胸郭を下げながら腹部を引き締める（息を吸って凹ませない）。殿筋と股関節が姿勢を決め、体幹筋が姿勢を安定させる。

ステップ3:
肩関節を整える。

両腕を身体の脇に揃え、手掌が正面を向くように肩関節から外旋させる。このとき、鎖骨は広がるが、胸郭が持ち上がったり、傾いたりしないよう注意する。

ステップ4:
頭部をニュートラルな
位置に置く。

視線はまっすぐなまま、頭部の位置を整える。目的は、耳、肩、股関節、足関節の中心が一直線になるようにする。シークエンスを完了するために、肩関節のアライメントは保ったまま前腕と手が内側を向き、母指が正面を向くようにリラックスする。

Section 3

上手に動く：
歩行、ヒンジ、
スクワット、
安定した肩

Moving Well:
Walking, Hinging, Squatting,
and Stable Shoulders

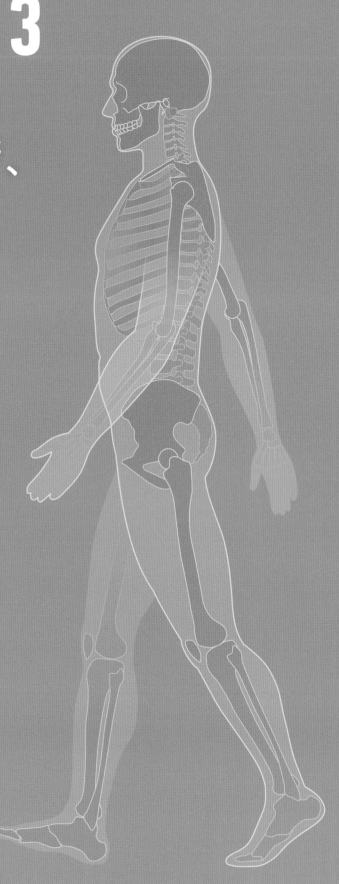

Walking
歩行

Hinging and Squatting
ヒンジとスクワット

One-Hundred-Year Shoulders
100年肩

Section 3 上手に動く：歩行、ヒンジ、スクワット、安定した肩

　ヒトは、高い運動能力を持っているが、その代わりに「日常の動きに共通する特徴がわかりづらい」という問題点がある。しかし、一見異なる日常の動作の集まりをカテゴライズしてみると、ヒトの運動言語はずっと理解しやすくなる。

　ここまでであなたは、脊柱を整え、安定化する手順を学んだ。今まさに、日常生活におけるあらゆる動作の土台ができあがっている。ここで、「座る」動作は、身体で何が起こっているのか見てみよう。基本的な脊柱の形を維持した状態で、股関節でヒンジ（蝶番運動）が起こり、重心を低くする動きである。また、「腕立て伏せ」の動作は、両手で地面を押す際の、安定した体幹が重要になる。その他、走る、歩く、スクワットをする、床から何かを拾うなど、これらの動作はすべて、すでに練習した同じ脊柱の形を伴う。つまり、ヒトの動作とは、行う運動の大小はあれど、「ニュートラルな脊柱姿勢を維持しながら、腕と脚を繰り返し運動させている」にすぎないのだ。このことは、運動をとても単純にするだけでなく、潜在的に有害な、身体力学の根底にある誤りを見つけるための指針となる。

　頭部から骨盤までの脊柱を一本の柱に見立ててもよいだろう。体操などの一部の競技は除くが、大抵の場合、あなたが何をしていようと脊柱の形は変化しない。運動の複雑性、速度、負荷に関係なく、ほとんどの運動は、同じ基本構造をしているのである。

　目標はいたってシンプルである。背骨のアライメントを整え、肩関節が安定した状態での歩行、ヒンジ、スクワットの仕方を学び、この原理を実生活におけるさまざまな作業に適用できるようになることである。この目標が達成できれば、座ることとデスクワークに関連した問題の多くを解決できるだけでなく、痛みが起こる可能性を劇的に減らすことにもなる。このセクションでは、そのために必要な情報を提供しよう。

Walking
歩行

　歩行は、日常生活に運動を取り入れ、非エクササイズ活動（18ページを参照）を増やす安全で、最も楽な方法である。一般的に「1日最低、1万歩歩く」と推奨されているが、歩数に加えて、正しく歩くことで、さらに大きな恩恵をもたらしてくれる。本来、1km以上歩いても腰部は痛まないし、足部で腱膜瘤や皮膚の硬結が生じることもない。これらの症状は、間違った歩き方か組織制限によるもの、または両方が原因でもたらされる。

　幸い、歩き方の改善はそれほど難しいものではない。いくつかの簡単なステップを踏むことで、歩行のバイオメカニクスは劇的に改善できる。

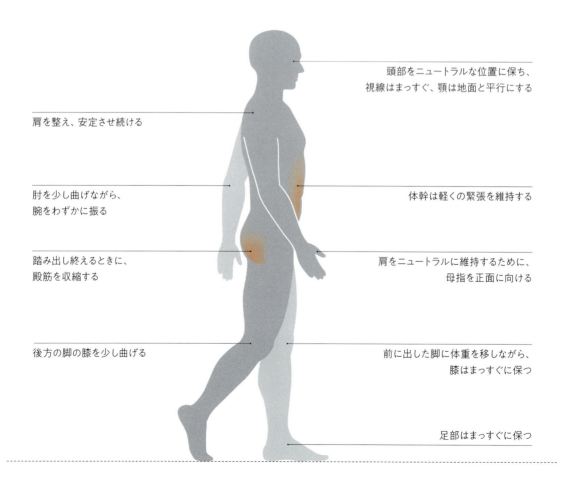

- 頭部をニュートラルな位置に保ち、視線はまっすぐ、顎は地面と平行にする
- 肩を整え、安定させ続ける
- 肘を少し曲げながら、腕をわずかに振る
- 体幹は軽くの緊張を維持する
- 踏み出し終えるときに、殿筋を収縮する
- 肩をニュートラルに維持するために、母指を正面に向ける
- 後方の脚の膝を少し曲げる
- 前に出した脚に体重を移しながら、膝はまっすぐに保つ
- 足部はまっすぐに保つ

歩行のバイオメカニクス

ステップ1:足の位置と準備

靴を脱ぎ、こぶし程度の幅に両足を離して、まっすぐ立つ。つま先を正面を向け、ブレーシングシークエンス（84、85ページ）を行う。

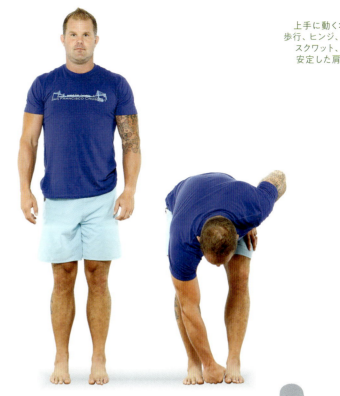

ステップ2:踏み出した脚が股関節の下を通過する瞬間に、重心移動を行う

歩行のよくある誤りは、大きく踏み出しすぎてしまうことである（オーバーストライド）。長すぎるストライドは、足を踏み出すたびにブレーキをかけているようなものである。効率的に歩くためには、脚が股関節の下を通過するときに体重移動をし、足は身体の近くで接地させることだ。長すぎるストライドより、短いストライドで回数を多くしたほうがよい。

これがどのように作用しているか理解するために、次の訓練を試してほしい。顔は正面を向いたまま、体幹をニュートラルを保ち、前方に倒れこむのだ。このとき、足首だけが身体のなかの唯一の関節であるかのようにイメージして倒れる。そのまま数歩進んでみよう。

こうすると、顔から倒れないように、とっさに利き足が前に出て、身体を支えたのではないだろうか。身体から数cmだけ前に出た位置で足が接地する歩行は、通常のオーバーストライドの歩行とは異なり、股関節の下を脚が通ったときに重心移動が起こっている。つまり、前方に身体を倒し、足を踏み込んでバランスを保ち、そして体重をのせるという流れだ。実際に、小さな子供が歩いたり、走ったりするのを観察すると、子供は「倒れる」ことで前方への運動を開始している。よい歩行とは、この倒れる訓練をさらにブラッシュアップしたものである。

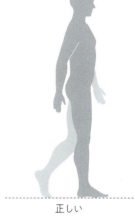
正しい

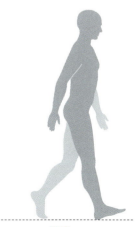
間違い

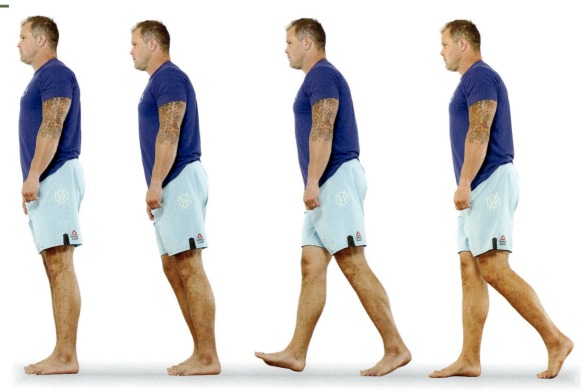

| まっすぐニュートラルな姿勢を取る。 | 足関節から前方へ倒れる。 | 身体のすぐ前に足を踏み出し、身体を支える。 | 足部が股関節の下を通過するときに、重心を移す。 |

　もう一つの重要なポイントは、足の接地についてである。オーバーストライドは、足関節と股関節の可動域を無視して、身体の前面に大きく踏み出しすぎることで生じる。たとえば、股関節伸展（身体の後ろに脚を動かす）の可動域が十分でないのにもかかわらずストライドが広くなると、ほかの関節で代償運動が起こる。この問題はクッションの厚い靴を履くことによって、表面的に見えにくくなり、さらに踵接地の歩行パターンを助長する。靴を脱ぐことで、この悪い歩行パターンは解消するだろう。踵接地の身体への悪影響はとても大きい。踵接地の歩行では、長距離を歩くことは不可能だろう。

　実験して試してみよう。お気に入りのスニーカーを履き、通常の速度で10〜15m歩いている姿を撮影する。次に裸足で繰り返す。何か気づかないだろうか？

　歩き方が劇的に変化しているはずだ。靴を履かないと、歩数が増え、短いストライドになるだろう。前に出る脚は重心のずっと近くで接地し、バカみたいに踵で地面を打ちつけることもなくなっている。ここに問題がある。「歩く」という動作は、靴を履いていても裸足でも、バイオメカニクス的に同じはずである。重要なことは、次の図のように、踵から足趾まで、足の表面全体を転がすように踏み込むことである。

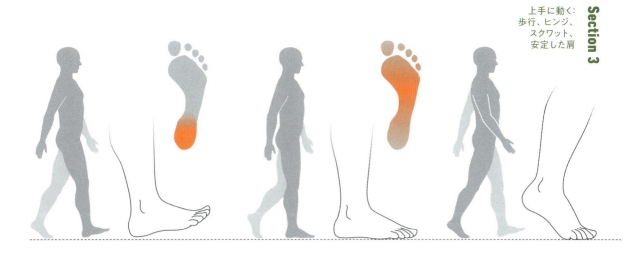

接地
接地では踵で地面と接触してもよい。身体の少し前で接地することを覚えておこう。

立脚中期
後ろ脚を前進させるとき、前方の足は重心の真下に位置し、フラットな状態で地面に接地しており、体重の大部分は接地している脚に分布している。

立脚後期
後方の脚を前方に振るとき、前方の足では自然に母趾球・小趾球に体重がかかるようになる。この段階では、次の一歩を始めながら、殿筋が微妙に活性化するのを感じるはずである。

ステップ3：まっすぐな足部を維持する

このステップ3では、地面に直線を引いて、基準線を作る必要がある。地面にすでにある線を利用してもよいし、床にテープを貼ったりしてもよい。線の端に、平行に足部を配置する。再び、両脚をこぶし程度に離し、ブレーシングシークエンスを行う。次に、ステップ2と同じ、倒れる動作を行うが、今回は足部がどのように着地するかに注意を向ける。バイオメカニクス的に正しい歩行の場合、足部は踏み出す前の、線からの距離と同じなっている、つまり平行のままとなるはずである。足趾が横を向いていれば、このステップをもう一度行う。足部がまっすぐ着地することに集中する。

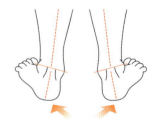

ダックウォークまたはスタンスの誤り（この誤りに関する情報と修正する方法については94、95ページを参照）

歩行の誤りと修正

　負の適応と可動域制限がなければ、この3つのステップに従えば、歩き方を修正することが簡単にできる。必要なことは、練習である。しかし、現代の人間のほとんどが、身体に染みついた悪い姿勢のせいで、正しく歩くことができていない。これらの負の適応と可動域制限は、セクション7にまとめた、可動性改善テクニックを活用することで、解消できる。しかし、歩行テクニックの最大の障害を理解することも、重要である。座り方と立ち方を修正することは、正しく動くことに役立つ。しかし、歩行には、動作以外にも注意すべきいくつかの障害が立ちはだかっている。主な障害は、靴である。

靴を履くことが失敗に導く

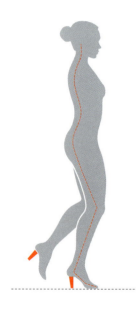

　よい歩行のバイオメカニクスにとって、イスの次に大きな敵は「間違った靴」だろう。足は、ほれぼれするほど複雑で機能的な構造を有している。本来、サポートやクッションを必要とするようなものではないのだ。

　ハイヒール——イスが股関節の可動域を制限するのと同じで、ハイヒールは足関節の可動域を制限し、ふくらはぎとアキレス腱を短縮させる。正常な足関節の可動域を失うと、身体は足部を外旋させることで代償する。長期間放置されたままになると、非常に深刻な悪影響を及ぼす。そして、悪化する。ハイヒールで歩くことは腱を短縮して、足部の可動性を殺すことに加え、重心を前方に押し出し、脊柱が過伸展した姿勢になる。ハイヒールは歩行、姿勢、足部を破壊する。免れる方法はないので、可能ならば、特別な機会のみ履くようにする。

　ドレスシューズ、ビジネスシューズ——これらの靴はビジネスの場では必要かもしれない。しかし、その硬いヒールや靴全体の硬さが、どのように身体に作用するかご存じだろうか。基本的にはハイヒールと同様に、足関節を拘束し、可動域をゆっくりと殺していく。硬すぎる靴は足の固有受容感覚（姿勢と動作を察知する感覚）を弱め、歩行のバイオメカニクスを台無しにする。高くなった踵は、踵接地の瞬間の、骨格への衝撃を増幅させる。この種の靴は、残念ながら身体の構造、機能に則していない。

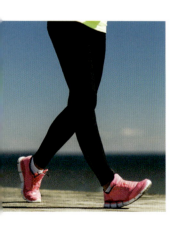

　クッションの分厚い運動靴——靴の柔らかいクッションは、前面に踏み出しすぎた踵接地によって発生する衝撃を吸収してくれる。しかし、そもそもストライドは短くあるべきである。クッションの効いた靴は、この悪癖を助長するだけである。ドレスシューズよりヒールは高くなくても、足部と足関節の可動域を殺し、歩行のバイオメカニクスを台無しにする。分厚い手袋をつけて、1日中過ごすことを想像してほしい。何かを拾うとき、どのような代償運動、または誇張した手の動きを行わなければならないだろうか？　靴は、グリップ性を与え、鋭い物体から足底を保護するのに役立つが、歩行バイオメカニクス

に悪影響を及ぼしてはならない。

サンダル――サンダルを履くときは、脱げないように母趾を固定しなければならない。サンダルは、歩き方を変えるだけでなく、足底筋膜の緊張、足関節の緊張、アキレス腱の問題も引き起こす。母趾と第二趾を押し付けた状態で歩くのは、非常に不自然な状態である。ほとんどのサンダルは平らではあるが、裸足である恩恵はまったく得られない。

姿勢とバイオメカニクスに悪影響を及ぼす靴を履くのは、極力、結婚式などの特別なイベントの場合のみにする。ほかのすべての状況では、下記の選択肢を選んでほしい。

裸足――できるだけ裸足で生活することは、自然に歩けるだけでなく、固有受容感覚を増加させ、バランスと姿勢を改善し、足部と脚を強くする。裸足で子供の学校に現れる気味が悪い人になる必要はない（筆者は、実際に行ったことがあるが）。しかし、自宅周辺での作業など、靴を履く必要がない状況では、可能なかぎりできるだけ裸足になるようにする。足底部を保護する必要がない場所では、ぜひ実践してほしい。座る機会を減らすことと併せて、この助言を実行したクライアントの多くは、背部、膝、足関節の問題を緩和または解消することができた。

靴底が薄く平らな靴――以前はファッション性だけを重要視していた靴メーカーが、健康面での市場が大きいことに気付きはじめている。その結果、最小限の緩衝材しか入っていない、平らな靴（ゼロドロップシューズ）が市場に出てきている。このような靴は、スタイリッシュではないかもしれない。しかし、ハイヒールやドレスシューズなどを必要なときのみに制限し、普段は身体のデザインに則した実用的な靴を利用しても、取り立ててそれをとがめる人はいないだろう。ハイヒール、ビジネスシューズ、サンダルを週に数時間履くことは身体に悪影響をもたらさないし、バイオメカニクスを悪化させることもない。多少脚はしんどいかもしれないが、軟部組織の施術で緩和できるものである。本当の問題が始まるのは、明けても暮れてもひどい靴を履いているときである。

このセクションでは、座るなどの環境負荷のように、「靴はバイオメカニクスに悪い影響を及ぼす」ということを理解してほしい。悪影響を及ぼすギプスを取り外して、足部をまっすぐにして立ち、歩き、動くことでバイオメカニクスを修正しよう。

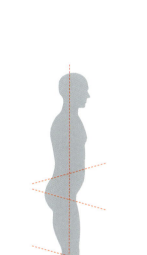

高くなった踵

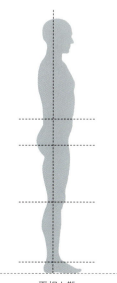

平坦な靴

外側に向いた足部での歩行（ダックウォーク）

母趾の問題

つま先を外に向けて歩くと、母趾の損傷を引き起こす。母趾の基部で骨のこぶ（腱膜瘤）が認められる場合や、ランニングの多いアスリートに多く見られるターフトゥに苦しんだことがある場合は、注意してほしい。

つま先を正面にして歩くとき、母趾は、第1中足骨と一直線になる。この関節は、蝶番運動をするように設計されている。つま先が外に向いた状態での歩行では、母趾が外転し、斜めに軸がずれた状態となり、第1中足骨間の関節で負担が生じる。母指が他の4本の指に向いて折れ曲がった状態である。拇趾は蝶番運動ではなく、横に曲がった状態となり、他の指にも圧迫を加える。この状態はなかなかやっかいで、改善するのに苦労する。さらに、身体の末端にあり、心臓から遠く位置するこの部位では、血液などの体液が貯留しやすく、根本的な原因を取り除かない限り、改善の見込みは薄い。

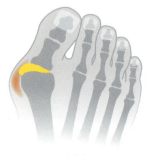

腱膜瘤

足関節の問題

足関節は、足部のアーチによって支えられている。アーチのサポートを失うと、足関節は内側に崩れる（回内）ことで、安定性を求める。これは、アーチが浅かったり、足底筋膜が硬かったり、つま先が外に向いている場合に生じる。構造的な問題であれ、可動性の問題であれ、安定を求める代償としてさまざまな問題につながる。たとえば、1歩進むたびに足首の関節では縦の動きではなく、ひねる動きが起こることになる。これでは毎日何千回と小さな捻挫を繰り返すようなものである。軸のずれた運動は、アキレス腱の機能不全・弱体化、硬いふくらはぎなど、足関節の可動域制限を引き起こす。

要点をまとめると、足は全身の土台であり、外旋した状態での歩行を続けると、アーチは最終的に崩れてしまう。崩れた足関節は、問題を連鎖的に引き起こし、最終的に全身のキネティックチェーン（運動連鎖）にも影響が及ぶ。

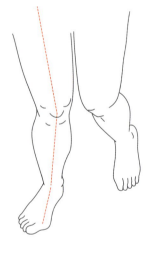

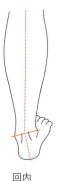

回内
（内向きに崩れた足関節）

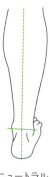

ニュートラル

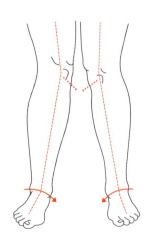

靴にアーチサポートを挿入するのは適切な修正法とはいえない。なぜなら、アーチサポートでは崩れた足関節を修復することはほとんどできないからだ。アーチサポートが有用なのは足部が崩れて歩けず、痛みで立てないとき、あるいはアーチと膝を崩すスキー靴や、自転車用靴を履く場合くらいである。

幸いにも足関節のアライメントの改善はできる。骨、結合組織、筋肉で構成される複雑な構造ではあるが、崩れたアーチは再生できる。そのための処方箋は下記の通りである。

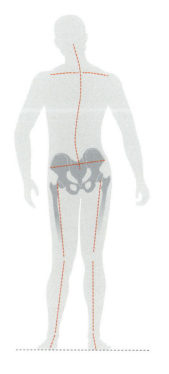

1. **アキレス腱を短縮して、足関節を硬くしてしまうような、バイオメカニクスを損なわせる靴を履くのを止める。**

端的にいえば、クッションが薄く平らな靴を使用し、できるだけ裸足になるようにする。

2. **つま先を正面にして、立って、歩いて、動く。**

構造的な異常を抱えているために、足をニュートラルなアライメントに保ったまま歩けない人がいる。しかし、大多数の人は、つま先を正面にして歩くことで、多くの問題が解決できる。身体のデザインに沿った歩き方をすることで、効率的に歩くことができるのだ。

脊柱を整え、維持することと同様に、つま先を正面にして歩くためには、最初は相当意識し続けなければならない。その状態で、立ち、歩き、動くことを習慣づけるには、常に足部の位置を確認する必要がある。立っていても、歩いていても、足が外旋していることに気づいたならば、意識してアライメントを整えよう。

3. **足部に対して基本的なメンテナンスを行う。**

股関節伸展（身体の後方への動き）、下腿、足関節、足部での可動域の低下や、下肢の筋肉が硬直している場合、身体は自然につま先を外側に向ける外旋で、動作を補完しようとする。下腿の硬さにアプローチするために、330ページの処方箋12を行う。股関節伸展を改善するために、308ページの処方箋9を行う。足関節の可動域を改善して、足趾と足底部の柔軟性を回復させるために、338ページの処方箋13を行う。

あなたにはアーチが必要である。だから、自らアーチを壊すのはもうやめよう。

Hinging and Squatting

ヒンジとスクワット

　100人に地面から何かを拾うように頼むと、約半分は腰をかがめて拾おうとし（ヒンジ）、残りはしゃがんで拾う（スクワット）。ヒンジを行うグループは、膝は少ししか曲げないが、胴が前方に出て、ときには地面とほぼ平行にすることもある。スクワットを行うグループは膝をずっと深く曲げるが、逆に胴は垂直に近い状態を維持する。どちらを選ぶかはさまざまな要因に基づくだろう（物体の重さ、子供のときに拾い方をどのように教えてもらったか、など）。どちらも筆者の可動性改善トレーニングで習う動作であり、どちらがよい悪いということではない。問題は、どちらもその手法による。

　ヒンジもスクワットも、両方自然の動作であり、私たち全員が効率的に行えるようになるべきものである。両グループともに、脊柱の正しい整列を維持しながら動いているとするならば、2つの動きの大きな違いは「股関節と膝がどの程度曲がっているか」である。

ヒンジ？　スクワット？

ヒンジとスクワットは似た運動で、ニュートラルな脊柱を維持しながら、股関節でヒンジを行う。違いは、胴の傾きと股関節の屈伸運動の度合いである。これらの違いは重要である。形は似ているが、意識すべき点や実践への適用の方法が異なるからだ。

ヒンジ　　　　　　　　　スクワット

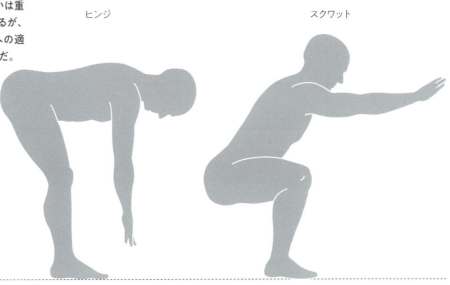

あなたが筆者のジムに来て、床から物を拾い上げる際の身体の使い方を尋ねたならば、私は2つのエクササイズを教えるだろう、一つはデッドリフトである。これは日常生活でかがんで何かを拾う動作のジム版である。これは一見、単純な運動に見える。やることは「かがんで」、地面にあるバーベルをつかみ、身体をまっすぐに持ち上げることで、バーベルを腰まで上げ、そして元に戻すだけである。筆者のジムでトレーニングするパワーリフティングの世界チャンピオンが、デッドリフトでかなりの重量を持ち上げるのを見れば、適切に行えば人体はヒンジ動作でどれだけ効率的に重量挙げをすることができるのかを理解できるだろう。しかし、世界チャンピオンは、このシンプルな動作を洗練するために何年もトレーニングを続けているのだ。ほとんどの人にとって問題となるのは、日常生活の動作が、ジムにおけるヘビーリフティングの縮尺版にすぎないとつなげられないことである。この動きを習得すれば、あな

デッドリフト

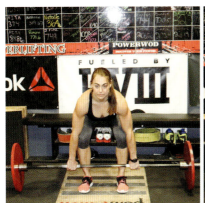 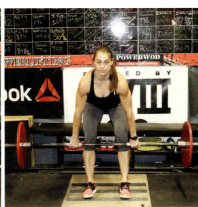 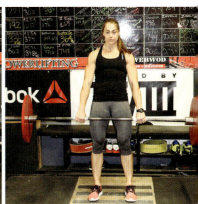

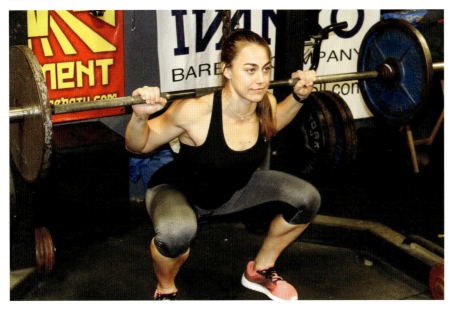

バックスクワット

たは有害な影響を受けることなく、観葉植物や赤ん坊を持ち上げられるのだ。背部の痛みは間違った運動で起こる。そのため、日常生活では、どんなに軽いものを持ち上げるときにも、世界チャンピオンが360kgの赤ん坊を抱き上げていると思って、アプローチする必要がある。

次に、筆者はあなたをジムのラックセクションの所へ連れて行き、スクワットを見せるだろう。これも、日常生活のしゃがむ動作のジム版である。この動きも比較的単純な運動のように見える。やることは肩にバーベルをのせ、しゃがんで、それから立位に戻るだけである。しかし、別のパワーリフティングの世界チャンピオン（そう、筆者のジムには世界チャンピオンがたくさんいる）であれば、その単純な動作でフォルクスワーゲンのビートルくらいなら持ち上げることができるだろう。

ヒンジとスクワットの原理

原理1：股関節からのヒンジ

脊柱をレバーに、股関節を支点にして、重いものを持ち上げるヒンジ動作は、一見不自然に思えるかもしれない。しかし、殿筋群やハムストリングスといった強力な筋組織はこの動作を行えるように設計されている。この筋組織こそが脊柱や膝を粉砕することなく、300kgの重量でデッドリフトやスクワットを行う秘訣である。脊柱を安定させ、殿筋の力を利用する方法を理解すると、現代社会を苦しませる多数の傷害を回避できる。

股関節でヒンジを行うことは、本来は幼少期に教えられるべき技術だと思う。しかし、残念ながら私たちは間違った身体の使い方を刷り込まれている。多くの人は腰部や背部での屈曲を行うが、これは災いをもたらすレシピとなる。また、背部をまっすぐ、平坦に保ってヒンジを行うように教えられた人もいる。これはスクワットを行うのには正しいが、股関節ではなく膝で持ち上げてしまうと、災いをもたらす元となる。安全に、効果的にヒンジとスクワットを行うために、身体で最も強力なエンジンから、ヒンジ運動を起こす必要がある。それが、股関節である。

上手に動く:
歩行、ヒンジ、
スクワット、
安定した肩

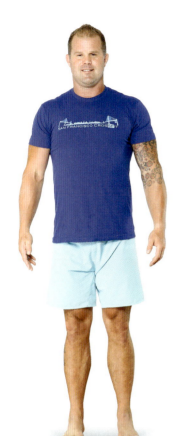

ステップ1:
足部の位置とブレーシング

ヒンジを正しく行うために、まずしなければならないことは、ブレーシングシークエンス（84、85ページ）により、脊椎を整え安定させることである。

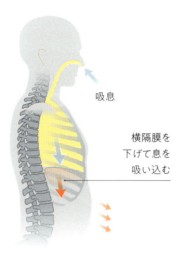
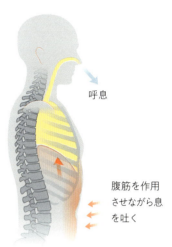

ステップ2:
脊柱を安定化させる

運動を始める前に、体幹の筋組織を作用させることで、脊柱安定性を増加させる必要がある。深く吸息したら、今度は「コア」を作用し、腹筋群を収縮させることで脊柱を安定させる。

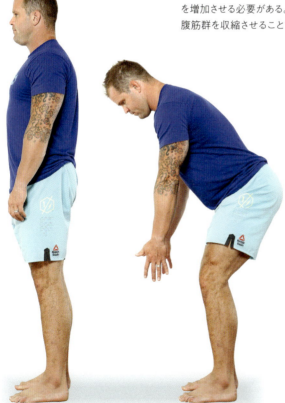

ステップ3:
しゃがむように股関節を下げる

コアの筋肉を作用させたまま、股関節を後方に倒しながら、胴を前方に倒していく。この訓練のために、胴が地面に対して45度に倒れるまで、ヒンジを行う。この運動の組み合わせ（股関節を後方に、胴を前方にして下げる）によって、重心を足部の中心上に維持するだけでなく、前方や後方に倒れることなく、股関節でヒンジを行わせることができる。脛は垂直のままで、背部は平らのままにする。これらについてはすぐ後で説明する。

正しく行えているか確認をするために、股関節でヒンジを行うと、どのように感じるか指摘したい。

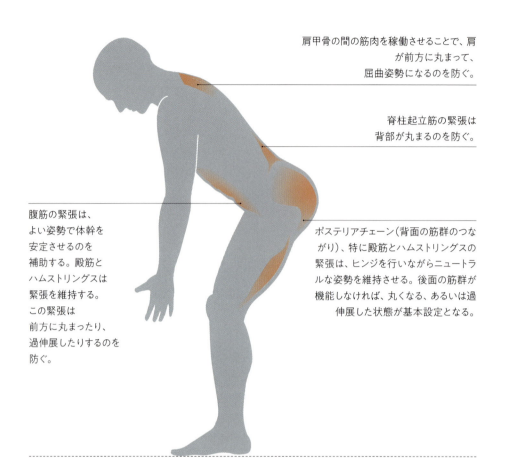

肩甲骨の間の筋肉を稼働させることで、肩が前方に丸まって、屈曲姿勢になるのを防ぐ。

脊柱起立筋の緊張は背部が丸まるのを防ぐ。

腹筋の緊張は、よい姿勢で体幹を安定させるのを補助する。殿筋とハムストリングスは緊張を維持する。この緊張は前方に丸まったり、過伸展したりするのを防ぐ。

ポステリアチェーン(背面の筋群のつながり)、特に殿筋とハムストリングスの緊張は、ヒンジを行いながらニュートラルな姿勢を維持させる。後面の筋群が機能しなければ、丸くなる、あるいは過伸展した状態が基本設定となる。

　すぐに感覚がつかめなくても、心配することはない。身体が適切に動くように再教育するには時間がかかることを覚えておくこと。しかし、よく陥る誤りが一つある。身体の背面の筋肉が作用しているのを感じない場合は、前方へのヒンジ動作の前に、股関節が十分後方にシフトしていないかもしれない。簡単にチェックする方法として、膝の位置を見てほしい。膝がつま先より前に出ているようであれば、よくある間違いを犯している。前方へのヒンジで姿勢を修正する代わりに、一度立って、ブレーシングシークエンスをやり直す。問題を選別し途中から修正するより、最初からやり直す方が簡単である。

　人々がしばしば苦労する別の問題がある。長い間デスクワークを行ってきて、定期的に運動をしない人が、前方にヒンジを行う際に体幹の安定を保てないことである。必要な体幹の力が足りない人は、ヒンジを行いながら、両手を大腿または前方のイスに置いて身体を支えてもよいだろう。適切に運動を行うために必要な筋力がなくても、心配することはない。ブレーシングシークエンスや前方へのヒンジを行うたびにコアを作用させれば、より力強く、熟

練していくだろう。

　本来私たち全員が、生まれつき股関節でヒンジができるようになっているが、現代社会は腰で曲げ、膝で持ち上げるよう私たちを習慣づけている。そのため、脳の回線を修正する必要がある。正しい技術を再習得するには時間がかかる。

原理2:膝を外に向け、足部をまっすぐに保つ

　ヒンジとスクワットを行いながら身体のバイオメカニクスを最適化するために、安定した股関節、膝、足関節の姿勢にすることは不可欠である。この考えは、耳慣れないものではないはずだ。骨盤をよい姿勢にセットすることで下半身を安定化する方法をすでに説明したからだ。その方法は、お尻を収縮させ、股関節から地面にねじ込むだけである。単純な動作であるが、正しい力学的現象の連鎖を引き起こすには不可欠である。骨盤と脊柱の適切な位置関係を保つことに加えて、足関節、膝、股関節の自然な外旋を簡単にする。この回旋力は、下半身全体を安定させる緊張を生じるのである。

　股関節から前方へヒンジを行う瞬間、殿筋のサポートを失うことに気づくだろう。つまり、股関節で緊張と安定性を維持するためにお尻を収縮させられなくなるのだ。代わりに、主に小殿筋と股関節回旋筋で生じる外旋に頼らなければならない。この筋肉に頼れない場合、膝と足関節が内向きに崩れる可能性が高くなる。これが起こらないようにするために、股関節からヒンジを行いながら、膝を少し外に向ける。立っているとき、お尻の筋肉を収縮させ、股関節から地面にねじこむのと同じく、「膝を外に向ける（離す）」という指示は、ヒンジやスクワットを行うときに足関節、膝、股関節で外旋力を生じさせ、下半身に安定性を与えるうえで不可欠である。

　また、膝と足関節の関係にも注意する必要がある。つま先は正面を向き、膝は小趾の外側から垂直に上がった軌道上に位置していなければならない。言い換えれば、股関節からヒンジを行い、膝を曲げるとき、膝や足関節で左右の偏り、揺れ、不安定性が現れてはならない。内向きに崩れる場合、十分な緊張（外旋）が生じていない。母趾は地面につけて、足部が外側にひっくり返らないようにする。内向きの膝と足関節運動を防ぐために、十分な外旋または外向きの膝の力を生じさせる。これを評価する簡単な方法は、スクワットをするときに足部のアーチを観察することである。スクワット運動の間、アーチが崩れてはいけない。

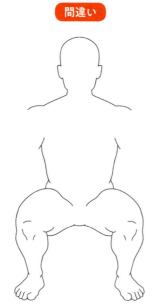
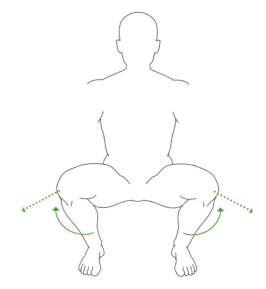

この図は外旋力を生じさせる(「膝を外に向ける」)ことができない状態を表す。股関節からの適切な回旋力がなければ、膝と足関節は、内向きに崩壊する。この崩壊は膝と足部でさまざまな問題を引き起こすだけでなく、股関節や脊柱といった上部の組織の不安定性にもつながる。

スクワットを行うときに、膝を外に向けることで外旋を生じさせ、股関節、膝、足関節をバイオメカニクス的に正しい姿勢に安定化する。

原理3:膝はつま先のラインより手前に

　最初の2つの原理を正しく適用できていれば、ヒンジとスクワットを行う際、脛は垂直に近い状態を保てているはずである。しかし、あまりにも多くの人がヒンジの方法を最初に学ぶときに脛が前方に傾く傾向があるため、ただ言及するのみではなく原理の一つとすることにした。注意してほしい。かがむ、しゃがむ、どちらの動作も大切なのは、体重を身体における巨大エンジンである股関節で支え、動作を担わせることである。膝がつま先を越えて前方へ飛び出していたら、膝と大腿四頭筋に負荷を背負わせていることになる。ジムで重い重量をスクワットで持ち上げるにしても、地面からただ立ち上がるにしても、膝と背骨を傷めないためには、股関節の活用が肝要となる。股関節から生じる運動では、ハムストリングスを機能させて脛骨が前面に飛び出さないようにさせる必要がある。この概念を頭にしみ込ませるために、例を示そう。

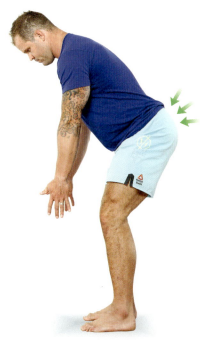

股関節に負荷をかける正しい方法

この写真では、筆者の脛が垂直であることに注目してほしい。単純な股関節ヒンジを行いながら、これを達成するためにやらなければならないことは、お尻を後方に動かし（原理1）ながら、膝を外に向ける（原理2）ことである。この姿勢では、膝と大腿四頭筋ではなく、股関節とハムストリングスで上半身の体重を感じる。

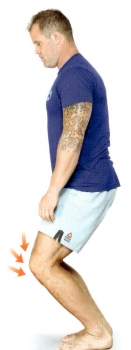

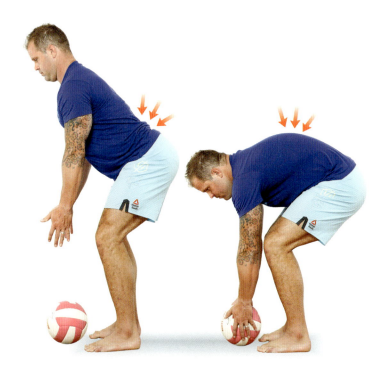

股関節の代わりに膝に負荷をかける

この写真では、筆者は前方にまだヒンジを行っていないが、すでに誤りが起きている。股関節を後方に動かして股関節に負荷をかける代わりに、膝を前方に動かしている。この姿勢から前方へヒンジを行う場合、膝は上半身の全体重を支えることになる。

股関節の代わりに背部に負荷をかける

これら2枚の写真では、筆者の股関節は後方にあり、脛は比較的まっすぐに保てているが、脊柱がニュートラルな整列になっていない。原理1と2の成立なしに、原理3を成し遂げることはほとんど意味がない。股関節ではなく、脊柱を使ってかがむには、腰椎を屈曲または過伸展させなければならない。本来身体のトランスミッション（力の伝達）を担うべき脊柱が、エンジン（動力）の役割を担ってしまっているのだ。

身体を低くする

　股関節からのヒンジをマスターすることは、食器洗い機の一番上のラックから食器をとるときに便利である。しかし、それより低いものを取るとなると心もとない。ヒンジとスクワット（113ページを参照）を本当にマスターするためには、床に手がつくまで身体を落としながらも、3つの原理すべてを維持する方法を学ぶ必要がある。これは本当に難しい。身体を低くするにしたがって、股関節とハムストリングスでの緊張を適正に維持することが難しくなるためである。地面に手を近づけていくと、各関節の可動域の限界に近づき、動作と安定性の低下が起こることに気づくだろう。

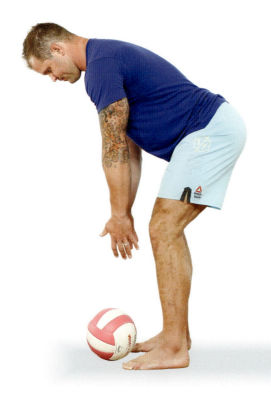
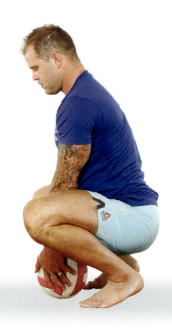

ステップ1

股関節ヒンジを開始し、かがんで、ボールを拾う。安定したニュートラルな脊柱、股関節の後方変位、脛の角度、これらすべてが正しく実践されたとしても、長年の座りっぱなしの生活のせいでフォームを崩さずに床のボールを拾い上げることが難しく感じられるかもしれない。

ステップ2

背中を丸める代わりに、膝を前方に突き出し、足部の母趾球・小趾球の上に体重を乗せる体勢を取る。これにより、股関節から緊張のほとんどは取り除かれる。ハムストリングスの上に座り込むようなこの体勢では、膝の負担は限定される。この姿勢から立ち上がろうとするときは、膝の負担に注意する必要がある。

足関節と股関節可動域は身体を深く沈めるにつれて、より大きい役割を果たすようになる。座りすぎでハムストリングスと股関節が硬くなっている場合、ニュートラルな脊柱と垂直の脛骨を維持しながら、かがんで何かを拾うことなんて到底できないように思えるだろう。地面に手をつけるために、どちらか一方を犠牲にする必要を感じるかもしれない。その場合は、常に脊柱を優先させることが好ましい。

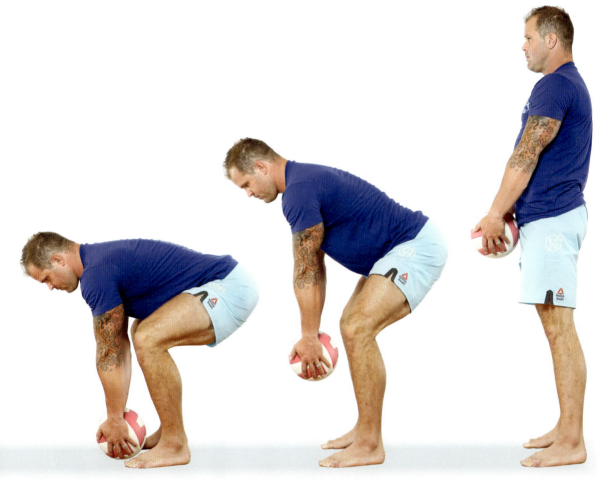

ステップ3

そのまままっすぐ身体を持ち上げるのではなく、お尻を後ろに突き出すような形で股関節を後方に、膝は外に向けて、脛を垂直にする。筆者の背部が平らで、ニュートラルな状態を保っていることに注目。

ステップ4

安定し、膝や脊柱に負担のかからない体勢が確立できたら、そこからゆっくり起き上がる。

ステップ5

直立の姿勢に戻って、基本の立位に戻る。

また、この戦略は地面から立ち上がるときにも活用できる。

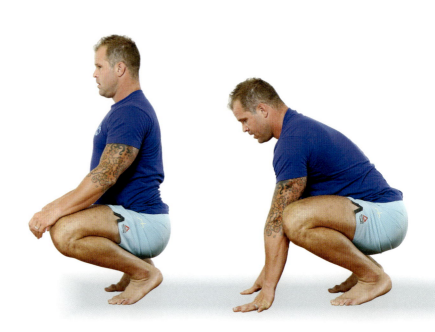

正座から立ち上がる際も同じ戦略を用いることができる——股関節を後方に動かし、前方に出した脚の脛をまっすぐにして、立ち上がる。以下、いくつかの方法を示す。

選択肢1

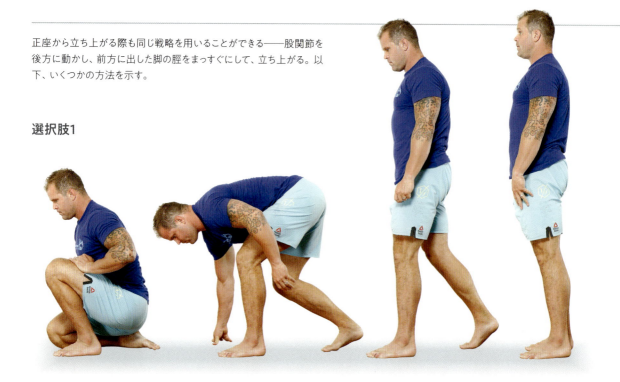

Section 3 上手に動く：歩行、ヒンジ、スクワット、安定した肩

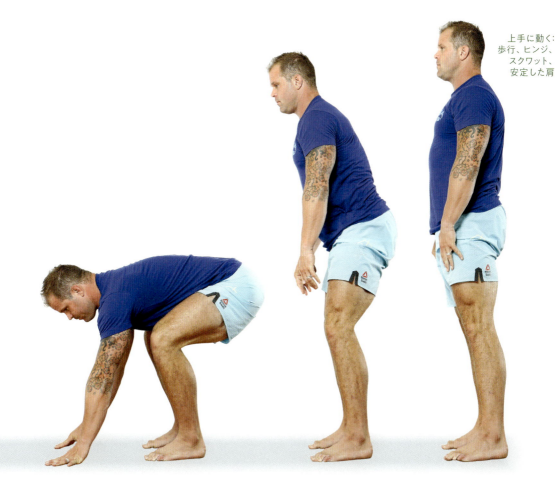

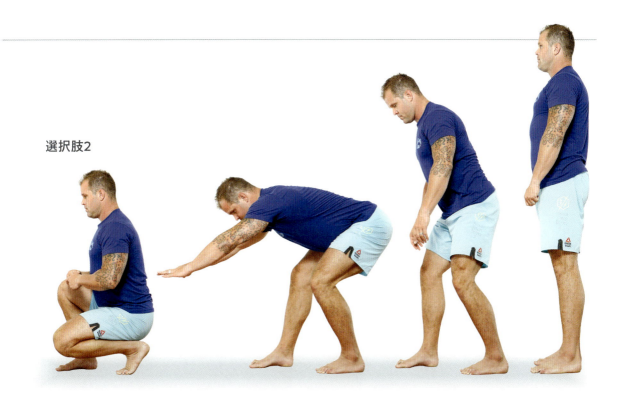

選択肢2

ヒンジのバイオメカニクス

股関節とハムストリングスへの負荷のかけ方、膝の位置の調整の仕方を理解したら、次はいよいよヒンジのテクニックを完成させよう。デスクバウンドな人々は重篤な組織制限により、始めからこの運動を正しく行うことができないかもしれない。

その場合、104、105ページに示すテクニックを利用することによって多少

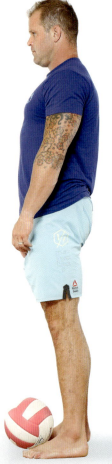
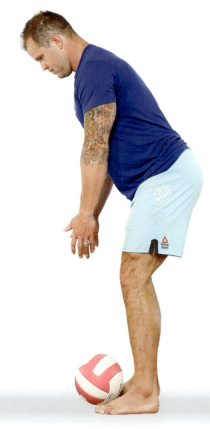
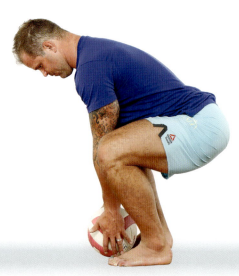

ステップ1

まず、ブレーシングシークエンス（84、85ページ）を行う。股関節の幅に足を開く。両足の足趾は、まっすぐ正面を向き、足部はニュートラルに。腹筋を固め、肩と股関節を安定させたら、安全で自然なヒンジを行う準備が整った。筆者が拾おうとしているボールは身体の近く、足部の間にあることに注目。何かを拾いたいときはいつでも、可能な限り身体の近くに配置する。つまり、股関節の下に物体を置く。物体が身体の近くにあるほど、バイオメカニクスは、より効率的となる。

ステップ2

脛をできるだけ垂直に保って、脊柱をニュートラルに維持して、股関節とハムストリングスを後方に変位し、胴を前傾する。安定した足関節、膝、股関節の姿勢を維持するために、股関節から地面にねじ込むように小さな外旋力を生じさせる。

ステップ3

足部の中心に重心をのせたまま、股関節を後方に変位させ、膝をわずかに屈曲する（外旋は保ったまま）。身体を下ろしながら、ボールに届くように胴を前方に傾ける。筆者の背部と足部が平らな状態を維持していることに注目。可動域が狭ければ、この状態を保つことは難しいかもしれないが、背部を丸めることで代償しないこと。

チートすることができる。しかし、そもそも何のためにやるのか意識して、姿勢やバイオメカニクスの改善を図ってほしい。上手にヒンジができるか否かは人間の健全な動作の指標であり、股関節や腰椎の機能評価の基準となる。

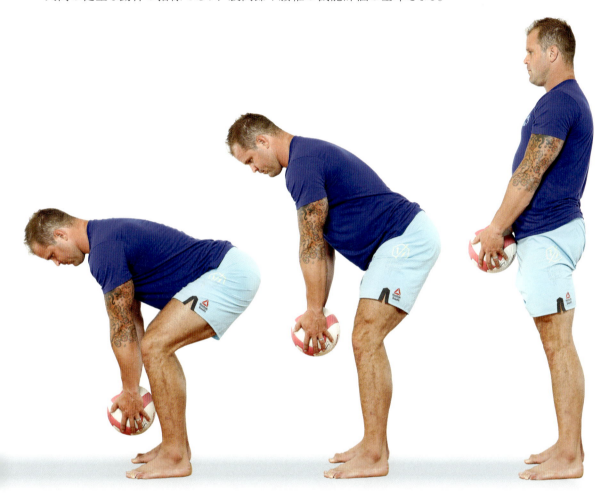

ステップ4

物体を持ち上げようとする前に、脛を垂直にする（原理3）。同時に股関節を持ち上げて、膝を後方に引く。この際、股関節とハムストリングスに緊張が生じる。膝と背部を持ち上げるための主要なエンジン（動力）にしないこと。

ステップ5

ニュートラルな脊柱を維持して、股関節と膝を伸展する。直立するときは、殿筋を収縮し、股関節の緊張を保つよう心がける。

ステップ6

さらに殿筋を収縮させ、基礎の立位に戻る。

ヒンジの誤りと修正

　ヒンジ動作ほど、やり方を誤ると身体に負担をかける動作はない。靴ひもを結ぶ、作業台でかがむ、枕を拾うなど、腰や背中から前屈し、かがむ習慣があれば、いつ背部痛や腰痛を発症してもおかしくない。

　よくある話としてはこうだ。一日中職場で座りっぱなしで、身体は固まり、精神的にも疲れ切っている。いつの間にか机が散らかっていたので、片付けようとして、誤って書類の山を崩してしまう。急いで、かがんで書類を拾い上げようとしたとき、腰に衝撃が走る。息が止まり、すぐに腰部の方に手を伸ばす。動きを伴うとさらに鋭い痛みが走る。

　経験した人はわかるだろうが、まったく笑いごとではない。しかしながら、ほとんどの場合は深刻な傷害でもない。椎間板や骨折によるものではないだろう。おそらくは筋性のストレインである。しかし、痛みで身動きも取れないことも珍しくないことから、「魔女の一撃」と呼ばれるのも納得だろう。患部周辺の筋肉はスパズムを起こし、痛みと不快感から伸筋群はまともに機能しなくなる。

　あなたはこのシナリオを回避する方法をすでに学んでいる。脊柱を安定させながら、姿勢を意識し、股関節からヒンジを行い、かがむ方法だ。とても簡単である。しかし、一部の人は、古い運動パターンが染みついており、基本的な誤りを犯してしまう。結局、人間は誰しも誤りを犯す。とりわけ、2つのよくあるヒンジの誤り、「腰背部でのヒンジ」と「過伸展」に注意を向けよう。これらの誤りがなぜ起こり、そしてどのように修正するかを説明したい。

腰背部でのヒンジ

繰り返しになるが、かがむ際に最も多い誤りは、股関節ではなく腰からヒンジすることである。下の写真では、腰部から曲げているだけでなく、上背部も丸まっている。非常に多くの人たちがこの方法を採用するのは、単純に楽に感じるからだろう。筋肉の収縮を伴わず、関節可動域の許すかぎり上体を前方に倒すだけである。このとき、本来殿筋群にかかる負担が、脊柱起立筋群を始めとする腰背部の筋肉にかかることになる。身体で最も大きく力強い殿筋と比較して、姿勢を保つのが本来の役割の小さな筋肉の集まりである脊柱起立筋群。過剰な重量がかかった場合、どんな結果になるかは想像に難くないだろう。

バイオメカニクス的修正

不適切なテクニックが原因で、正しいヒンジを実行できない場合、ブレーシングシークエンス（84、85ページ）をマスターする。股関節とハムストリングスへの負荷のかけ方（100ページ）を学び、股関節によるヒンジのバイオメカニクス（108、109ページ）を実践すること。

背部の痛みの修正

目的は、適切にヒンジを行い、背部の痛みを回避する方法を学ぶことである。背部で痛みを抱えていれば、282ページの処方箋5を用いて、回復を促す。

可動域の修正

軟部組織制限や硬いハムストリングスが原因で、適切なヒンジを実行できない場合、膝で姿勢を調整してから、処方箋5（282ページ）を行い、軟部組織のバイオメカニクスを改善する。

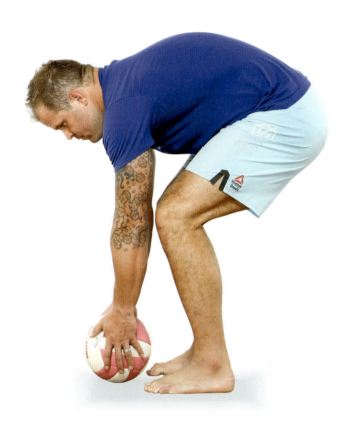

過伸展

　次に多い間違いは、背部の過伸展である。背部を平坦に保つよう心がけても、体幹の緊張を保てず、骨盤がニュートラルな位置にない場合、安定を求めて骨同士によるロックが起こる、過伸展となる。この状態で座る癖がついていると、ヒンジをする際にも同じことが起こる。

　過伸展させた脊柱でヒンジを行っても、しばらくはうまくいく。友人が見ても丸まっていないとごまかせるだろうが、じわじわと脊柱内での問題は進行している。スポーツをしていて、ジムで、ヨガのクラスで、起きる脊柱の故障の原因の多くは過伸展だということはあまり知られていない。座った状態でこのように骨組織に負担をかけ続けるのもよろしくないが、ヒンジを伴う運動内では、よりダイナミックな衝撃が骨組織にかかることとなる。長期的にみると故障を起こすのは不思議ではないだろう。長期間、過伸展な状態で座り続けることで、軟部組織がその状態で固まり、立っていても、運動していても、その状態に戻ろうとするのだ。

　ほとんどの場合、ヒンジをしようと構えた時点でこの誤りは表面化する。そのため、運動の始めから背部の筋肉が緊張し、骨盤はゆるんで前傾している。その場合、再びブレーシングシークエンスに戻ろう。これは、悪い運動パターンのサイクルを壊す方法である。運動の間に、悪い姿勢になっていることに気づけば、そのままで運動は続けないこと。止めて、リセットし、再度行う。しばらくすれば、中断する必要はなくなり、正しく動くことは朝飯前になる。

バイオメカニクス的修正

硬い股関節屈筋は脊柱の過伸展を助長するが、技術で補うことも可能である。股関節とハムストリングスに負荷をかけるとき、ブレーシングシークエンス（84、85ページ）を理解して、体幹の緊張を上げ、股関節とハムストリングスでの荷重を心がける。過伸展させずにできるようになるまで、何度もステップ1と2を繰り返す。何度か挑んでみる必要があるかもしれないが、いずれできるようになる。

過伸展させた腰背部筋群の過緊張の修正

慢性的な伸筋群の過緊張の解消。282ページの処方箋5を参照し、バイオメカニクスを最適化しよう。

スクワットのバイオメカニクス

　歩き、かがむのと同様に、スクワットを行う（しゃがむ）ことは日々繰り返し行う動作である。ベッドから起きる、トイレを使う、食事や仕事のために座る、車を運転するたびに、スクワットを行っている。上体を起こした状態で、重心を上下させる動きは、すべてスクワットをしているということだ。生活でもスポーツでも欠かせない動作だ。よい形でスクワット動作が可能になると、そこから派生するさまざまな動作に応用できる。たとえば、座る、ジャンプする、着地する、重いものを拾うなど、まだまだ続く。つまり、スクワットを行う方法を学ぶことは、たくさんあるスクワットに似た運動に関わる新しい技術を身につけるのに役立つ。

　スクワットはヒンジと基本的に同じ運動原理をすべて共有することは繰り返し強調したい。つまり、脊柱をニュートラルに維持して、股関節からヒンジを行い、膝で深さを調整する運動となる。2つの運動を分けるものは、胴の角度と、股関節と膝の屈曲の度合いである。スクワットでは通常より胴を起こした状態で動く必要がある。ヒンジでは股関節を高くし、胴を地面と平行に近い状態にする。靴紐を結ぶのにヒンジをすることもあれば、しゃがんで（スクワットして）結ぶこともあるだろう。両方を組みあせた動作をすることもある。

　あなたは脊柱のバイオメカニクスを損なうことなく、股関節でヒンジを行う方法をすでに知っている。それでは、その原理をどのようにスクワットに適用するか見てみよう。最も簡単で、よくある種類のイススクワット（別名ボックススクワット）から始めよう。このシークエンスを行うために、硬い表面で車輪がついていない、少なくとも45cmの高さのイス、ベンチ、またはしっかりした箱を用意してほしい。

　よくある筋骨格問題の根本的原因の多くは、根底にあるバイオメカニクスを考えずに、イスに座る（スクワット）動作を繰り返し行うことから生じる。自動車のホイールのナットが緩んだ状態では、短距離をゆっくり走る分には大丈夫だったとしても、距離やスピードが上がるとホイールが外れて大事故にもつながり大変危険である。脊柱の状態や膝や股関節の役割に気を配らずに、日々の生活やスポーツでスクワットすることも同じことがいえるだろう。

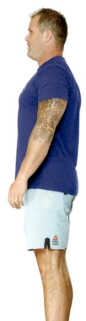

イススクワット（ボックススクワット）：座る

ステップ1

肩幅より少し広めに足を広げる。つま先はまっすぐ正面を指す。イスの前面の脚から15cm程度離れたところをに踵を置く。ブレーシングシークエンス（84、85ページ）を行う。

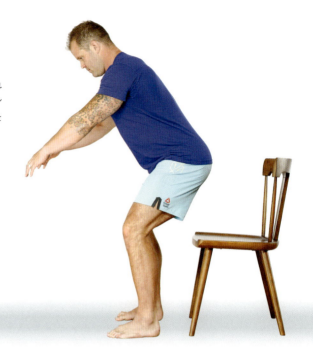

ステップ2

脊柱を整えたら、次のステップは股関節とハムストリングスに負荷をかけることである。股関節とハムストリングスを後方に突き出し、膝を少し曲げ、胴全体を前傾させることで、負荷をかける。手がふさがっているときに、お尻で車のドアを閉めようとしている場面を想像する。これを行うときは、脛をできる限り垂直に保ちながら、膝を外旋させる。前傾になり、股関節を後方に出すとき、脊柱をニュートラルな状態で安定させるために、体幹の緊張を増やす必要がある。視線を前方1.5m先に置き、体重は足部の中心部に分布させる。

イススクワット：立ち上がる

ステップ5

シークエンスを完了するには、各ステップを逆に行っていく。座位から、股関節とハムストリングスで緊張を感じるまで、胴を少し前方に倒す。脛をまっすぐに維持する。ハムストリングスに負荷をかけないようにするために、脛を前傾させないこと。

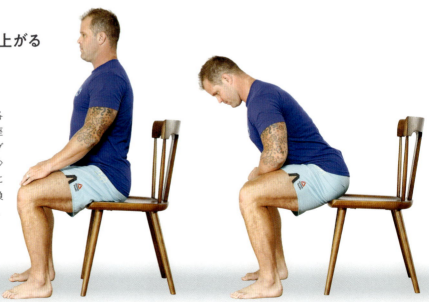

ステップ3

脛は垂直を保ったまま膝を屈曲し、股関節を下ろしていく。視認はしなくてよいが、お尻をイスの前半分に置くようにする。骨盤の骨の部分（坐骨結節）で座るようにする。

ステップ4

そのまま上体を起こせば、理想的な座位になる。

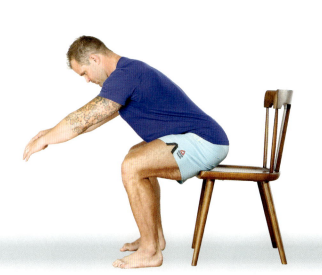

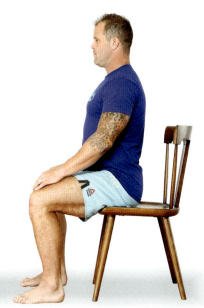

ステップ6

お尻をイスから持ち上げることで、股関節とハムストリングスに負荷をかける。この状態を見ただけではスクワットは動く方向が上か下なのかわからない姿勢となる。順序は同じである。胴の前傾は、想像より深いかもしれない。

ステップ7

股関節と膝を伸展して、直立するとき、脛は完全にまっすぐにし、殿筋を収縮させ、脊柱の安定した姿勢を再確立する。このとき脊柱にもかなりの力が加わっている。運動の起点で脊柱が整うことで、歩行などの次の形にスムーズに移行できるようにセットされる。

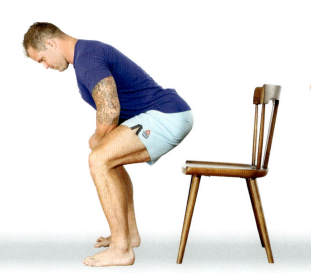

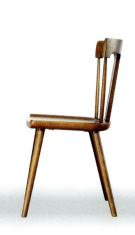

ディープスクワット

　イススクワットは可動域が限定されるが、現代人のライフスタイルを考えると、適当な手法であるかもしれない。しかし、さらに深くしゃがみこんだり、あるいは床から立ち上がる動作も行うことから、ディープスクワットの方法も学んでほしい。動き始めはイススクワットと同じだが、お尻を膝の高さで止めずに下げ続けていく。ハムストリングスがふくらはぎとくっつき、股関節は膝頭より下がる。焚き火のそばに座っていて、地面が湿っていれば、ディープスクワットの姿勢になるだろう。

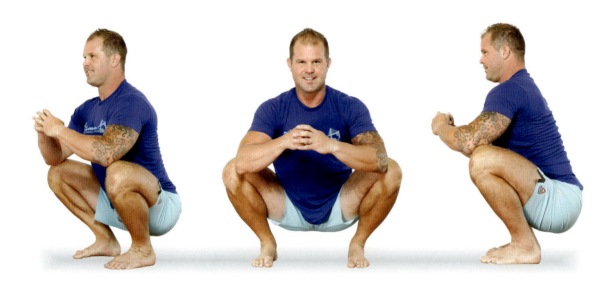

最大限のスクワットを達成するために、フォームを損なわないことが重要である。地面に踵をつけ、足趾が前方へ指すようにし、膝は外に向けて、背部を平らにする。フォームを崩さずに、この姿勢を達成できなくても、心配しなくてよい。デスクワークの戦士の大多数は同じ境遇だからだ。次のページで、スクワットの深さを改善するトレーニングを示す。座ることを減らし、毎日の可動性改善テクニックを行う単純なステップは、元来備わっているはずの身体の動作を取り戻すという究極の目的を達成するのに役立つ。

サポートスクワット

　可動域制限により最大限のディープスクワットができない場合、サポートスクワットを10分間行う（次のページの写真）。筆者はこれを10分間スクワットチャレンジと呼んでいる。最高の成果を出すためには、スクワットの状態を10分間ずっと続ける必要がある。ずっと同じ姿勢を保つのがしんどければ、

サポートスクワットから少しだけ別の体勢に移ったり、立ち上がって少し脚を伸ばしてもよい。しかし、基本的には10分間サポートスクワットの体勢を保つ。寄りかかることもなく、または脛の痛みを訴えることなく、一番低い姿勢で座ることができるなら、10分間スクワットチャレンジは合格だ！

　可動域がひどく制限されている場合、このエクササイズはとても難しいかもしれない。必要に応じて、10分間を1日数回のセッションに分けることができる。しかし、スクワットの深さを改善する鍵はこの形で時間をかけることである。ディープスクワットを1日10分間行うことを一つの目標としてほしい。

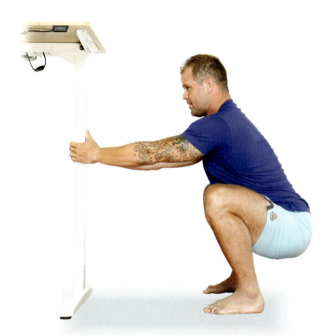

可動域の修正

ディープスクワットを行うことに加えて、スクワットの可動域を改善するために処方箋9（308ページ）と処方箋10（316ページ）を行ってもよい。

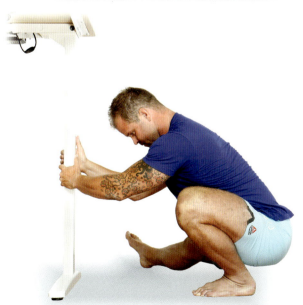

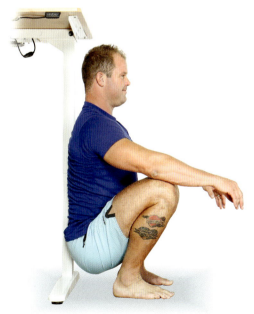

スクワットの誤りと修正

　ほとんどの人は、座るときやイスから立ち上がるとき、そのフォームについて考えたりしないだろう。しかし、立っているとき、歩いているとき、かがんでいるときなどと同じで、間違った動作パターンがスクワットでも起こっている。それはつま先が外に向き、膝や足関節が崩れている状態のことだ。1日に何回座ったり、立ち上がったりするのかを考えると、その負の蓄積の影響を想像することができるだろう。

　さらにその染みついた間違った動作パターンはスクワットから派生する動作においても影響を及ぼす。特別な動作分析をしなくても、イスに座る際の動作を見れば問題があるかどうかは一目瞭然である。基本の動作を見れば、全部の動作を見る必要はない。あらゆる場面での負荷に耐えられる身体を望むなら、まずは負荷がかからない状態で正しく動くことから始めるのだ。

　これまで説明してきた適切なスクワットの方法を用いれば正しい動作を行えるが、常にフォームをチェックするというのは不可能である。特に仕事に没頭しているなら、なおさらだ。本書を置いて、日々の生活に戻ったときに古い運動パターンに逆戻りしないように、ここでは、スクワットの最もよくある誤りと修正方法にスポットライトをあてる。これらの誤りを学ぶことは、自らの運動の誤りに関する気づきを増加させる。そして、今後、自分の子供に動き方を教えるという責任を持ったときに、子供の運動の誤りを判別できるメリットは大きいだろう。

膝前方シフトと過伸展

　スクワットで最も多い誤りは、膝を前方に突き出して動作を始めることである。このストリッパーのダンスに似たおかしな膝の運動は、脊柱の過伸展を伴う傾向にある。レストランやオフィスで、誰かがイスから立ち上がるときに動作を観察してほしい。次のような感じではないだろうか。

　お尻を前方のイスの端まで動かす。この時点で、脛より前に膝が位置する。その体勢での身体の上げ下ろしは身体の構造を上手に利用しているとはいえず、繰り返すと膝の負担も蓄積してくる。そのため、腰椎は前方へ曲がる傾向にある。この運動パターンは、座りっぱなしの環境において増悪される。ここにハイヒールやビジネスシューズ、そして肥満による負荷の増加があわさるとどうだろう。米国が腰の手術や膝置換で世界をリードしているのも不思議ではない。

　これまでの説明から理解していると思うが、重要なのは脛をできるだけ垂直に保つことで、膝ではなく、股関節に荷重がかかるようにするのだ。先ほどの身体の使い方では、膝に荷重をかけてしまう。すぐさま故障を引き起こ

すようなものではないものの、常にこのように膝に負荷をかけていると負荷サイクルを超過してしまい、膝の痛み、長期的には変形を引き起こす。身体に染み込んだ機能不全の運動パターンの悪い結果についてはこれ以上語るまい。共著者（ジュリエット）は子供たちにも、いつも口すっぱく言っている。「よりよい方法で動きなさい」と。

バイオメカニクス的修正

ブレーシングシークエンス（84、85ページ）を行い、股関節とハムストリングスに負荷をかけながら、腹筋を固める。膝が前方に動かないように、運動を開始するときに、脛をできるだけ垂直にして、膝を少し外に向ける。立ち上がり始めるとき、膝裏につながった糸が後方へ引っ張られるようなイメージだ。

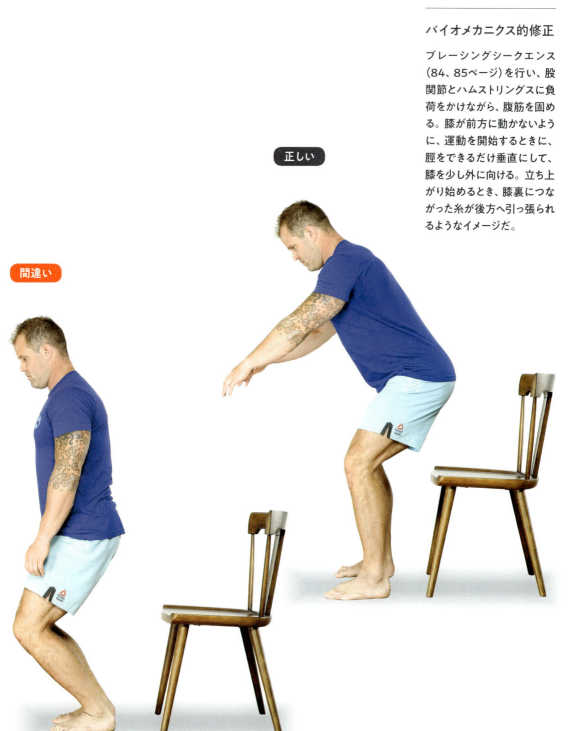

膝と足関節の崩壊

　適切なスクワットができているかどうかの確認にはいくつかのステップがある。最も多い問題である脛の前傾の次は、股関節の内旋に伴い膝が内側に入ってしまう問題を改善しよう。地面にしゃがんでいようと、イスから立ち上がろうと、この安定性を作るのを忘れると、膝と足関節は内向きに崩れる。「外反膝による崩壊」と呼ばれる誤りである。

　この誤りはたいてい、動作時における足の向きの問題（つま先が正面を向いていない状態）と併発することが多いことを意識しておこう。スクワットの際、つま先が外を向いてしまうと、足関節は内向きに崩れ、足部のアーチが潰れる傾向がある。足関節とアーチが崩れると、膝も後に続いて崩れてしまう。

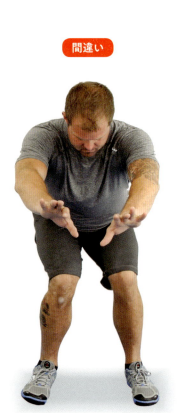

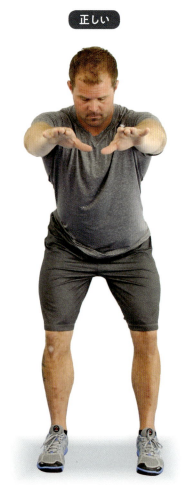

バイオメカニクス的修正

つま先を正面に向け、膝を外旋させるように下肢全体にテンションをかける。

「バットウィンク」不安定な腰部

次によくあるスクワットの誤りは「バットウィンク」である。これはスクワットで身体を深く沈めるにつれ、骨盤が後傾し胴体の下に巻き込まれた状態になることである。「バットウィンク」は安定した骨盤・腰椎の関係の消失を指摘する際の用語で、腰部の内外で複数の小さな惨事を引き起こす。加重でのスクワットで、バットウィンクが起きると、椎間関節において圧縮と牽引という相反する力が同時にかかることになるのだ。

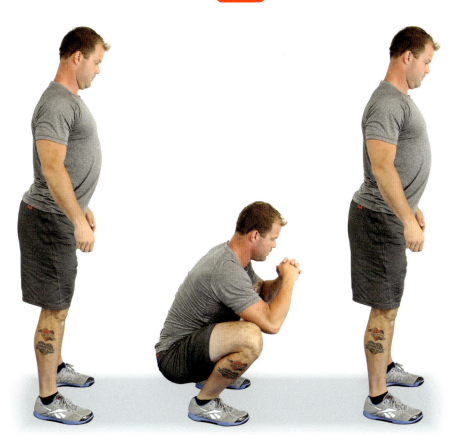

間違い

ステップ1
股関節を後方に引くように意識はしているが、ブレーシングシークエンスを用いて脊柱を支えていない。結果として、脊柱は過伸展し、骨盤は前傾する。

ステップ2
ブレーシングシークエンスを行わなかったために、全身に安定性がない。一番深くまでスクワットをすると、骨盤は後傾し、犬のしっぽを脚の間にしまうように、身体の下に押し込まれる。

ステップ3
身体の安定性がないままで立位に戻ると、骨盤は再び前傾し、脊柱が過伸展した姿勢に戻る。

しかし、バットウィンク自体がそんなに悪いかというと、必ずしもそういうわけでもない。実際、トイレで用を足すときなどはこの体勢が適しているし、この状態で短時間作業したりする分には基本的に問題はない。現代人が習慣として過伸展で座りすぎていることを考慮すれば、適度なバットウィンクは脊柱を回復に役立つ。しかし、これに回旋が伴ったり、荷重がかかったり、勢いよく動いたり、長時間過ごしたりといったことが加わると問題となる。

10分間スクワットチャレンジを行うにあたって（116、117ページ）、一番深くまでしゃがんだ状態でも、股関節に十分な柔軟性があれば、背骨の安定を維持することは可能だ。その状態で何か重いものを手渡されて、耐えることができれば大したものだ。どのような状況であれ脊柱の安定は保ったまま、一番深くまでしゃがむことができなければならない。2歳児だって自然と行っているようなことだ。

バイオメカニクス的修正

脊柱がニュートラルに安定した状態で、股関節とハムストリングスに負荷をかけることでスクワットを開始する。身体を下ろすにつれ、膝を少し外に向けるように考える。可動域が制限されても、スクワットの底部に到達するためにニュートラルな脊柱を損なわないようにする。代わりに、浅めにスクワットをするか、または力学的な優位性が代償となるが膝を前方に動かすことで、望ましい深さにすることができる。

可動域の修正

可動域制限により、バットウィンク（骨盤後傾）を起こしていれば、しばらくスクワットの可動域改善に取り組む必要がある。サポートスクワット（116、117ページ）を用いて、可動域を改善するために、下記ページにある可動性改善の処方箋を行う。処方箋9（308ページ）、処方箋10（316ページ）、処方箋13（338ページ）。

One-Hundred-Year Shoulders

100年肩

　ブレーシングシークエンス（84、85ページ）を読んで実践しているならば、立ちながら肩関節を整える方法をすでに知っていることになる。重い物を運ぶとき、肩に多くの回旋による安定性を生じさせる必要がある。逆に、軽い物を運んでいるときは、ごく少しの回旋による緊張があればよい。この概念は常に頭の中に存在しなければならない。関節と組織を保護するためのプロテクターとなるからだ。

　この概念自体は単純であるが、特にデスクワーク中心のライフスタイルを送っていると、適用することが難しいくなる。脊柱は股関節と肩の土台である。つまり、脊柱のアライメントがずれているとき、股関節と肩関節は適切に機能しなくなる。たとえば、脊柱が前屈した姿勢では、肩関節は不安定になり、内に丸まった形を取るだろう。

　このサイクルを壊すために、ブレーシングシークエンスを行った上で、スマートフォンを使う、荷物を運ぶといった日常の動作を、適切な肩の姿勢を確立することに焦点を置いて行ってみよう。それができたら、より高度で負荷の高い動作に対応できるような、肩関節の安定の向上を目指そう。

運ぶ

肩関節の安定した形

あらゆる腕の運動に対応するために、肩関節を整え、安定させる3つの基本的な姿勢がある。それは、「腕を下げる」、「腕を水平にする」、「腕を頭の上に持っていく」である。日常生活においても、またはジムでのトレーニングでも、ほとんどの腕の動作はこれら3つの肩関節のポジションのいずれか、または複合的なもので成り立っている。これらの形を整える方法を理解すれば、ほとんどの肩運動が、安全で、安定した姿勢となる。子供を地面から抱き上げることも、通路で重いカートを押すことも、飛行機でスーツケースを棚まで持ち上げることも、どれも何の問題もなく行えるようになる。

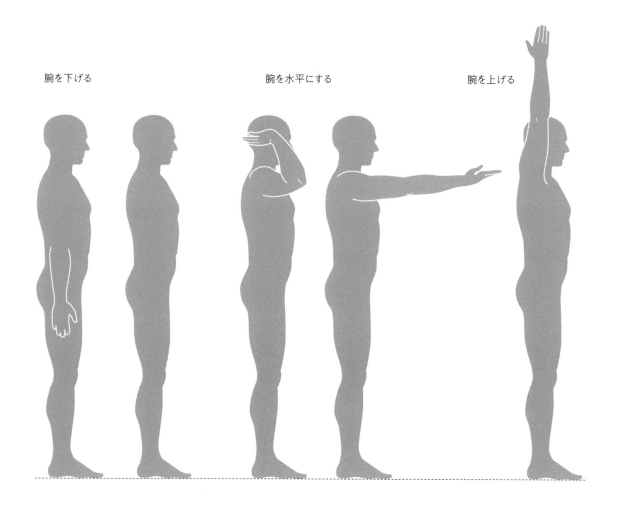

腕を両脇に

　ブレーシングシークエンスをすでにマスターしているなら、肩関節を整え、両脇、または身体の前でものを持ち運ぶ方法を学ぶことは難しくないだろう。まず、ステップ3に特に注意して、ブレーシングシークエンスを行う。このとき、手掌は天井に向ける。肩で緊張を感じたら、そのまま両脇に腕を下ろし、母指を正面に向ける。この姿勢から、空のショルダーバッグのような軽い物体を片手で持ち上げ肩の緊張を確認する。軽いものであれば、感じる緊張はブレーシングシークエンスを完了した直後に感じる緊張に似ている。その緊張がない場合、持っているものを一旦置いて、やり直す。次に、母指は正面を向いているか、肘は横に突き出ていないか、肩は丸まっていないかを確認する。

　すべて順調であれば、肩関節の安定は保ったまま、今度は肘を曲げて、前方でものを持ってみよう。たとえばノートパソコンを片手で持ってみよう。シークエンスと同じように、手掌は天井を向き、母指は外側を向いている状態であり、上腕を外旋させ、肩で安定性と緊張を増加させる。再度伝えるが、この緊張を意識し、姿勢を確認すること。最後に、両手を使った持ち運び

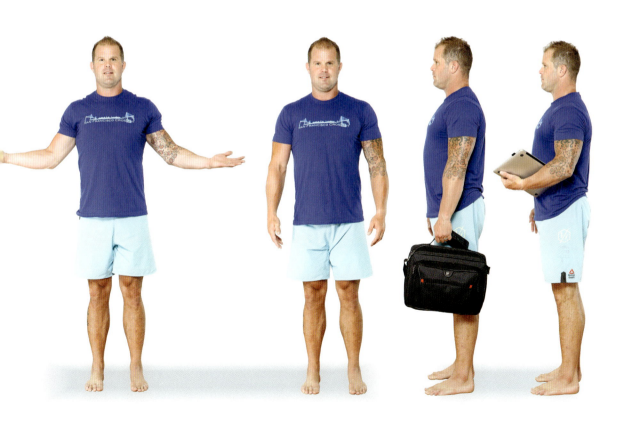

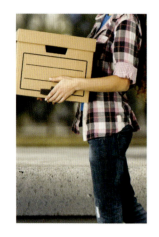

を説明しよう。この例ではイスを用いるが、イスが重すぎれば、ノートパソコンのような物を両手で持ってもよい。

　物体を持ち運ぶ際手掌を天井に向けることで、構造的に肩関節は安定しやすい。しかし、イス、箱、洗濯物用かごのような取っ手のついた物体を運ぶ場合、これは必ずしも可能ではない。このような状況でも、両肘をしっかり脇につけて、上腕から外旋のテンションをかけることで、両手は動くわけではないが肩関節の緊張は増し、安定する。「股関節を安定させる際に下肢で行っていることと同じだ」と気づけたならば、あなたはこのコンセプトを正しく理解できている。

　肘を曲げ、手を前方に出すというこの体勢は、パソコンでの作業時の姿勢でもある。肩の安定性を無視し、タイピングし続けると、腕全体のキネティックチェーンの潜在的な機能不全につながることも注意したい。これを回避するために、タイピング自体は手掌は下を向いている状態であっても、肩関節での外旋の緊張は保ち、安定を保つことを意識して作業してもらいたい。

　何を運ぼうと、手掌がどちらを向いていようと、鍵となるのは、物を拾ったり、配置したりする前に外旋を生み出して肩に一定の緊張を加えることである。デスクワークをしていて、肩が前方へ丸まっているように感じれば、その姿勢にとどまってはならない。少し時間を取り、肩をよい姿勢にリセットする。

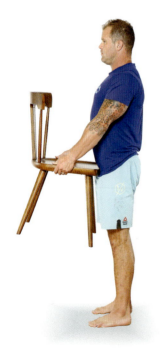
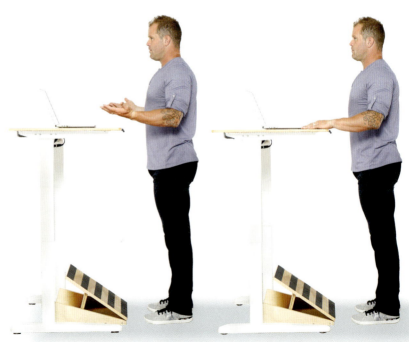

バッグの正しい持ち方

バッグの持ち方について考えたことはないかもしれないが、ぜひ考えておきたいことである。間違った方法でバッグを持つことは、姿勢を崩し、痛みと可動制限を引き起こす。たとえば、片方の肩でショルダーバッグを持つとしよう。身体の片側に全重量がかかると、肩を持ち上げることで代償するため、脊柱アライメントを損ねてしまう。さらに悪いことに、肩のストラップがすべり落ちないように、肩が丸まらないだろうか。腕を曲げてハンドバッグを運ぶことは別のよくある持ち方で、肩と脊柱で同じような崩壊を引き起こす。そして、この腕を曲げた運び方は重いバッグの重量を支えるのには非常によくない。肘の部分でハンドバッグを運んでいる人を見てほしい。身体の前面に肩が突き出ているはずだ。

幸いにも、解決方法は簡単だ。やることは、肩ストラップを意図された通りに用いることである。たとえば、バックパックを運ぶ場合、1つのストラップだけではなく、両方のストラップを用いる。ショルダーバッグやハンドバッグを運んでいる場合、たすきがけに吊り下げる。たすきがけに設計されているために、これらのバッグは「クロスボディ・バッグ」と呼ばれている！ これにより、肩と腰部から負荷を減らし、体幹の筋肉を作用させる。腕を曲げてハンドバッグを持つ代わりに、取っ手を握ってみる。バッグの位置や握りを何度も変えてみたり、振れるのを最小限にするために持ち手を短めに調整したりして試してもよいだろう。

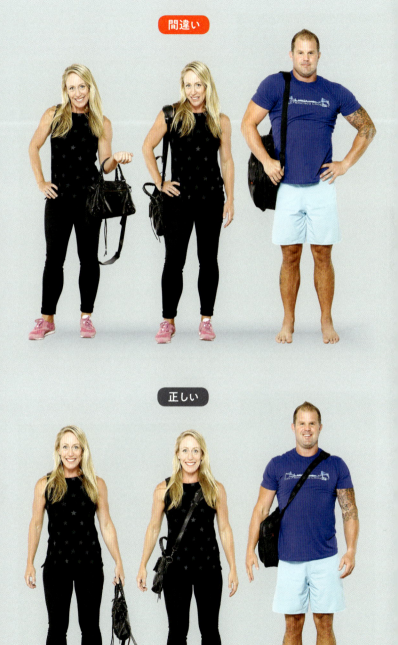

腕を水平にする

あなたはスマートフォンの使用にどれくらいの時間を費やしているだろうか？

いくつか統計はあるが、最近行われた調査によれば、米国のスマートフォン使用者は、インターネット、SNS、ゲーム、メール、電話で、1日平均2時間を費やす。それよりは少なく算出されたものでも、平均で1日90分をスマートフォンに費やすとされ、これは平均的な人が1年につき23日スマートフォンを使い、生涯では3.9年を費やすということである。

さて、スマートフォンを使っている自分を想像してほしい。首を傾けず、肩を丸めずにスマートフォンを使うのは難しい。つまり、人生のうち、4年間をこの崩れた姿勢で過ごすということだ。そしてこれにはパソコン、テレビ鑑賞、食事などは含まれていない。

しかし、よいニュースをいえば、姿勢を損なわずにスマートフォンを持つ方法がないことはない。他の運動や姿勢のときと同様、ブレーシングシークエンスを行い、肩をニュートラルな位置にセットする。それから、肩関節を整え、頭位は保ったままで、スマートフォンが顔の正面に来るように、肩と肘を屈曲させる。これが身体のバイオメカニクスに基づくスマートフォンの使い方である。

電話の際も同じである。上腕骨が外旋するよう上腕二頭筋を天井に向け、肘は身体にしっかりつける。非常に簡単だ。

腕を水平でニュートラルにした状態で、肩関節を安定させる方法を説明するために、例としてスマートフォンを用いている。しかし、これは腕を前方

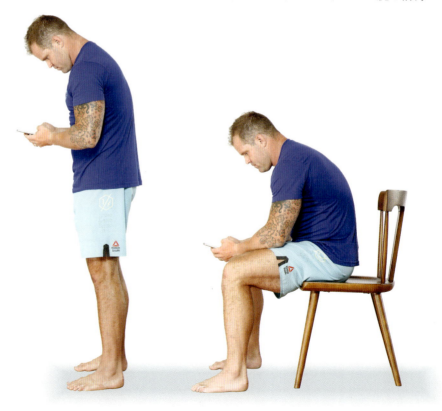

Section 3
上手に動く：
歩行、ヒンジ、
スクワット、
安定した肩

129

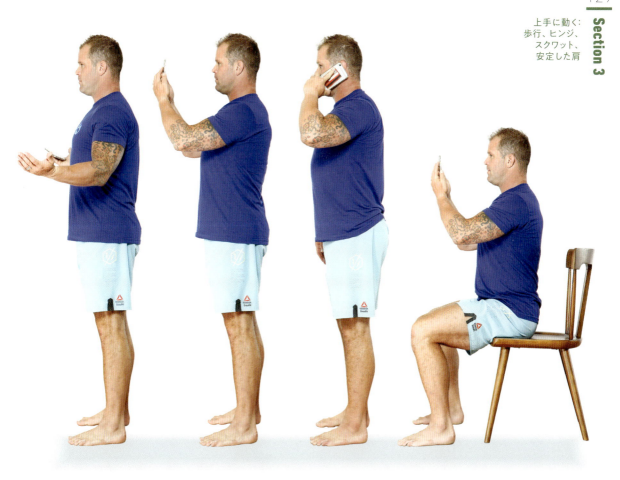

に伸ばす動作の際に、肩関節を安定させる一貫した方法だということを理解をしてほしい。子供を抱きかかえるときも、ウェイトを持ち上げるときも意識することは同じである。上腕二頭筋が天井を向くように上腕骨を外旋させ、肘を身体にしっかりつけることで安定させるのだ。

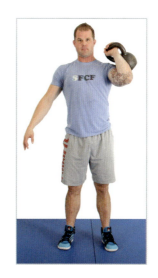 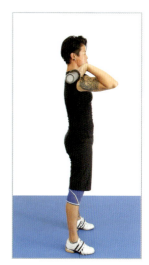

腕を上げる

　オーバーヘッドでの腕の動作・運動を行うとき、多くの人は脊柱姿勢に気を取られすぎ、肩の安定性にまで気が回らない。これは大きな間違いであり、重い物を持ち上げた際、痛い目を見た人は少なくないだろう。しかし、水泳のような反復的な「負荷の軽い」オーバーヘッド動作を行っている場合、問題は隠れたままである。幸いにも、腕を頭上に上げる姿勢で肩の安定性を見つけるのは、他の姿勢と同じく簡単である。難しいのは、正しく手の位置を制御することである。

　腕があなたの水平、または両脇にある状態で肩関節を安定させるには、「手掌を天井に向ける」という指示の仕方が楽である。腕が頭上にある状態では「手掌を内側に向ける」または「母指で後方を指す」という指示を覚えておく。ときには、「脇を前方に向ける」と指示すると理解しやすいクライアントもいる。

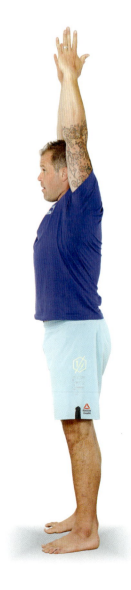

押す、引く

　車がエンストしたときに、ガソリンスタンドに向かって押すにしても、でっぱりに手をかけて引っ張るにしても、外旋をして肩を安定させることは必須である。少しややこしい部分は押すことや引くことだけではなく、むしろ、押そう、引こうとしている物体に応じて調整が必要となることである。ここでは3つのケースについて解説する。

1. 両手で握ることができる物を押す・引く。 例：バーベルやショッピングカート

2. 握ることができないものを押す。 例：地面や車のバンパー

3. 片手でしか握れない物を押す・引く。 例：ダンベルやダッフルバッグ

「バーを折るように」：
両手で握ることができる物を押す・引く

　ジムに入りびたりの人に、両手で握るものでよく押したり、引いたりする物といえばバーベルを挙げるだろうし、ジムに行かない人ならショッピングカートや芝刈り機を挙げるかもしれない。幸いにも、適切に押して、引く方法を誰かに教える場合、必要な説明は1つだけである。実際、両手でつかむことができる物を押すか、引くときはいつでも、このテクニックを適用できる。唯一の注意は、物体が圧力で曲がったり、壊れたりしないよう、丈夫でなければならないということである。

　持つのと同様に、目的は肩関節群に緊張と安定性を与えるために外旋力を生むことである。腕を外へ伸ばし、手掌を空に向けることで外旋力を生むことができることをブレーシングシークエンスで学び、そして持つテクニックの解説でも学んだ。両手でバーベルのような物を握っているとき、手掌を天井に向けることはできないが、外旋力を生み肩関節を安定させることはできる。バーベルのバー部分は実際には曲がったり、壊れたりしないが、そのようなイメージで力を加えることで、肘は身体にしっかりつき、両肩の緊張も増す。実際、シークエンスで肩を安定させるよりも簡単に安定感が増すのを感じるだろう。

　そういったことから、何かを押したり引いたりする際に両手で握れる状態にあることはありがたい。「クローズドループ」（閉じた環）で力の逃げ場がない

のである。ベンチプレス225kgを行おうとしている人に「掴んだバーをへし折るように」という指示は適切だといえよう。なぜなら、外旋をたくさん生み出して、大量の負荷の下で肩を安定させる必要があるためである。リフトを行う前に、バーをへし折るようなイメージをしてほしい。しかし、空のショッピングカートを押したり、引いたりしている場合、このフレーズは適切ではないだろう。生み出す外旋の量は押したり、引いたりする物体の重量に比例する。空のショッピングカートを押している場合、非常に小さい外旋でよい。ショッピングカートに積まれていくにつれ、「バーを曲げる」力を増加させる。

　重労働の現場では重いものを運ぶ際、肩を安定させず押すことで起こる傷害が多いとされている。とはいえ、引くことによる腰への負担や、視野の悪さなどのデメリットを考えると、正しく「押す」方法を学んでほしい。これまで述べてきたように、脊柱と肩の関節を整えることで、傷害のリスクは随分減るだろう。

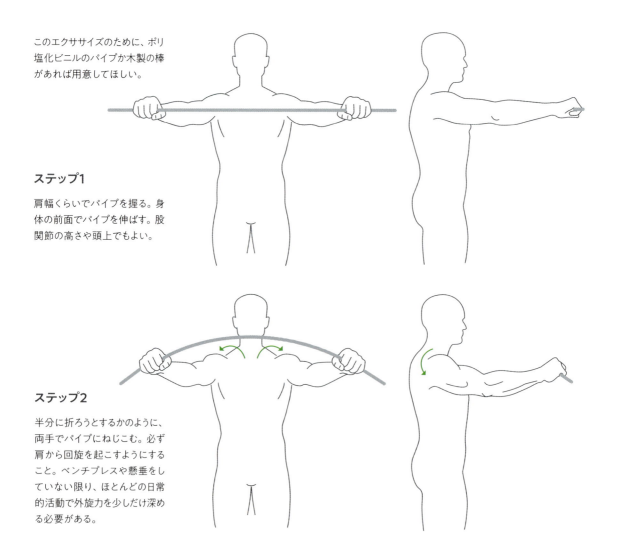

このエクササイズのために、ポリ塩化ビニルのパイプか木製の棒があれば用意してほしい。

ステップ1

肩幅くらいでパイプを握る。身体の前面でパイプを伸ばす。股関節の高さや頭上でもよい。

ステップ2

半分に折ろうとするかのように、両手でパイプにねじこむ。必ず肩から回旋を起こすようにすること。ベンチプレスや懸垂をしていない限り、ほとんどの日常的活動で外旋力を少しだけ深める必要がある。

「面に対して手をねじこむ」：
握ることができないものを押す

握ることができないものに対して押すのはどのような場合が考えられるだろうか。腕立て伏せは、その代表的な例である。よく見られることとして、腕立てで身体を落とすとき、肘が横に突き出て、身体を持ち上げる時に上腕が内旋し、肩が丸まる。一生懸命やっているかもしれないが、基本的な身体の原理を無視したトレーニングを行うと、いずれケガをすることになるだろう。

腕立て伏せを「地面から起き上がるために必要な動作」と考えると、単に筋トレのためだけの動きではなく、一生を通じて使う技術といえる。前述したように、人々が老人ホームに入居する理由の第1位は、自力で起き上がれなくなるためである。ヨガ行者さえ、この技術が日々の実践に値するものとわかっていた。代表的なヨガの動き「チャトランガ」が、正しいフォームでの腕立て伏せに酷似しているのは偶然ではない。

押す動作をするにあたって肩関節を安定させるには、外旋を重要要素として加えるだけである。ブレーシングシークエンスや握ることができる物で行う「バーを折るように」テクニックと違い、手掌を空に向けることができないが、そんなに難しく考える必要はない。

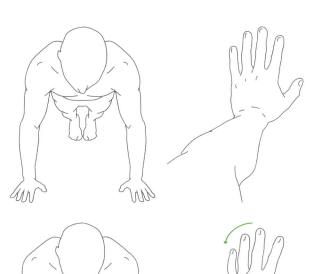

ステップ1

両腕を肩幅に開き、腕立て伏せの姿勢になる。手指は前にまっすぐ指す。この姿勢で体重を支えられない場合、膝を地面につける。それでも難しければ、立ち上がって、手を壁につける。

ステップ2

肩を外旋し、二頭筋がまっすぐ前を指すようにする。簡単なイメージとしては両手を地面にねじこむような動きである。両手は固定されたままだが、あたかも肩を通して両手を地面にねじ込もうとしているかのように、圧を加える。肘が身体につき、安定する程度の外旋を加える。実際に手が回転するほどの圧は必要ない。押す、引く、持ち運ぶものすべてが身体程重いわけではないため、生じさせる緊張をよく意識することが重要である。腕がしっかり身体にくっつき、肩がより安定していることを感じてほしい。

片手でしか握れない物を押す・引く

　最初にはっきりさせよう。片手で押す、引くといっても、懸垂棒のような固定された物に対して行う場合の話ではない。固定された物体を片手で握る場合、前出のテクニックを用いて、外旋力を生み出し、肩関節の安定を確立すればよい。そういうことではなく、今回のケースでは、ダンベルやブリーフケースのように、動くものを片手で握っていることになる。この場合、物体は手と一緒に回転するだけなので、「棒を折る」テクニックは機能しない。同じ理由で、物体に手を「ねじ込む」テクニックも機能しない。

　この状況で外旋を生むために、ブレーシングシークエンス（84、85ページ）を見返してほしい。このような物体は固定した物体を握ることで得られる回旋ブーストを生まないため、物体を握る前に肩をセットしなければならない。まずは、ブレーシングシークエンスを行って事前に緊張レベルをセットすることが必要になる。たとえば、軽いダンベルを持ち上げる場合、スタンディングデスクで仕事をするときよりも少し強い緊張を必要とするかもしれない。しかし、重いダンベルを押したり、引いたりする場合、最初に肩関節を構成する組織のすべてのゆるみを取り除きたいところである。

　日常生活における例としては、冷蔵庫から2Lのペットボトル（牛乳パックでもよい）を取り出すときに、そのまま水平に取り出すのではなく持った瞬間に数センチ位置が落ちるのに気づくだろうか。その程度を支える筋力がないわけではなく、それは肩関節の組織のゆるみから起こるのである。肩を痛めている人にとっては、それら2Lの飲み物が、まるで数十キログラムの重さで肩にかかったように痛みを訴えるが、まず肩を安定させることから始めよう。

肩の誤りと修正方法

　筆者がこれまで理学療法とストレングスコンディショニングの世界で生きてきたなかで、数えきれないほど多くの肩の傷害を見てきた。少し例を挙げれば、インピンジメント、脱臼、回旋腱板裂傷、肩関節唇断裂、上腕二頭筋腱炎、肩関節周囲炎（四十肩、五十肩）などである。これらの傷害は痛みを伴い、治るのにかなり時間がかかる。そして、腕と手が動かせないとなると、どれだけ不便かは想像に難くないだろう。これらの傷害に直面すると、歯を磨いたり、運転するといったこともままならなくなる。しかし本来、身体の他の部位と同じく、肩は100年間もつようにできている。デスクワークを行う運動選手が疼痛、痛み、しつこい肩の傷害について助言を求めて、あるいは腕を動かすたびに肩が痛む理由を尋ねにやって来る。筆者はいつも「まずはその肩の内旋から取りかかろう」と言っている。

内旋の誤り

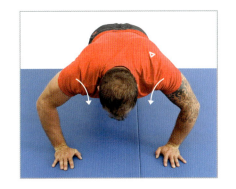

内旋の誤りは、肩が前方に回転して、うつむく姿勢になるときに起きる。悪い姿勢や可動域の問題に起因するが、お互いを助長し、早めに対処しなければどんどん悪化していくだろう。

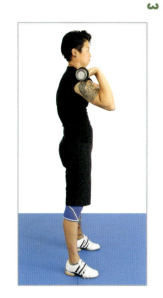

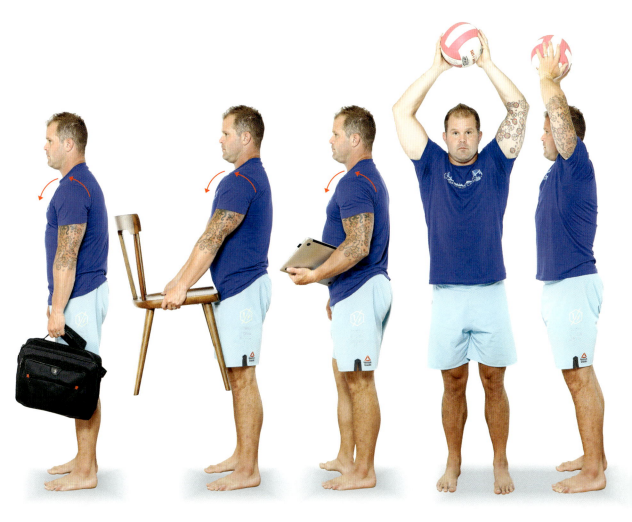

この誤りから2つの問題が生じる。

1. **過剰に伸ばされ、適応的に硬直した肩**

　うつむいた姿勢、丸まった背中、肩を内旋させて座っている状態を想像してほしい。腕の重さから上腕骨頭は前下方へ引っ張られた状態を強いられている。この状態は腱板だけでなく、伸縮能力のほとんどない結合組織に慢性的に負担をかけているということである。Tシャツの両端を引っ張ると数分後にはシャツは伸びきり、その形を失うのと同じようなことが、まさしく肩の結合組織の一部で起きているのである。時間とともに、結合組織は伸びきってしまうだろう。さらに、肩と胸部の筋肉の前面は、硬直することによって、この姿勢に適応する。そして、悪い姿勢を固めるかのようにギプスの役割を果たす。ゆるんだ肩関節包、適応的に硬直した胸部と肩の筋肉を抱えていれば、まずは肩関節の健全化に励んでほしい。組織はちゃんと答えてくれる。

2. **肩の可動域の喪失**

　肩関節の内旋が制限されている場合、腕を下方から背中に回す動作を想像してほしいが、上腕骨頭が関節窩に対して回旋ではなく、代償として前方に変位し、肩甲骨も上方回旋する。つまり、内旋の制限に対する肩関節群の代償により肩全体が丸まってしまう。理解しやすいように、例を示そう。

　背臥位で、肘を床に垂直にする。ゆっくり手掌を床の方におろしていこう。このとき、肩関節で起こっているのが内旋である。

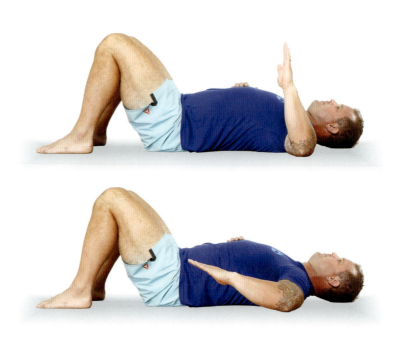

内旋の可動範囲を超えて、さらに掌を床の方向に進めると、肩全体が前方に丸まる。普段の姿勢がこのような状態である場合、上腕骨の関節窩に対する内旋可動域が制限されている可能性がある。

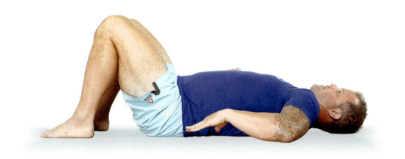

食事を摂ることを始め、生存に必要不可欠な動作に肩関節という構造は密に関わっている。肩甲骨を持つことは、肩関節が二重に存在するようなものである。もし、肩関節がこのような構造ではなかったら、どうなっていただろうか。デスクバウンドな人々の股関節のように固くなってしまうと、まったく機能しなくなってしまうだろう。しかし、同時に肩のこのバックアップシステムがあることによって、肩関節の動作の問題は表面的には隠れてしまうことが多い。理学療法士やカイロプラクターは肩関節を診るにあたって、肩甲骨を含めた関節システム全体を評価し、治療に当たる。

内旋した肩は、弱く、損傷しやすい状態にある。組織制限が制限因子である場合、この内旋可動域を改善することに取りかかるようにする。仕事のように懸命に取りかかること。

バイオメカニクス的修正

肩関節をニュートラルに整え、安定させるために、外旋力を生じさせる。ほとんどの肩の運動で、肘を身体にしっかりつけて、母指を外に回すように外旋すると、肩をよい姿勢で安定化させられる。

可動域の修正

処方箋4（276ページ）を用いて長年固まった肩の背面組織を目覚めさせ、胸部と肩の前面における柔軟性と可動域を回復させる。肩の内旋を改善するために、処方箋3（270ページ）を行う。

Section 4
動的な ワークステーション
The Dynamic Workstation

Standing Workstation Guidelines
立位のワークステーションのガイドライン

The Active Workstation: Creating a Movement-Rich Environment
能動的なワークステーション:
運動豊富な環境を生じさせる

From Sitting to Standing: How to Transition Safely to a Standing Workstation
座位から立位へ:
安全に立位のワークステーションに移行する方法

動的な
ワークステーション

Section 4

　立って仕事をすることは、座って仕事をするよりもずっとよい選択である。なぜなら、立つことが運動への入口となるからだ。しかし、スタンディングデスクへの移行は、単純に家具を交換するだけではない、複雑なプロセスを伴う。立位のワークステーションを使いこなすためには、正しくセットアップする必要がある。立位は、運動をする機会を作り出すものでなくてはならず、身体を慣れさせるために、ゆっくりと移行を行わなければならない。うまく移行して、持続するものになるよう、このセクションを3つの章に分けた。
　1つ目は、スタンディングデスクの人間工学、モニターとキーボードの適切な高さ、最適な靴の種類を検討する。仕事中にしっかりとした身体のバイオメカニクスを維持しやすい環境を作ることを目的として、アドバイスをしている。
　2つ目に、いくつかの立位姿勢を紹介する。スタンディングデスクの目的は、一日中、銅像のようにじっと立ち続けることではない。姿勢をルーチンで変え、それを繰り返すことで、筋肉を作用させ続け、身体の血流を保ち、一日中立っていることを可能にする。さらに、非活動による有害な副作用を予防する、いくつかの運動も紹介する。運動こそが、スタンディングデスクに移行する真の利点である。
　最後に、座位のワークステーションから立位のワークステーションへと安全に、効果的に移行するための計画案を提供する。スタンディングデスクへの切り替えに伴う懸念にスポットライトをあてている。

立位のワークステーションの準備

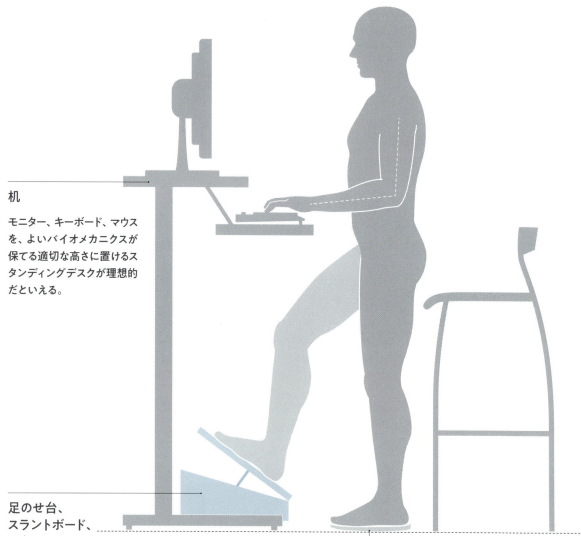

机
モニター、キーボード、マウスを、よいバイオメカニクスが保てる適切な高さに置けるスタンディングデスクが理想的だといえる。

足のせ台、スラントボード、足部レール、または揺れる足置き
高くした面に足部を置くことは、脊柱に受動的にかかる力を軽減する。それにより、立ち続けることが可能になる。脛骨の中央あたりまでの高さの足をのせる台、スラントボード（イラスト参照）、足部レール、揺れる足置きなどを置く。

靴
本来は裸足が最高の選択肢であるが、ほとんどの人にとっては非現実的である。そのため、次に理想的なのは「裸足のように感じる靴」である。わずかに緩衝材が入った平坦な靴で仕事をすることを検討してほしい。ハイヒール、ビジネスシューズ、サンダルは、できる限り避ける。

動的な
ワークステーション

Section 4

モニター

スクリーンの上部が目線に合うように、モニターを配置する。また、スクリーンの全体がよく見えるように、上方へモニターを傾けてもよい。顔はモニターから45〜75cm離す。そうすることで、頭部の位置を調整することなく、スクリーン全体を見ることができる。

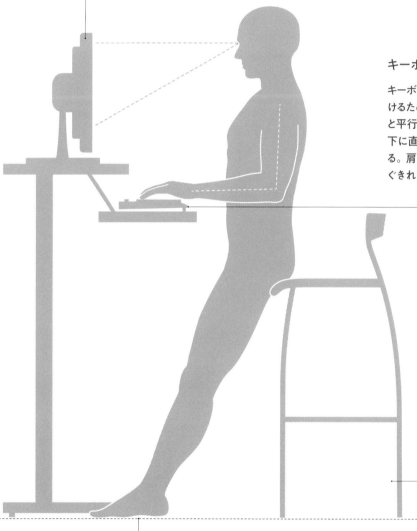

キーボードとマウス

キーボードの正しい高さと距離を見つけるために、脊柱を整えて、前腕が床と平行になるように肘を曲げる。手の下に直接キーボードとマウスを配置する。肩も整えて、肘と手関節でまっすぐきれいな線を描くよう心がける。

腰かけ

腰かけは、「座る」ためではなく、主に「もたれる」ためのものである。この理由から、もたれても転がったり、後方に倒れたりしないように、直角のへり、しっかりとした基部、硬い座部を持つ腰かけが必要になる。バーのカウンターにあるような金属製、または木製の腰かけが使えるだろう。

床

コンクリートなどの硬い地面に立って仕事をする場合、抗疲労マットや若干の緩衝材がついた靴を履くことを検討する。柔らかいカーペットに立って働く場合、緩衝材が入っていない平坦な靴を履く。できれば裸足で働く。

Standing Workstation Guidelines

立位のワークステーションのガイドライン

　スタンディングデスクのセットアップに関する詳細を解説する前に、本書を置いて、立ち上がって、靴を脱いで、脊柱を整えた姿勢になってほしい（必要があれば84、85ページのガイドを見直す）。これは、スタンディングデスクに立っているときに採用してほしい基本の姿勢である。机に合わせて自分の形を変えるのではなく、机を最適な形がとれるように変えるのだ。

　筆者（ケリー）はこれまで、人々がわざと悪い姿勢になるように、逆に手が込んでいるようなスタンディングデスクをいくつも見てきた。たとえば、モニターがあまりに低いために、見下ろしてしまうもの。あるいは、机が高すぎるために、キーボードに手を伸ばすと、肩に継続的な緊張を与えてしまうもの。スタンディングデスクのセッティングが精密科学だとはいえないが、快適に仕事をするための鍵は、机が身体のバイオメカニクスを支えて、補強することである。手短にいえば、整えられた身体に合わせた机は、人を座位から立位へと移行させ、手軽な運動を促すのだ。

| 見当違いの正確性 | 筆者は多くの人間工学者と彼らの研究に大きな敬意を払っている。研究の多くは本書にかなりの影響を与えている。しかし、一部のオフィス人間工学的コンサルタントは筆者が「見当違いの正確性」と呼ぶものを患っていることがわかった。共著者（ジュリエット）がまだ弁護士をしていたとき、会社に人間工学コンサルタントが来訪し、彼女のマウスを3mm右に移動させ、曲線状のキーボードを与え、「これでよい人間工学的な姿勢になっている」と伝えた。姿勢や身体力学の説明はされなかった。結果として、彼女の姿勢はエビのようにうつむいたままであった。つまり、極上のキーボード、キーボードトレイ、トラックボール付マウスでは悪い姿勢は改善されないということだ。見当違いの正確性に警戒すること。 |

平坦な靴は最高の選択

　まず、靴を履くときは平坦な靴が一番よい。平坦な靴は、姿勢と運動に劇的なプラスの影響を及ぼすため、機能的な立位のワークステーションに欠かせない要素である。身体を支えるために設計された形状は、踵を平らにしてくれる。

　序章で、筆者の娘の小学校のクラスにいる大部分の子供が、幼稚園のときの完璧な走行のバイオメカニクスをどのようにして失ったかについて述べた。その理由の一部は、彼らが履いていた靴であった。同じことは、大人にもあてはまる。腱と結合組織を縮め、足部の可動域をつぶす形状のひどい靴を履いていた時間を、帳消しにする必要がある。人間の組織は、靴に縛られることなく、裸足の状態で進化してきた。手に力を入れていないとき、手指が互いに触れるだろうか？　触れないだろう。わかるだろうか？　足趾も本来は互いに触れていてはいけないのだ。

　セクション3で説明したように、バイオメカニクスをサポートしない形の靴は、人間の身体を破壊する。たとえば、柔らかい靴を履いていると、身体をうまく支えられる姿勢を探して揺れ動き、体重が足部の外側にかかる可能性が高い。柔らかい靴は、身体を支えるためにアーチを崩し、足部と足関節のバイオメカニクスを損なわせる。足部のアーチは、本来、体重がかかる部分ではない。基本的なアーチの構造を考えてほしい。中央でアーチを支えるものは何もないはずだ。足部のアーチも同様である。支えるものは必要ない。崩壊したアーチの上に脊柱をセットすることは、砂の上に城を建てるようなものである。

　特に、ハイヒールは大きな問題である。靴がバイオメカニクスに影響を与えてしまうと、足部や足関節の問題、腰痛、骨盤底の機能不全などのリスクが高まる。ハイヒールで立っていて、不快に感じる場合は、まず座るべきなのだ！

　それでもハイヒールを履く習慣を変えられない場合、「自分の子供に一日中30度の傾斜で立たせることができるか」自分に問いかけることだ。声高らかに「ノー」と答えると想像できる今こそ、日常的に履くハイヒールを捨てるときなのである。あなたがグラミー賞の授賞式に招待されるなら、素晴らしいスティレットヒールを履くことに大いに賛成する。筆者は単純に、可能な限り最小限にするよう勧めているだけである。目の前のことから取り組まなければ、将来爆発する故障の時限爆弾をセットしているようなものである。

　平坦な靴は、バイオメカニクスにとてもよいものである。平坦な靴は「ゼロドロップ（踵が前足部より上がっていない）」状態であり、でこぼこの砂利道を歩くときに足部を傷めないだけの緩衝材がついていればよい。避けたいのは、前足部よりも踵が高くなっているヒールの靴である。靴箱にある靴を見てほしい。大多数の靴はある種のヒールを持っているはずだ。ほとんどのランニ

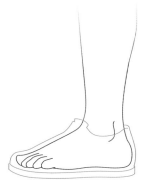

ングシューズは約1cmの高さのヒールがついている。男性用ビジネスシューズも同様である。しかし近年、その傾向は変化してきており、多くの靴メーカーが、平坦で、現代風の靴を提供している。

　生来のバイオメカニクスを保つため、立っている間は常に裸足になることが理想的だが、在宅勤務ではない人にとって、これは現実的でない。裸足で働くことができなければ、ごく薄いパッドの、平坦な靴を選択する。1980年代、女性は快適な靴で歩いて仕事に行き、オフィスに着くとハイヒールに履き替えていたことを知っているだろうか？　ハイヒールをあきらめられないなら、この切り替えモデルを勧める。職場までハイヒールを履き、仕事中は平坦な靴か裸足で過ごすのだ。

　これまでハイヒールをずっと履いてきた人は、足関節の正常な可動域の欠如、崩れたアーチ、外反膝（X脚）を抱えている可能性が高い。平坦な靴への移行は、若干の時間と投資が必要となる。ヒールが高くなった運動靴でトレーニングをしている場合、ゼロドロップシューズで快適にトレーニングできるまで、段階的に移行することを勧めている。その場合、普段着用する靴も、最小の緩衝材の、できる限り平坦な靴にするよう推奨している。そして、処方箋13（338ページ）を実践し、足部を作り直すことにアプローチしてほしい。

　正しい靴を選ぶときは以下を満たしている必要がある。

・平坦な靴底。
・足底部を適切に保護するための最小の緩衝材が入っている。
・制限がなく、足趾が自然に開けるほど、十分な空間を持たれている。
・曲げられる、柔軟性がある。

　靴を買いに行くときは、このリストを持っていく。買おうと思っている靴を試して、この基準に合格するか確認する。

床が重要

　童話「3匹のくま（ゴルディロックスと3匹のくま）」という物語を思い出してほしい。ゴルディロックスという女の子がくまたちの3台のベッドを試してみる。最初のベッドは硬すぎて、次のベッドは柔らかすぎる。3番目のベッドはちょうどよく、ゴルディロックスはそのベッドで休むことに決める。

　これと同じ理論が、立位のワークステーションの床にもあてはまる。床は、硬すぎず、柔らかすぎず、ちょうどよいものである必要がある。床の硬さは、仕事中の感じ方だけでなく、どのくらい上手く、多く動けるかに対しても、計り知れないほどの影響がある。どのくらいの硬さが「ちょうどよい」か？　人によってさまざまだが、いくつかの常識的なガイドラインを提供したい。

スタンディングデスクに切り替えた筆者の友人は、一日の終わりに足部が痛くなる理由についてアドバイスを求めて電話してきた。彼の作業空間のセットアップについて尋ねると、ビジネスシューズを履いて、コンクリートの床に立っていると報告してきた。もう少し緩衝材がついた靴に切り替えるよう勧めたところ、彼の足部の痛みはすぐに消え去った。そう、彼のセットアップした環境は、十分な運動ができないものであった。この場合、床が硬いことは問題ではない。ただ足部をできるだけ多く動かせる環境が必要だっただけである。

　デスクの下の床があまりに硬い場合、別の選択肢は抗疲労マットを購入することである。このマットは、足部で細かい運動が可能な程度に柔らかく、ぐにゃぐにゃしている。しかし、安定姿勢を見つけられる程度にはしっかりしている。

　柔らかすぎる床では、安定した足部の形を見つけることが難しくなる。10分間マットレスの上に立ってみると、身体がグニャグニャな地面の上で対処する方法に驚くだろう。そこまで不安定な床はあまりないことから、幸い、ほとんどの敷物は「ちょうどよい」種類に分類されるということだ。

　初めてスタンディングデスクに切り替えるときに大切なことは、そのセットアップを随時調整することだ。硬いフロアの上に立ち、仕事を始めて1時間で足部が痛み始める場合、状況が改善されるまで、徐々にクッションを加えてみる。何度も姿勢を確認して、必要に応じて調整すること。

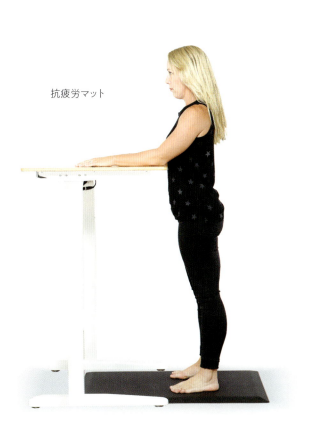

抗疲労マット

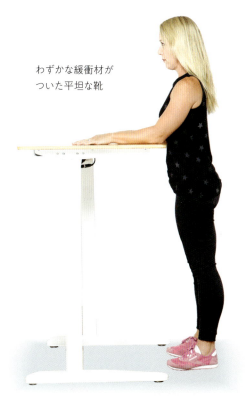

わずかな緩衝材がついた平坦な靴

足をのせる台、スラントボード、横にした木、揺れる足置き

　バーのカウンターに立ったことはあるだろうか？　ほとんどの人が立ったことがあると想定して話すが、カウンターに立ったとき、足部を置く木があることを知っているだろう。バーの店主はとても賢いことがわかる。店主は足部を置く場所の木があれば、客はより長く立ち続けられて、飲むことができることを昔から知っていた。バーテンダーは、地球で最初の人間工学の専門家だったのかもしれない。立ち飲み用の高さのテーブルにもたれることができて、足部を置く場所もある？　まさに天才である。

　片足を木にのせることは、腰椎の負荷を取り除くとても簡単な方法である（バーの売上の損失を回避できる）。筆者が「キャプテンモーガン」と呼ぶこのポーズは、自動的に骨盤をよりよい姿勢に置いてくれるため、脊柱の調整を意識的に取り組む必要がなくなる。

　簡単にいえば、足を置ける木は、長い時間立ち続けることを楽にしてくれるのだ。実際、足部を支える物を使うことは非常に重要である。足部を休ませる場所がなければ、せっかく立位のワークステーションを完成させたとしても、満足できるものとはみなせない。

　では、オフィスを酒場に移転させる以外で、どのようにして足置きを立位のワークステーションに組み込むか？　最も安価で楽な方法は、腰かけ、箱、捨てる予定のイスを用いることである。高さは異なってもよいが、足部を置くときに、膝が股関節より高くならないようにする。低め、高めの好みはさまざ

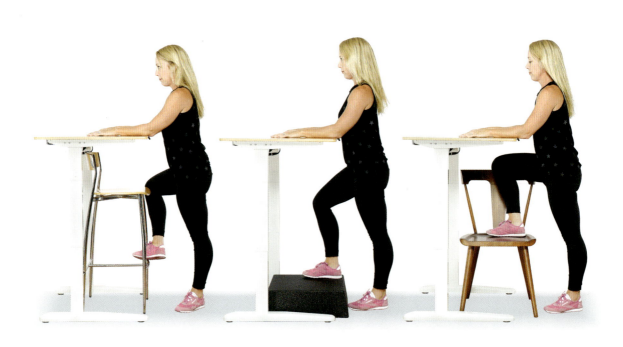

である。自分で実験してみて、試行錯誤してみてほしい。

　スラントボードは素晴らしい選択肢である。スラントボードはより多くの選択を与えてくれるため、筆者は推奨している。スラントボードは単純な台だが、上部が平坦ではなく、傾斜がある。この傾斜は、キャプテンモーガンのポーズになりながら、ふくらはぎと足関節を伸ばすことができる（選択肢1）。スラントボードに両足部を置いて立つことも可能である。これは仕事の流れを邪魔せずに、バランスを改善し、足関節とふくらはぎの可動性に作用する（選択肢2）。さらに、もたれていたり、イスに座っていたりするときに、足置き台として用いることができる（選択肢3）。

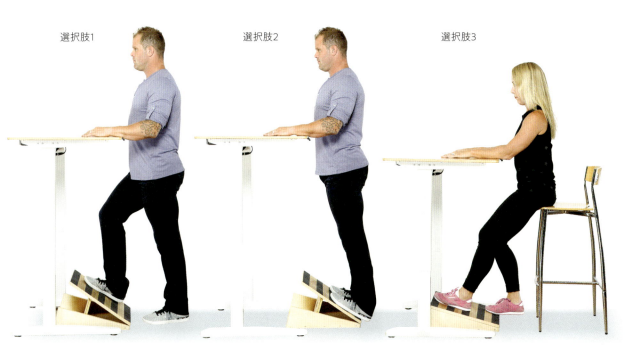

選択肢1　　　　　選択肢2　　　　　選択肢3

　最後に、揺れる足置きとして、革新的なデザインを組み込むこともできる。それは、前後に揺れる棒であり、その棒で足部を休めることができる。筆者が娘の学校にスタンディングデスクを提供したとき、机にはこのような棒をつけることにした。揺れる足置きは、子供が一日中、一定の小さい運動を行うことができる。しかしそれがクラスを妨害することはない。生徒と教師は、この棒が、スタンディングデスクのセットアップのなかで一番お気に入りの要素だと報告している。

小学校に通う450人の子供でも動的な立位のワークステーションに移行できたのだから、あなたもきっとできるはずだ。心を開いてクリエイティブになろう。一日を通して、運動量を増やし、仕事の姿勢をサポートする、たくさんの選択肢がある。

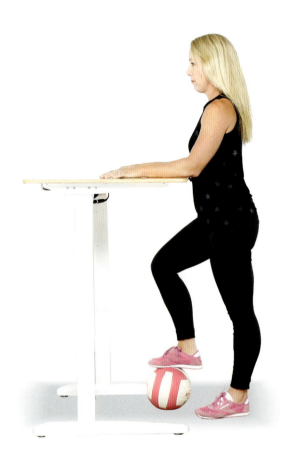

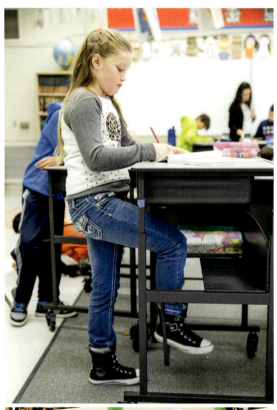

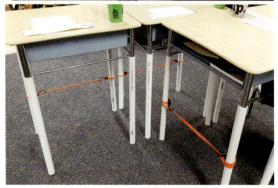

デスクを自作する

　10年前、スタンディングデスクを見つけることは、ほとんど不可能であった。近年、手ごろな値段のスタンディングデスクが続々と発売されており、何十もの会社が、調節可能または固定された高さのスタンディングデスクを作っている。スタンディングデスクは、ますます手頃な値段になってきており、ありふれたものになっている。

　座位のワークステーションを立位に変えるために、多くの革新的な解決案がある。ある会社は、25ドルの段ボールのスタンディングデスクコンバーターを発売している。これじゃおしゃれすぎるって？　それではアマゾンの箱で、始めてみよう。下記は筆者に送られてきた写真のなかで、気に入っているスタンディングデスク作成術である。

　あなたが器用で、ものづくりを楽しめるならば、立位のワークステーションを簡単につくることができる。自分の高さと比率に合わせるために、軽量コンクリートブロックとよくある建築資材を用いて、机の高さを上げた人も知っている。PVCパイプを脚に使って、机の高さを伸ばした人も見たことがある。筆

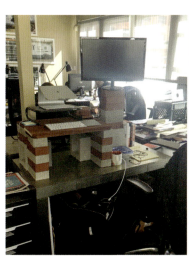
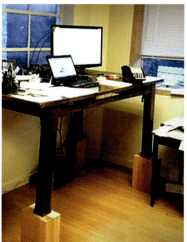
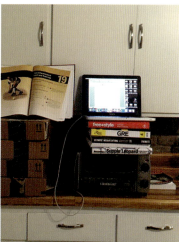
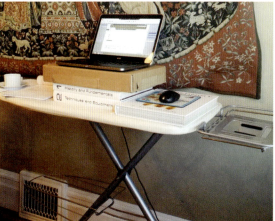
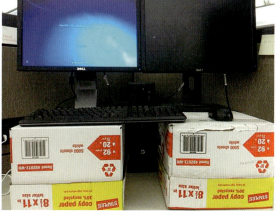

者の友人のパムは、自宅で仕事をするときはいつでも、アイロン台で作ったスタンディングデスクを用いている。ここでのポイントは、立位のワークステーションに変えるのに、数百ドル、数千ドルと使う必要がないということである。自作のアイデアを探しているなら、単純に「スタンディング　ワークステーション　自作」などで検索すれば、多数の解決案が現れる。

高さの調節が可能なデスクと固定された高さのデスク

　何度も繰り返してきたように、スタンディングデスクの目的は、豊富な運動環境を作ることである。スタンディングデスクでは、そわそわしたり、姿勢を変えたり、あちこち移動したりすることが、簡単にできる。スタンディングデスクには、調節可能な「座位・立位用」机と固定された高さの机という2種類がある。

　「固定された高さ」とは、多少の高さ調整はできても、座って仕事をすることができない机を指す。ニーズや個人の性格により、どちらの種類も賛否両論があるが、筆者は固定された高さの机を愛用している。調節可能な机は、ボタンを押したり、クランクハンドルを回転させたりすることで、簡単に立つ高さから座る高さに変形するからだ。この特徴は魅力的である。多くの人は立ちながらEメールを書いたり、電話で話したりするのは好むようだが、執筆のような集中を要する仕事は、座らない限り苦戦する。しかし、調節可能なスタンディングデスクには、いくつかの重要な欠点がある。第1に価格である。調節可能な机は1台1,000～4,000ドル程度かかり、従業員からスタンディングデスクのリクエストをされた雇用者を怖がらせるには十分な価格である。第2に、座位・立位のワークステーションに関するコーネル大学の研究によれば、導入して最初の数カ月は立つが（おそらく、珍しいため）、次第に机を低くして、座ることに戻ってしまい、再び立たなくなってしまう傾向があることが示されている[1]。調節可能な机は、作業に応じて、高さを細かく変えやすいという点で素晴らしいが、机を下げるボタンは、弾丸を込めた銃のように用心深く扱う必要がある。調節可能な机を購入して、座る姿勢に戻ってしまえば、従来の机を別の机と交換しただけになる。しかも、相当高い値段を払ってだ。

　固定された高さのスタンディングデスクは、手頃な値段であるが、柔軟性を欠いている。しかしこの柔軟性がないところこそが、筆者が好む特徴のため、多くのクライアントに固定された高さの机を推奨している。腰かけを持っていれば、疲れたときに少し休む場所にもなるが、一日中座りっぱなしの姿勢に戻ることにはならない。問題から選択肢を取り除くことを提案したい。筆者の家ではこのような格言がある。「夜遅くにチョコレートチップクッキーを食べすぎたくなければ、近くにチョコレートチップクッキーの山を置くべきでな

い。」つまり、選択肢があると座る姿勢に戻ってしまうのだ。

机の高さ

　スタンディングデスクで最も重要な問題は、高さである。固定された高さのスタンディングデスクは、100〜105cmの高さである。テキサスA&M大学の人間工学センター教授でセンター長のマーク・ベンデン博士（『Could You Stand to Lose? Weight Loss Secrets for Office Workers』の著者）によれば、この高さが健常な成人人口の90％が立ちながら、楽に作業できる高さである[2]。しかし机を買う前に、あなたが実際にこの90％に含まれるか確認すること。含まれなければ、調節可能な机のほうがよいかもしれない。

　最初に、どのように机を用いるかについて考える。目的は、行う仕事の種類とマッチした理想的な高さを見つけることである。紙に書き込むことに多く時間を費やす仕事なら、床から机表面までの距離を測定する必要がある。主にキーボードとマウスを使う仕事の場合、床から机の下にあるキーボードトレイまでの距離を測定する。両方の作業がある場合、キーボードトレイをあきらめて、デスクトップの上にキーボードを置いて、タイプする、執筆する、絵を描くという切り替えが簡単にできるようにする。

　次に、84、85ページのブレーシングシークエンスを行う。姿勢を修正してから、前腕が床と平行になるように腕を曲げる。机またはキーボードトレイは、肘の高さにする。しかし、杓子定規的にならなくてもよい。1時間働いてみて、少し高くまたは低くするほうが自分は楽だと感じれば、その直観を信頼する。

スタンディングデスクの高さをセットする方法

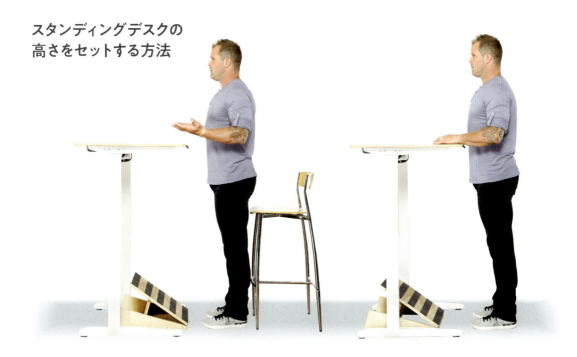

もたれる選択肢:腰かけ

腰かけは、立位のワークステーションの重要な部分である。しかし、腰かけだったら何でもよいわけではない。腰かけの目的は、高いところで座るためではなく、時々もたれたり、片脚を支えたりできる「面」を作ることである。

筆者の経験では、ハードまたはセミハードの硬さで、平坦で、へりが直角になっている腰かけが最高だと思っている。なぜなら、イスからすべり落ちないからである。また立位でも、もたれやすい表面にもなっている。曲がっていたり、柔らかい端の腰かけは、もたれると不快で、机からあなたを遠ざけてしまうだろう（キャスターがついた腰かけも同様）。

平坦な面の腰かけは、仕事中に基本的な身体メンテナンスを行うのにも使いやすい。たとえば、足部を腰かけにのせて、ハムストリングスの可動性を高めたり、脚を腰かけに置いて股関節を開いたりすることができる。動くための選択肢を与えることに加えて、硬い表面の腰かけは、一時的に座位となるときにも役立つ。セクション5で解説するが、硬い表面に座ることは、よい姿勢で座るための基本となる。

ほとんどの人は、ハーマンミラーのイスで使われている材料が、元々持続的な座位による圧迫を予防するためにつくられたものであることを知らないだろう。車イスなどを利用している人は、イスの表面を特に気にするそうだ。必要のないくらい高度な材料技術に依存することの問題（高機能デスクチェアのように）は、本来は体重を支えることができない組織への持続的圧迫を促進するということである。一方で、硬い表面は、大きなバイオメカニクス的フィードバックを可能にする。不快に感じるので、逆に時間をかけ過ぎずに、次の姿勢に動く必要性に気づくことができる。

まっすぐな姿勢のまま、座ったり、もたれたりできる、いくつかの腰かけ、台、動的なイスがあることに触れておきたい。これらのイスのほとんどは、スタンディングデスクのために設計されている。筆者は特定の腰かけを推奨しているが、選択肢が多数あることを知っておいてほしい。立位を促し、まっすぐもたれる、まっすぐ座ることに対応できるイスであれば、問題はない。

背もたれ付きの腰かけはどうだろうか？　背もたれは、座ること、そして倒れこむことを促す。「腰かけの背もたれが身体を支えてくれるとなれば、なぜわざわざ自分自身で身体を支えなければならないのだろうか？」と考えてしまうかもしれない。腰かけに座るときは、背もたれを使わず、まっすぐな姿勢を維持し、体幹を作用させたまま維持する。写真のように背もたれのある腰かけを持っていれば、背もたれの誘惑に耐えてほしい。

リフティングベルトの使用が工業における一般的な労働環境だったのは、少し前の話である。労働者が影響を受けやすい背中をベルトで常に支えるようにすれば、腰部のケガのリスクは低下すると考えられていた。これは理論上は正解で、労働で重いものを持ち上げる人にとって正しいサポートになると考

153 Section 4

動的な
ワークステーション

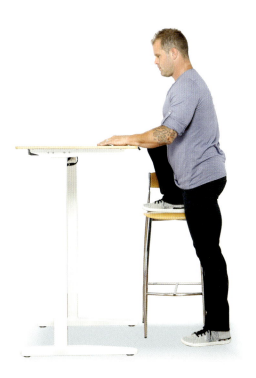
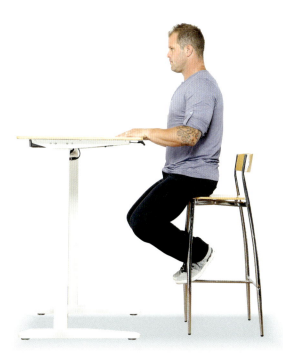
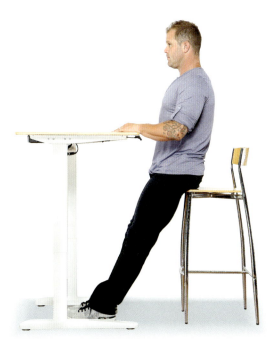
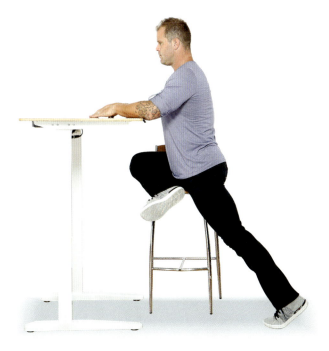

えられていた。しかし、あなたが想像するとおり、ベルトの使用は逆効果となった。これは筆者が背もたれを用いることを提唱しないのとまったく同じ理由である。労働者が脊柱を安定化させるためにベルトを用い始めるとすぐに、彼らの体幹の筋組織は休息状態になってしまった。結果として、コアの健康を損なう悪循環が生まれ、傷害の割合は一気に上昇した。イスを脊柱の安定化システムの代用物としたとき、同じことが体幹筋組織にも起こる。

　机と同様に、腰かけの高さも、重要である。ズボンの股下から裾までの丈と大体同じくらいの高さが理想的である。この測定方法だと、座部がお尻とちょうど同じ位置くらいの腰かけを選択できる。腰かけにかけているとき、殿溝が腰かけの端にくる必要があり、快適さとグリップを与えてくれる。座部があまりにも低い場合、キーボードが届かなくなり（固定された高さの机の場合）、逆に座部が高すぎると、効果的に腰かけることができない。座部の高さがぴったりだと、腰のかけ方が座位と立位の中間ぐらいの姿勢になる。これは脚の負荷を取り除いてくれる。混雑した電車に乗っているときに、壁などにもたれたくなることからわかるだろう。

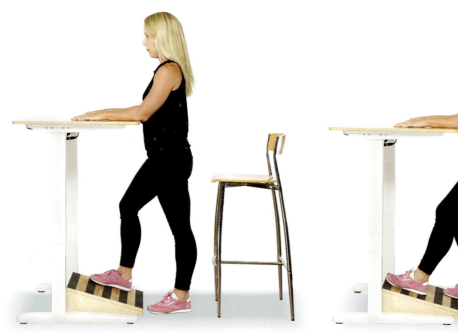
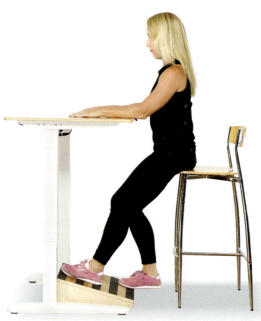

モニター

　机の上にモニターをドスンと置くだけでは、最適な準備にはならない。新しいスタンディングデスクの上にモニターをただ置いてしまっているならば、メリットをすでに潰してしまっている。モニターの配置によっては、頚部が台無しになるのだ。

　モニターの理想的な高さを決めることは、とても簡単である。脊柱がニュートラルになる姿勢に身体を整えて、視線をまっすぐ前方に置き、モニターの最上部が目の位置に来るように配置する。モニターが調節できる場合、全体のスクリーンを見ることができるように、上方に少し傾けてもよい。これで、頭部、頚部、体幹が一直線にそろえられる。

　何時間も頭部を下方へ向けることができるからといって、それを実行すべきではない。姿勢に関連する頭痛や頚部痛を防ぐには、環境的な要素を変えることである。

　難しいのは、適切な高さを決めることではなく、実践である。スタンディングデスクがぴったりの高さで、キーボードトレイがデスクの下についていれば、うまくいくだろう。タイプしているは間、前腕を、床と平行にし、視線をまっすぐにする。しかし、キーボードとマウスが机の上にのっていると、モニターが低すぎる可能性が高い。モニターとアームの高さを調整できるスタンディングデスクを販売している会社も数社あるが、多くの場合、ある程度自分で組み立てる必要がある。

　購入を考えているスタンディングデスクがこの選択肢を持たない、またはスタンディングデスクを自作している場合、モニターを眼の高さまで上げる方法を見つける必要がある。最も簡単かつ安価な方法は、本を積んだり、小さい箱の上にモニターを置くことである。あらかじめセッティングされたモニターはずっと魅力的で、オフィスの環境としても適切だろう。しかし、筆者は自分でセットしたモニターを好んでいる。自作でセットしたモニターは、頚部が歓喜してくれるのだ。

　固定された高さのスタンディングデスクを使用する場合、腰かけに座った高さではなく、立位に合わせてモニターの高さをセットすること。腰かけに座った状態では、5〜10cmほど低くなる。アクロバットダイバー（飛び込み選手）はいつも、人間工学を知り尽くしたチャンピオンであった。彼らは、頭部が向かう先に、身体がついていくのを知っている。スクリーンが低すぎると（腰かけた姿勢でモニターの高さをセットすると低すぎる）、当然、下を向いてしまう。この状態で、頚部、それから体幹と、頭部が向かう先に身体がついていったらどうなるだろうか。モニターに関しては「高さの合ったモニター越しに自分の将来を見て、その顔を将来像として目指す」というルールを設けてみてはいかがだろうか。

　また、筆者は「スクリーンからもっと離れろ」と指摘するうるさい人間では

ないが、この点を気にする友人が、基本的なガイドラインを提供している。眼とモニターの距離で重要なのは、頭部を動かさなくても全体のスクリーンを見ることが可能なことである。正確な測定は、モニターのサイズ、視力、取り組んでいる仕事の内容によって決まる。一部の仕事では、スクリーンに近づく必要があるかもしれないし、別の仕事では少し離れる必要があるかもしれない。モニターがあまりに近ければ、眼を痛め、離れすぎていれば、頚部を前方スクリーンに伸ばしてしまうかもしれない。一般的な推奨では、モニターを眼から45〜75cm離して配置することである。しかし、この数字だけではいささか論理性に欠ける。身体のサイズ、仕事、セットアップに対して、最も快適な距離で作業を行うこと。

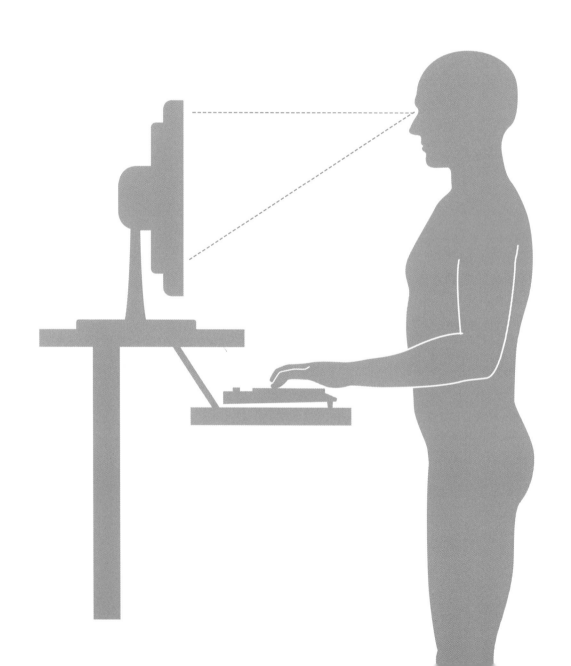

キーボードとマウス

　キーボードとマウスで難しいことは、前腕を床とほぼ平行にすることである。151ページで、机の正しい高さを決める方法を教えた。机の上に、キーボードとマウスを置きたい人は参考にしてほしい。キーボードトレイを用いる予定であれば、モニターは机の高さで調整し、腕の位置はトレイの高さで調整する。よい高さを見つけるために、同じ方法を用いる。立位を整えてから、肘を約90度に曲げて、前腕が床と平行になるようにする。キーボードトレイを肘の高さにセットする。好みで少し下げてもよい。ある人は腕を90度で曲げるのが快適であると考え、他の人はもう少し開いた角度を好む。肘の高さで、手、手関節、肘を直線に並べられるかが決まるのだ。

　できるだけキーボードの近くに立つ、または座ることを推奨している。そうすることで、理想的な上半身の姿勢——外旋された肩、身体にしっかりつけた肘、直線にそろった手関節、肘、肩——を可能にする。このときの上肢がヨガの蓮華座に似ているため、筆者は「東洋的キーボードアプローチ」と呼んでいる。キーボードとマウスから離れると、腕を前方に出さなければならない。これは肘を横に突き出させ、肩を内旋させ、手関節を崩れさせる。毎日、この姿勢で何時間も仕事をすると、母指と手関節の問題につながり、手根管症候群などの反復的ストレス傷害の原因となる。

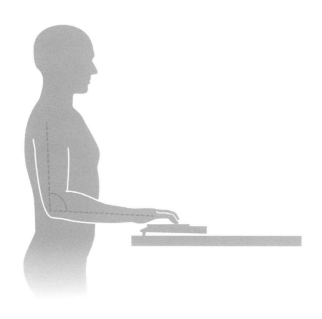

過剰な光度：コンピュータはどのように視力と睡眠に影響を及ぼしているか

米国オプトメトリック協会によると、毎日2時間以上スクリーンを凝視すると、コンピュータビジョン症候群またはデジタル眼精疲労を発症する可能性が大きくなる[3]。その名のとおり、コンピュータに費やす過剰な時間と関連した眼症候群である。コンピュータビジョン症候群は、手根管症候群のように、基本的に反復的なストレス傷害である。眼精疲労、熱感、かゆみ眼、明るい光への敏感さ、かすみ目、頭痛、頚部痛と背部痛など、多数の症状を呈する。TVゲーム、TV鑑賞、タブレットは類似した眼の問題を引き起こす。他の反復的なストレス傷害と同様に、同じ運動を何度も行うときにも、症状が発症する。

しかし、なぜ、光を放つスクリーンを見ることは、悪いのか？ いくつかの理由がある。第一に、眼は、明るいスクリーンを凝視したり、紙に書かれた文字を読んだり、窓を眺めたり、常に調整されるべきである。スクリーンのまぶしさに加え、動画などもある。これには眼筋の多くの労力を必要とする。長期の損傷を引き起こすというエビデンスはないものの、短期的な影響は明らかにある。よいニュースは解決案があるということである。

・休む

運動には休息が必要であるように、スクリーンを見ることから休む必要がある。私たちの生理機能は、65歳まで週40時間以上、固定された距離で何かを凝視するようには設定されていないからである。固定された距離で見続けることに関する研究として、刑務所に収監されている約4分の1の囚人に対する長期的な生理学的影響を調べている。囚人はほとんどの時間を小さい独房で過ごすため、眼の機能が衰える。あなたは自ら、眼を独房に監禁していないだろうか？ ここで、「20・20・20ルール」が役立つ。「20分毎」に休憩し、少なくとも「20秒間」、「20フィート（約6メートル）」先を見る。コンピュータで仕事をしているとき、多くの人々はあまりまばたきしないため、休憩中はまばたきすることで、元気と水分を与える。本書のガイドラインに従っているなら、すでに20〜30分ごとに、運動休憩を行うようになるだろう。したがって、この時間を用いて、スクリーン以外のものを見る。外で少し散歩をする、あるいは窓の外を眺める。

・明るさを減らす

モニター環境を調整して、光を減らすことも役立つかもしれない。視力にとって最高の環境を見つけるために、机の周りに均一に光が分散するようにし、コンピュータの明るさ、コントラスト、文字サイズをカスタマイズする。

・ワークステーションを準備するためのガイドラインに従う

頭部を前方に傾けたり、モニターを見ようと眼に負担をかけたりしないように、モニターを配置する。モニターを眼から約45〜75センチ離すことが、一般的な推奨であると再度伝えておく。

ブルーライトと睡眠

夜に電子機器が発するブルーライトを浴びることは健康によくないと聞いたことがあるだろう。なぜだろうか？ その理由は結局のところ、体内時計と呼ばれているリズムに関連する。夜に光（特にブルーライト）を浴びることは、身体の自然睡眠周期を阻害する。結果として、睡眠は損なわれる。そして、睡眠が損なわれれば、すべてが崩れる。

電子機器から発せられるブルーライトは、身体が睡眠と覚醒を調整し、メラトニンの分泌を抑制するため、特によくない。暗くなると、身体はメラトニンを分泌する。メラトニンは、身体をリラックスさせ、眠る時間であると脳に伝える。夜遅くにコンピュータで作業していると、身体は眠る時間であると伝える信号を受け取れない。睡眠に苦戦している場合、これは問題である。幸いにも、いくつかの単純な治療法がある。

・日が暮れてからは
　電子機器を用いない。

眠る2〜3時間前は家で必要としないライトをすべてオフにして、明るいスクリーンを回避することは最も簡単な解決案である。しかし、これはほとんどの人にとって現実的ではない。

・ブルーライトをブロックする
　眼鏡をかける。

研究によると、夜に電子機器を使っていても、ブルーライトをブロックする眼鏡をかけて身体をだますことで、同じ量のメラトニンを生成させることが示された[4]。格好悪くなる必要はない。いくつかのおしゃれな選択肢がある。357ページのリストを参照。

・ブルーライトの放射を減らす
　ソフトウェアをインストールする

ブルーライトを遮断する別の方法はf.lux（www.justgetflux.com）と呼ばれるソフトをコンピュータにインストールすることである（訳注：日本語未対応）。f.luxは、時刻によってコンピュータのディスプレイを調整する。スクリーンは日中明るく、日が暮れてからはブルーライトを発するのを防いでくれる。他の2つの選択肢ほど効果的ではないが、役立つかもしれない。ブルーライトフィルターは、アップル社のiPhoneとiPadでも利用できる（www.lowbluelights.com）。

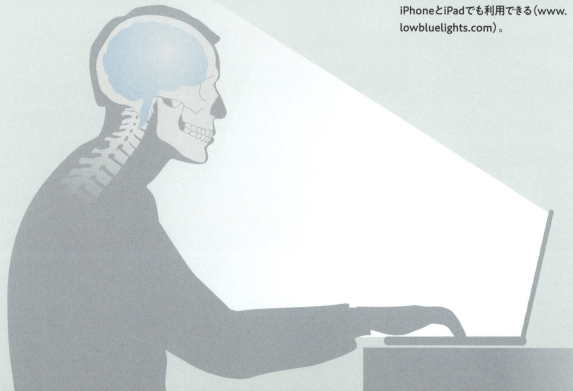

「東洋的キーボードアプローチ」を維持するのに苦労している場合、バイオメカニクスにより即した、弯曲したレイアウトの人間工学的キーボードを考慮してもよいかもしれない。従来の平坦なキーボードが、身体を機械に合わせることにどれだけ慣れてしまっているかを示すよい例である。理想では、キーボードを半分に分割して、手の間に距離をつくって作業できるようにしたいところだ。

タイプ入力のバイオメカニクスとなると、手関節と手をしばしば休ませる必要があることと同じくらい、手関節と前腕を直線にそろえることが重要である。

ここで学びたい重要なことは、「手関節はキーボードの基部、ノートパソコンの端、そして、マウスパッドの上に置いてはならない」ということである。代わりに、手は肩で支える。手関節は自由に浮き、キーボードに軽く触れるようにする。手関節をキーボードに置いてしまうと、手への神経と血液供給圧迫し、手根管（正常な手関節にある骨のトンネル）を通る組織を圧迫する。加えて、固定された手は、身体に肩で安定姿勢を生じさせるのを止める合図を出す。

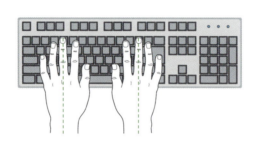
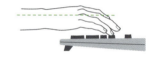

正しい

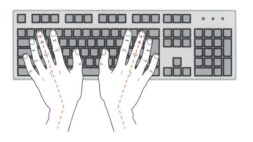
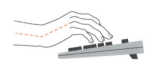

間違い

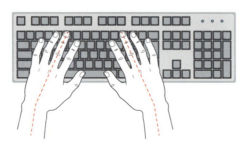
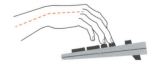

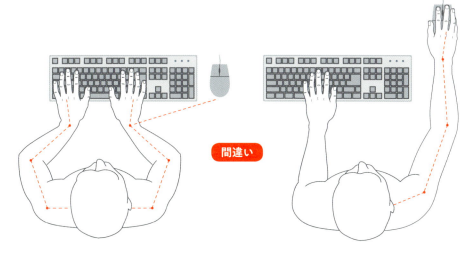

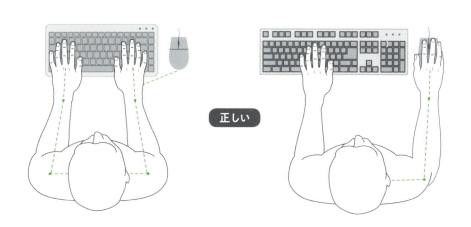

　同じ原理は、マウスとスクロールにもあてはまる。再度伝えるが、目的は、マウスをキーボードと身体の近くに置いて、手関節と前腕を直線にそろえるように保つことである。マウスパッドや机に手関節を置いてはいけない。手関節単独でマウスを動かさないようにする。代わりに、肩から動かすようにする。カーソルを動かさなければならない場合、肩から動かすと、腕全体が動くことに気づくだろう。

　肘を脇につけ、前腕を床と平行にして、手で空手チョップを行うような姿勢にしたときに、マウスはちょうど空手チョップの位置にくる。肘の内側でマウスを使うと、肩と頸部の機能不全を起こす。前方を指す、または少し外に出した前腕でマウスを保持すると、身体の自然なバイオメカニクスと結合組織を利用して、腕全体を支えることができる。マウスをこのような正しい位置に置くことで、安定した肩と頸部をよりよく維持できる。

マウスのバイオメカニクスは、あなたの身体の構造を環境に合わせるよう強いるのではなく、あなたの身体の構造に環境を合わせるものである。マウスを使う側（肩甲骨から後頚部までの範囲）の緊張がわかるだろうか？　このビーフジャーキーのように筋張った部分は、「間違った場所にあるマウス」症候群の特徴である。緊張を消し去りたい場合、マウスの使用状態を改善する必要がある。

　正直、常に解剖学的に完璧な姿勢でタイピングが可能ではないことはわかっている。そのため、いくつかの基本的なメンテナンスを行うことを推奨する。1時間ごとに、前腕、手関節、手をしっかり伸ばすようにする。たくさんタイプして、たくさんマウスを使う場合は、さらに頻度を多くしてしっかり伸ばすようにする。294ページの処方箋7を参照してほしい。

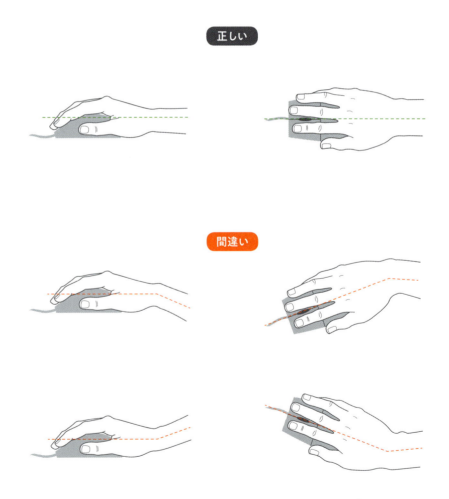

ノートパソコンのワークステーション

　ノートパソコンは、キーボードとモニターが一体となっているため、最適な立位のワークステーションをセットアップするうえで少し扱いにくい。ノートパソコンのキーボードが標準のコンピュータで推奨する高さにある場合、モニターが低すぎるだろう。頭部は視線に従うため、最終的に背部を丸める姿勢になることを覚えておきたい。逆に、モニターを正しい高さにしてしまうと、前腕を床と平行に保つことは不可能である。

　この問題には2つの解決案がある。よりよい選択肢として、外部モニターや外部キーボードを購入することで、キーボードとモニターを適切な高さに置くことができる。

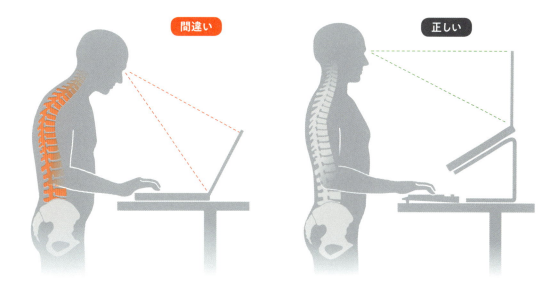

　他の選択肢として、ノートパソコンのスクリーンの一番上の部分を、頚部の高さになるよう置くことで妥協することもできる。これは長期間行う場合では理想的ではないが、断続的に用いるならそこまで多くの懸念とはならない。

　ノートパソコンを使う場合、最悪の姿勢は柔らかいイスに座り、覆いかぶさるように背中を丸めることである。そう、出張中の会社員は全員がこの姿勢になっている。全員である。

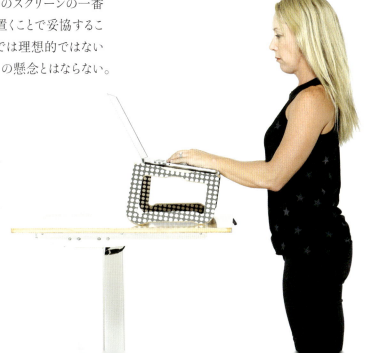

The Active Workstation: Creating a Movement-Rich Environment

能動的なワークステーション：運動豊富な環境を生じさせる

　立位のワークステーションは多くのカロリーを消費させ、多くの筋群を活性化して、血液循環を増加させる。立つことは心血管疾患、肥満、糖尿病、一部のがんのリスクを低下させる。しかし、座ることに慣れていると、一日中立っていることは骨が折れる。過体重の人や成人期の大部分を机に縛られていた場合なら、なおさらだろう。ヒトの身体は本来まっすぐな姿勢で動くように設計されているため、立つことが疲労につながるのは身体の具合が悪い徴候である。とはいっても、座位から立位への移行は、最初は挑戦的だろう。移行を円滑にするうえで、単純な鍵は運動をすることである。ヒステリーに「そんなことをいっても、私の上司が仕事中にオフィスの周りのコースで走らせてくれるわけがないじゃないか！」と叫ぶ前に、運動はどんなときでも行えることを理解してほしい。

　立位のワークステーションでは、3つの運動の種類がメリットとして挙げられる。

1. 姿勢を変える

　これは運動のなかで最も地味な種類であるが、コンピュータを離れることもなく、仕事を妨げることもない。2、3分ごとに、あるいは身体が動くよう信号を送るたびに、支えられたニュートラルな姿勢から別の姿勢に切り替えるだけの単純な運動である。本章では、3つの基礎となる姿勢をカバーする。

2. 運動休憩

　何度も姿勢を変えているとしても、身体を異なる姿勢に変化させるためには労働時間に運動休憩をはさむ必要がある。目的は、2分間の運動休憩を労働時間に組み込むことである。この実践は、特に頚部、腕、手関節、手指など、活動していない部位に、血液を循環させる。20〜30分ごとに、短い休憩をとること。

3. 可動性改善休憩

　2分間の身体メンテナンス（または可動性改善）休憩は、運動休憩と交互に行う。運動をする代わりに、この章の最後に解説しているサンプルの

ルーチンテクニック、またはセクション7のテクニックを実行してみてほしい。これらのテクニックの一部はキーボードからは少しの間離れさせるものだが、ワークステーションで行うことができるテクニックも、多数ある。

姿勢を変える

　スタンディングデスクで身体を整えているとしても、何時間も同じ姿勢のままでいることは理想的ではない。座位で経験した動かない状況を回避するために、できるだけいろいろなパターンに姿勢を変えるよう意識して、運動を生じさせよう。これに関する賢い言い方は「今の最高の姿勢はおそらく、次に取る姿勢」だ。

　繰り返すべき3つの基本姿勢がある。安定して立つポーズ、キャプテンモーガンのポーズ、まっすぐもたれるポーズ、である。

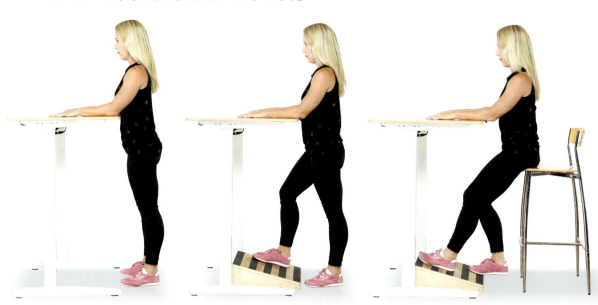

安定して立つポーズ

安定して立つポーズは身体にとって理想的な姿勢であるが、長時間維持することは難しい。長時間、同じ場所で、上手に立ち続けるといずれは不快感をもたらす。動かずに、一つの姿勢で立つことは運動に基づく設計をされている人体を尊重していない。この理由から、この姿勢では最少の時間をすごすこと。ほとんどの人はキャプテンモーガンのポーズと、まっすぐもたれるポーズの間の移行姿勢として、安定して立つポーズを用いる。

キャプテンモーガンのポーズ

片方の足部を地面から拳上することは、自動的に骨盤をニュートラルな位置に置き、腰部における潜在的な圧力と緊張を低下させる。これにより、キャプテンモーガンのポーズはスタンディングデスクで働くうえで最高の姿勢の一つになる。

まっすぐもたれるポーズ

これは厳密には立っていないが、座っているわけでもない。中間の姿勢である。まっすぐもたれるポーズは股関節が開く、立位と同じ特徴を持つ。姿勢はまっすぐで、脚もまっすぐである。しかし、これは座位のようでもあり、お尻を腰かけの端にのせ、脚にかかる体重を効果的に取り除くだけである。1日8時間コンピュータの前で働かなければならない場合、この姿勢で大部分の時間を過ごす可能性が高い。

セクション3で解説している歩行のように、安定して立つポーズ、キャプテンモーガンのポーズ、まっすぐもたれるポーズは基礎的な姿勢になると考えてほしい。これらの姿勢を簡単に変えることができるようになれば、レパートリーに168、169ページにあるような新しい姿勢を加える。重要な鍵は、ニュートラルな姿勢で身体を維持したまま、できるだけ多く姿勢を変えることである。3つの姿勢だけなので、その手順はずっと簡単である。そのうちに、自分専用の作業姿勢を作っていけるだろう。その際、脊柱を尊重することは忘れないこと。

すでにお気づきのように、身体はよくできたもので、問題があると不快感を知らせてくれる。その不快感はときには、痛みとして、またあるときは、身体的動揺として示される。これは、立位だけに限ったものではない。座っているデスクワーカーを8時間連続で撮影すれば、前方にうつむく、過伸展、脚を組む、脚を机にのせるなど、いろいろな姿勢を見せるだろう。身体が動くように叫ぶため、一見ランダムに変わりながら、これらの姿勢をとっている。しかし、座っていると、運動の選択肢は制限される。もうお気づきだろうが、立つことが多くの新しい可能性を開く。3つの基準姿勢は劇的に異なるわけではない。しかし、関節、結合組織、筋肉が、部屋に閉じ込められたチワワのように吠えはじめるのを防ぐために、3つの基準姿勢は十分な運動を身体に提供する。

アクティブな立位のコツは、身体が動くように信号を送るとき、いくつかのデフォルト設定の姿勢をとれるように自分を訓練することである。最初に始めると、一日中、脚を交差させるといった最適ではない姿勢をとってしまうことに気づくだろう。この習慣を脱却する唯一の方法は、誤っていると気づくたびにバイオメカニクスを修正することである。作業に没頭するとき、誤った姿勢になりやすい傾向にあるため、同僚にお願いをして、悪い姿勢になっていたら指摘してもらう必要があるかもしれない。筆者のオフィスではこの方針があり、仕事をしながら、日常的に互いの姿勢を確認している。筆者の娘には筆者の姿勢の崩れを指摘させる仕事を持たせており、この方針は有効である。上手に動くことは技術であり、技術を習得するのには時間がかかる。子供が新しい技術を獲得するのにその作業を大体1万回行わなければならないことを知っているだろうか？　これくらい、多くの練習が必要なのである。

身体の信号は、どのくらいの頻度で3つ姿勢を切り替えるか命じてくれるのだろうか。足部が痛んだり、腰部が硬くなって不快に感じたら、切り替えるタイミングである。静的姿勢で、不快感が始まるまで1時間以上立つことができた人を観察したことがある。しかし、これらの人々は作業に没頭しすぎて合図に気づいていないという結論に至った。あなたが没頭するタイプであれば、2、3分毎に切り替えることを心がけるよう推奨する。最初は、頻繁に動くことが習性になるまで、携帯電話でアラームをリマインダーとして設定してもよい。一日中、ワークステーションを離れずに、机で動き続けられるなら、

NEAT運動をたくさん蓄積していることになる。序文で話したように、この種類の運動が、肥満と健常な体重の差を意味づけることになる。

　3つの姿勢には、既定の順番はない。安定して立つポーズからキャプテン・モーガンのポーズに移行することと、安定して立つポーズからまっすぐもたれるポーズに移行するのは、同じくらい効果的である。唯一のルールは、快適に感じる姿勢をとることである。

　立位のワークステーションに不慣れなとき、一日のある時点で、3つのどの姿勢も快適に感じない可能性は十分にある。そのときは脚を休憩させるために、腰かけに座る。または、さらによいのは、コンピュータからしばらく離れて、2分間の運動休憩や可動性改善テクニックの休憩を行うことである。

　姿勢はこれらの3つに限定されているわけではないことを改めて強調しておく。筆者はクリエイティビティを促進しているが、立位のワークステーションに不慣れである場合、これらの姿勢から始めることをおすすめしている。この3つの姿勢は、整えられた身体を維持するのが楽になる。そして、最初は多数ではなく、3つの姿勢に専念するほうがずっと簡単に実行できる。姿勢が身体を整えるという原理に基づき、この3つの姿勢はきっと役立つはずである。

姿勢を移行するためのガイドライン

・できるだけ頻繁に移行する

筆者は「今の最高の姿勢はおそらく、次にとる姿勢だ」と思うようにしている。これはよく動くきっかけとなる。じっと動かない座位を避けるために、不快であると感じたり、動く衝動にかられたりしたときは、いつでも姿勢を移行する。これは、10秒毎、または1分毎かもしれないが、長時間1つの姿勢を取り続けることだけは避けるべきだろう。

・タイマーをセットする

ほとんどの人は、数秒毎、または多くても数分毎に直観的に姿勢を移行している。一部の人は仕事に没頭して、動くのを忘れてしまう。あなたがそのようなタイプならば、休むために3分毎に鳴るアラームをセットする。最初は気が散るかもしれないが、習慣となるのに時間はかからない。

・腰かけの位置を変える

移行を促すために、腰かけの位置を頻繁に変えるようにする。腰かけを後ろにして、横にして、または前にして立つ。この戦略を実行する方法は次の通りである。30分毎の運動休憩から戻るたびに、腰かけの方向を変える。たとえば、最初の30分、腰かけを後ろにしてもたれ立ってから、休憩の後、腰かけを前に置いて、足部をそれに置く。

姿勢を移行することをわかりやすく説明し、いくつかの選択肢を与えるために、下記の機能的な立位を示す。

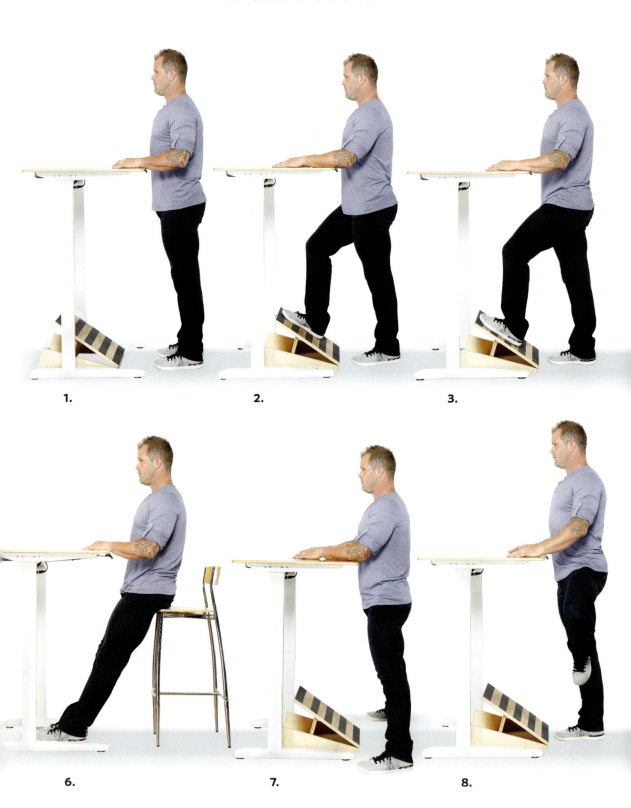

1.　　　　　　　　　　2.　　　　　　　　　　3.

6.　　　　　　　　　　7.　　　　　　　　　　8.

169 | Section 4

動的な
ワークステーション

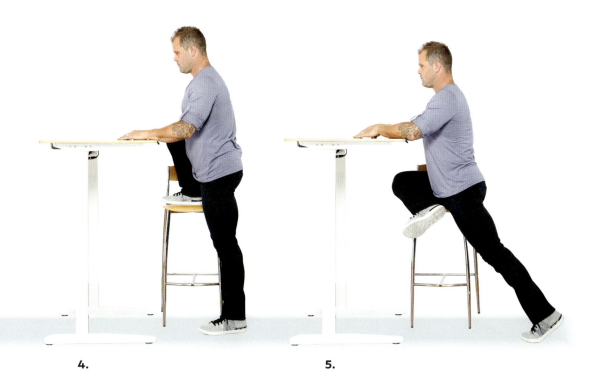

4.

5.

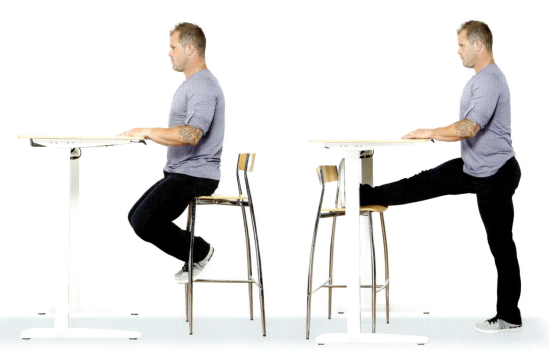

9.

10.

運動・可動性改善テクニックの休憩

　立位のワークステーションで、姿勢を変え続けることは、関節や筋肉の痛みを予防するうえで、驚くべき成果につながる。

　しかし、これだけでは健常な身体を十分維持できない。長期間何もしないことによる負の結果を避けるために、実際の運動を労働時間に加えなければならない。心配しなくてもバーピーや加重スクワットのような劇的なエクササイズについて話しているのではない。オフィス周辺で散歩を行う、手関節や肩を回転させる、イスの上でしゃがむなど、運動は多くの形で生じる。セクション7では、注目を集めずにワークステーションで安全に行うことができる初心者〜上級者向けの可動性改善テクニックを多数示している。これらのテクニックは、あなたを動く気にさせるための提案にすぎない。その後、クリエイティブに運動の幅を広げてほしい。

　運動休憩は少なくとも2分間行い、可能なときは、20〜30分毎に実行する必要がある。休憩が多いように思えるかもしれない。机から離れている時間を同僚や上司が心配するかもしれない。しかし、運動は身体によいだけではない。頭にもよいのだ。多くの研究は、平均的な労働者は1日に3時間しか「働かない」ことを示している。残りの5時間は、ぐずぐずと引き延ばす、同僚と話す、考えもなく壁を凝視することに費やされているのだ。

　これに対し、筆者は多くの仕事が座りっぱなしの性質を持つことに責任があると考える。脳機能の研究は明白である。身体が非活動性であるとき（特に座っているとき）、脳は十分に働かず、集中を続けるのがかなり難しい（統計については、22、23ページの補足記事「運動脳」を参照）。

　立位は運動が労働時間中の生産性を向上させ、よりよい時間管理につながることを示すエビデンスが増加している。たとえば、フットウェア会社のニューバランスは、約750人の従業員に身体的活動を30分毎の日常業務と統合するプログラムを試験的に行った。プログラム後の調査を完了した239人の内、53%は仕事の身体的活動レベルが増加し、42%は仕事と集中力が高まったことを報告している[5]。より多く動くことは、仕事関連の心理的ストレスを管理するのに役立つ[6]。特に、テクノロジー大手企業フェイスブックは、スタンディングデスクをオフィスに取り入れて以来、従業員が一日中、よりエネルギッシュになっていると報告している[7]。研究は、立つことがいかにクリエイティブで、協力的なグループ作業を促進する可能性を示した[8]。

　キーポイントは、これらの休憩をとることをちゃんと覚えておくことである。長期間、デスクワークを行ってしまうと、ちゃんと動くことができない古いパターンに戻ってしまうかもしれない。幸運にも、多数の有効なツールがある。最も単純なものは、タイマーである。20〜30分毎に鳴るようにセットすることを推奨する。タイマーが鳴るとき、行っている作業を終えて、運動・可動性改善の休憩を行う。コンピュータのスクリーンを30分毎に切るような、よいツー

ルもある。考慮に値する選択肢として以下のものを紹介しておく。

・Focus Time activity tracker and timer (iOS) (http://focustimeapp.com/)
・Marinara productivity timers (Web) (www.marinaratimer.com)
・Stand Up! work break timer (iOS) (www.raisedsquare.com/standup/)
・Time Out break reminder tool (Mac) (www.dejal.com/timeout/)
・Tomighty desktop timer (Mac/Windows) (www.tomighty.org)
【※訳注：日本語未対応】

　労働時間に運動と可動性改善テクニックを行う方法を簡単に説明するために、ワークスペースで行うことができるルーチンのサンプルを作った。あなたが8時間机に縛られているなら、30分毎に2分間の休憩を行い、次のページにある運動と可動性改善テクニック一式を行う。サンプルと同じ順序でルーチンを完了する必要はない。個人的な好みに基づいて、運動・可動性改善テクニックを試すべきである。すべての運動・可動性改善テクニックを行う必要はない。5つしか行わなくても、何もしないよりはよいからだ。
　テクニックと運動を用いて、身体のニーズに答える、仕事環境に適切な自身のルーチンを開発することを勧める。言い換えれば、ここで紹介しているものに限定されるわけではない。実際、本書で取り上げるテクニックはごく一部である。筆者は腕立て伏せと自重スクワットを行って、休憩中に短い散歩に出かける人を知っている。すべての運動が歓迎される。鍵となるのは、動き、可動性を高めることである。

運動・可動性改善テクニックルーチンのサンプル

休憩1:頚部の運動

デスクワークでは、頚部は、最初に硬直する部位である。硬さ、緊張、痛みと戦うためには、単純に頭部を全方向に動かす。頭部を上下左右に曲げ、耳を肩に向かって下げる。これを1日のうち定期的に、または緊張が感じられるときに行う。各姿勢で時間をかける、もしくはシームレスに次の姿勢へと移行できるようになる。

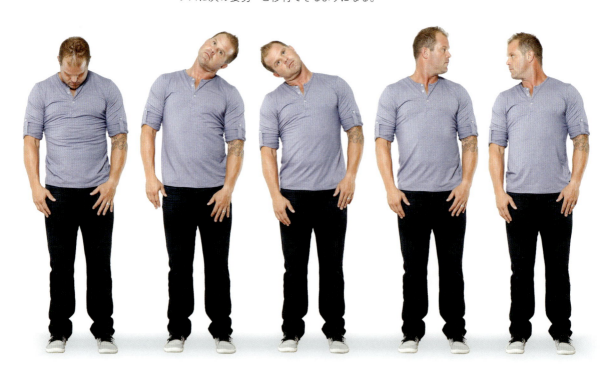

休憩2:手関節ロール

仕事に没頭しているとき、数時間キーボードから手を持ち上げないこともある。私たちの多くが、手に関連した問題で苦しんでいるのは不思議ではない。手が同じ姿勢をし続けていたときは、手関節で円を描く運動を行う。手の回転を時計回りの方向に10回まわし、それから逆時計回りの方向に10回まわす。1、2分間で、交互に切り替える。また、濡れた手を乾かすかのように、あるいは手を閉じたり開いたりするかのように、手関節を振ってもよい。

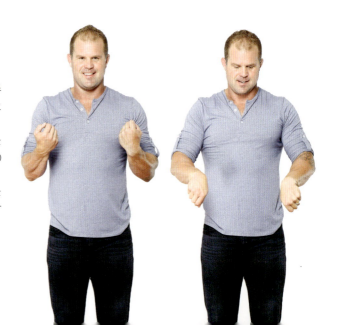

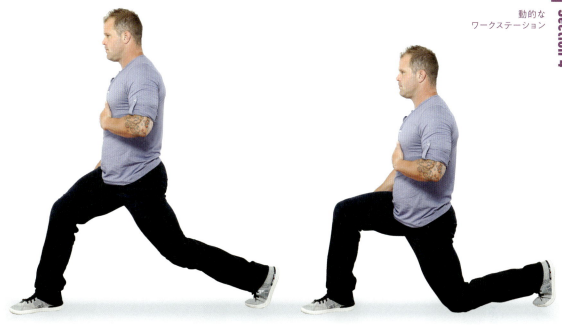

休憩3:ヒップオープナー(スプリットスクワット)

スプリットスクワットとは股関節を開き、下半身の筋群を活性化するのに最適である。まず、膝を少し曲げて、ランジの姿勢になり、後方に出した脚の殿筋を作用させるように保つ。ここから、後方に出した脚の膝をまっすぐ下していく。後方に出した脚の殿筋を作用させ、前方に出した脚の脛をできるだけまっすぐにし、胴は正面に向けて、ニュートラルな姿勢になるように集中する。各脚(右脚を前方に、それから左脚を前方に)で10回スプリットスクワットを行う。

注:難しければ、実際にスプリットスクワットを行う必要はない。ランジの姿勢になるだけで、股関節のよいストレッチになる。片側の股関節で1分間行う。

休憩4:大腿四頭筋のスマッシュ

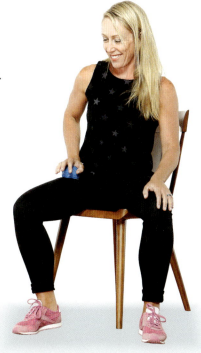

立っていても座っていても、とにかく脚の前面は硬くなる運命にある。ここで可動性改善テクニックを行うために、ラクロスボールやソフトボールのようなボールを用意する(242、243ページを参照)。手でボールを大腿四頭筋にあてて、コントラクト&リラックス、フロス、プレッシャーウェーブを用いる(232ページから始まる「可動性改善メソッド」を参照)。このテクニックが最高なのは、腰かけやイスに座りながら、行うことができるということである。仕事に戻る前に立ちあがって少し動くことを忘れないようにする。

あなたが家で過ごしている、またはオフィスで可動性改善テクニックを行うためのプライベートルームがあって、同僚を気味悪がらせずにすむなら、より効果的な大腿四頭筋のスマッシュを行うことができる。詳細は317、318ページを参照する。

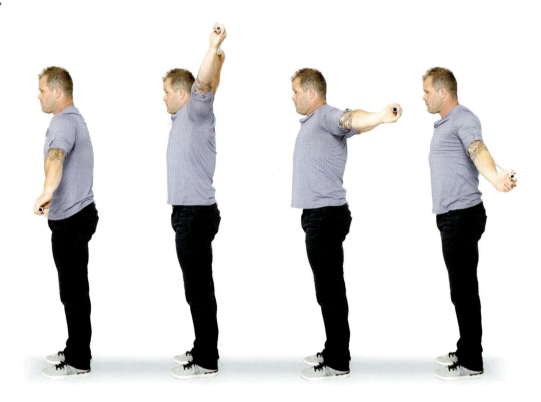

休憩5:ショルダーチェストオープナー

このエクササイズは、肩の可動性を改善するのにうってつけの方法で、上半身をゆるませてくれる。PVCパイプ、木製の棒、ベルト、バンド、タオルなど、だいたい両腕と同じ長さで、裂けたり、破損したりしない物が必要になる。まず、パイプ（や他の物）を広く握る。腕をまっすぐに保って、パイプをゆっくり頭上、背部へと動かす。この運動を行うときはゆっくり、慌てないこと。背部で腕を広げる（左から3番目の写真のように）ことで、胸部と肩のよいストレッチとなる。3〜5回通過したら、両手を少し近づける。両手をこれ以上近づけられなくなるまで、このプロセスを繰り返す。

休憩6:グローバルフォワードベンド

ニュートラルな脊柱の姿勢は、作業中の基本的な姿勢であり、ほとんどの時間を費やす。しかし、脊柱は、曲がって、ねじることができるようにも設計されている。脊柱は3つの分節――頸椎、胸椎、腰椎――に分けられることを覚えておく。各分節は椎骨と呼ばれる個々の骨から構成される。椎骨は蝶番の機能によく似ているが、個々に曲がるわけではない。椎骨は全体の脊柱システムを通した全体的なアーチの一部として曲がるようになっている。グローバルフォワードベンドはこれを重要視する。あなたがヨガを行うなら、グローバルフォワードベンドの姿勢は見覚えがあるだろう。ヨガには立位と座位で前屈を行ういくつかのバリエーションがある。

この屈曲は脊柱を伸長して、後面の筋群——背部、殿筋、ハムストリングス——にある組織と筋肉のよいストレッチとなる。運動を行うためには、支えられたニュートラルな姿勢で、大きく息を吸い、頭部から前屈していく。曲げながら呼息する。床の方へ動くにつれて、各椎骨を順番に前方に倒していく。頭部、上背部、それから腰部を倒す。呼吸に合わせるようにすることで、最後の空気を呼息するときに最下部の姿勢に達するようにする。踵骨をつかんで、ディープストレッチのために最下部の姿勢で数秒間、保持してもよい。急ぐ必要はない。1、2回呼吸した後、準備ができたら、下がってきたのと同じように、上がっていく。上がるときは、椎骨を1つずつ重ねながら、自分を立位へ引っ張っていき、吸息する。動きながら、おへそは脊柱に向かって引っ張っていくこと。ニュートラルな位置で終わる。これは何かを拾うためや、かがむ方法ではないことを強調したい。脊柱で運動を行うのに素晴らしい方法である。

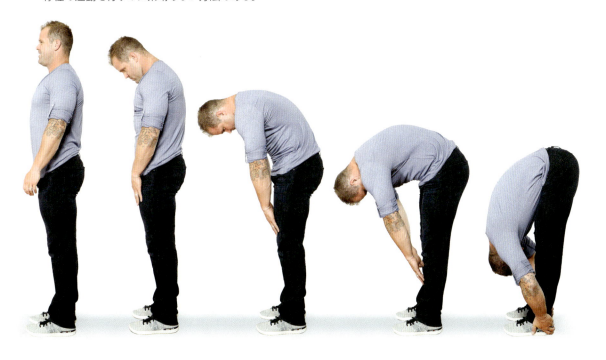

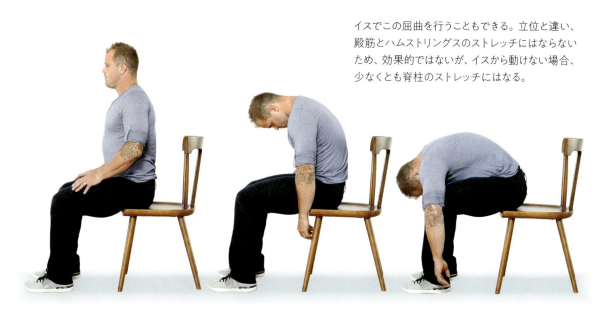

イスでこの屈曲を行うこともできる。立位と違い、殿筋とハムストリングスのストレッチにはならないため、効果的ではないが、イスから動けない場合、少なくとも脊柱のストレッチにはなる。

休憩7:殿筋スマッシュ

立位のワークステーションを活用していても、腰かけにもたれたり、座ったりする時間は必ずあるだろう。殿筋スマッシュはこれらの大きな筋肉が硬くなるのを予防する。必要となるのは、ボールと平坦な表面だけである。ボールに座り、硬く、筋張ったように感じる部位を見つけて、とりかかる。殿筋を収縮することで、硬さが消えるまで、コントラクト&リラックス(233〜235ページを参照)を行う。あるいは脚を動かして、硬まった軟部組織を「はがす」のに役立てる。

このテクニックのより詳細な説明は、303、304ページを参照する。

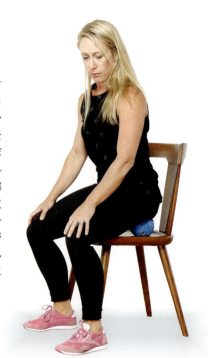

休憩8:グローバルローテーション

ほとんどの人は、長時間立っているとき、左右に直観的にねじっている。174、175ページのグローバルフォワードベンドのように、グローバルローテーションは脊柱の運動を行う方法である。この運動を行う鍵は骨盤と腰椎の複合体を意識して、ニュートラルな姿勢を維持することである。過伸展させた姿勢からねじってしまうと、全体の分節をねじらずに、いくつかの分節だけで動くことになる。そのため、回転するときは、腹部を硬く保つ。ねじりながら、片脚に体重を移し、片足の母趾球にのせる。この運動を行う場合、特に最初のねじりはのんびり、ゆっくり行うこと。腕をリラックスさせたまま、背部と股関節がほぐれるまで、交互に回転させる。

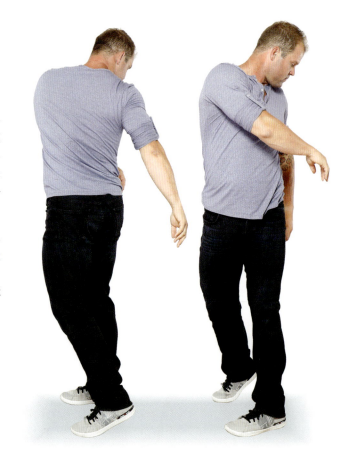

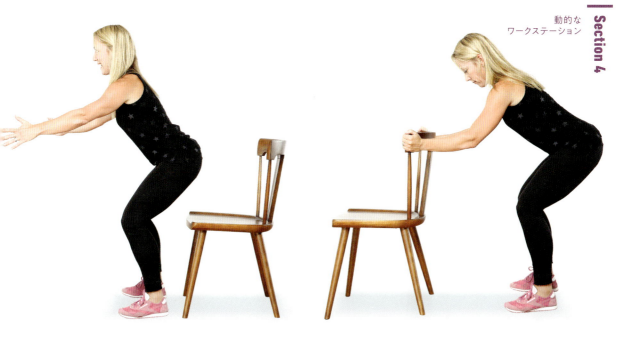

休憩9:スクワット

スクワットは下半身を強化し、柔軟性を改善する最も簡単で効果的な方法の一つである。最高なのは机のそばで行うことができることだ。スクワットにはいくつかの方法があり、ディープスクワットや、イスにしゃがんだり、サポートスクワットを行ったりすることもできる。そして、繰り返してもよい。目的が柔軟性を改善することであれば、底部で時間をかけるべきである。基準が必要なタイプの人であれば、5〜10回のスクワット(フルスクワットやイススクワット)を行い、それから、2分間の休憩の残りを、タイで夕食を食べているかのように底部で過ごす。

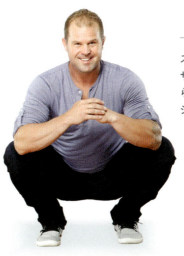

スクワットのテクニックと他のサポートスクワットについてさらに学ぶなら、113〜117ページを参照。

休憩10:前頸部の可動性改善

私たちは、気づかないうちに頭部前方位姿勢をとってしまっている。コンピュータを前にして、いつも頭部をニュートラルなアライメントに保つことは、ほとんど不可能である。結果として、頸部屈筋群(頸部前面にある筋群)は短く、硬くなる。前頸部の可動性改善はこの部位を手入れし、緊張と痛みを予防する上で素晴らしいテクニックである。タック&ツイスト(239ページを参照)はここで重要となる。頸部にボールをねじこむことで、組織を束ね、ボールとは逆方向に視線を向け、頭部をさまざまな方向に動かす。

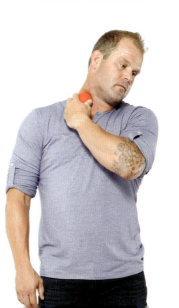

このテクニックに関する詳細な説明は、262ページを参照してほしい。

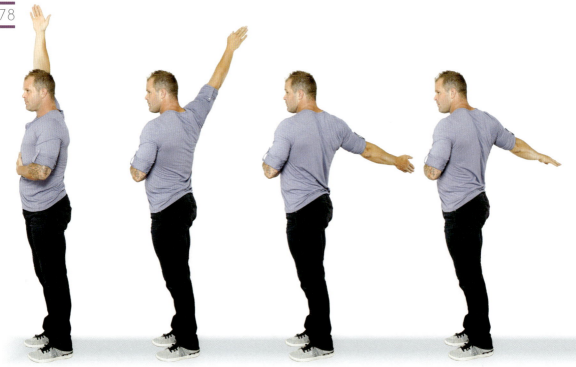

休憩11:腕サークル

可動域いっぱいに肩を動かすことは、肩の柔軟性を維持する最高の方法の一つである。ここでの鍵は肩をニュートラルに保つことである。腕をできる限り身体に近づけて回し、肘は伸ばしたままにする。上記の写真では筆者の手と腕の位置によく注意してほしい。すべての運動と同様に、ゆっくりと始めて、徐々に速度を上げていく必要がある。それぞれの腕で10周回し、それから反対方向に同じシークエンスを繰り返す。つまり、最初のセットで腕を後方に動かしたら、2回目のセットでは前方に腕を回す。

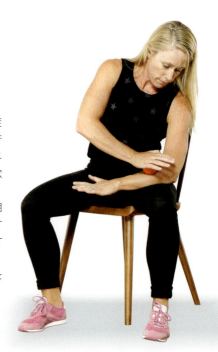

このテクニックの詳細については、296、297ページを参照。

休憩12:前腕スマッシュ

長時間のパソコン作業で、手根管症候群のような反復性ストレス傷害で苦しむ人の場合、この可動性改善テクニックは最適だ。これは腕の組織の柔軟性および健常性を保つための単純で、簡単な方法である。単純にボールを腕にねじ込み、硬いスポットを見つけ、すべての方向に向かって手関節を動かすだけである。さらによい結果のために、机に腕をのせ、片方の手で硬い部位をボールでマッサージする。

Section 4 動的なワークステーション

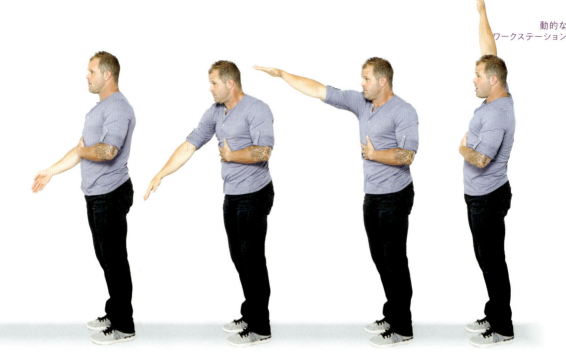

休憩13:マイケル・フェルプス

水泳選手がレースに飛び込む前にウォーミングアップとしてこれを行うため、筆者はマイケル・フェルプスと呼んでいる。これは肩をゆるめ、上半身の運動を行うのによい方法である。最初の姿勢は、腹部を硬くしたまま、股関節から前方へヒンジを行う（108、109ページを参照）。両腕を広げて、それから胸部を抱え込む。「腕サークル」と同様に、肩をリラックスさせ、ゆっくりと始め、徐々に速度を上げていく。

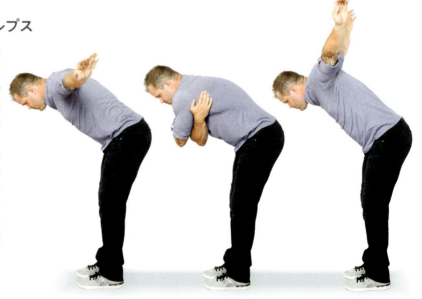

休憩14:足部スマッシュ

足部でラクロスボールのような小さいボールを転がすことで、足部を柔軟に保つ簡単な方法である。一日のほとんどを立って、動いていると、足部が痛んで、硬くなる。しかし、足部を健常に保つのに多くの労力は必要ではない。休憩の間に、あるいは仕事をしながらできるため、やらない言い訳はできない。足部の下にボールを置いて、若干の圧迫を加えて、取りかかる。

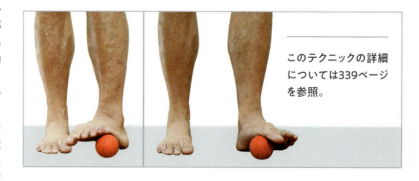

このテクニックの詳細については339ページを参照。

休憩15:手関節の可動性改善

これは、前腕と手関節の優れたストレッチである。下記の写真のように地面、腰かけ、イスで行うことができる。片手または同時に両手でこの可動性改善を行うことができる。手掌を上下に向けて、それぞれ1分間行う。

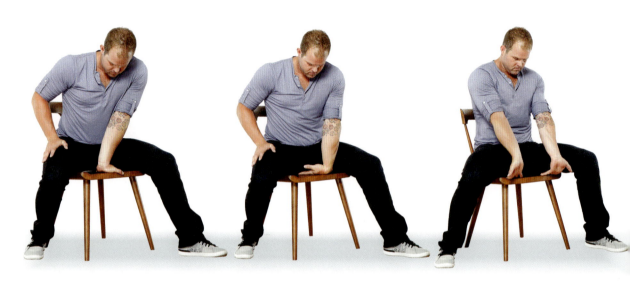

休憩16:ショルダーオープナー

ショルダーオープナーは肩で動的なストレッチを行う単純な方法である。この可動性改善テクニックを行うために、腕をまっすぐ伸ばしたまま、頭上に上げた状態から、ボードでパドリングを行うように、両腕を後方に引っ張る。腕を振るときは肩をリラックスさせておく。腕を身体の後方に振るとき、楽に行えるように肩を前方に丸めてもよい。

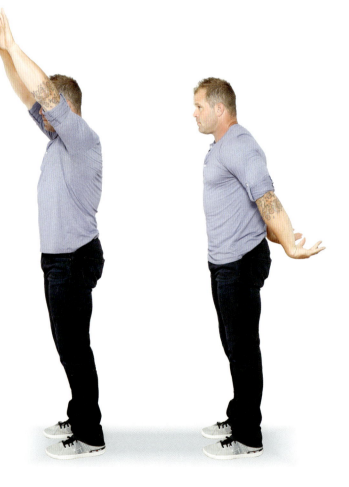

From Sitting to Standing: How to Transition Safely to a Standing Workstation

座位から立位へ: 安全に立位のワークステーションに移行する方法

　立位のワークステーションが流行り始めると、一部の批評家が「立位は座位より身体によくない」と不正確な主張をはじめた。座りすぎが健康にとって最悪である事実を指摘する研究の山と、立つことの裏付けられた利点を考えると、このような批判は論理的ではない。ここでもう一度、私たちが知りうる事実を繰り返そう。

　座位は、2つの重要な理由によって最適な姿勢とはいえない。第1に、座位は非活動性のものであり、私たちヒトは動くよう設計されている。ヒトの健常な生理機能は、それに依存する。第2に、座りながら、動いたりよい姿勢を維持することは、ほとんど不可能である。

　一方で、立位は運動豊富な環境を生じさせる。その環境で自然に動き、姿勢を変え、よい姿勢となり、維持できるのだ。

　人生の大半を何時間も座ることに費やしていた場合は特に、立位のワークステーションに移行するには時間と労力がかかる。フランスの社会革新者アンドレ・ゴーディンは「予測の質が、行動の質を決定する」と言った。移行に時間がかかると予測してスタンディングデスクに取り組むことで、成功する可能性がずっと高くなる。

　これと同じ理由で、1日8〜10時間オフィスで座っていた場合、立つことに同じ時間をかけても成功しないだろう。移行をできるだけスムーズに行うために、身体の声を聞き、自身のペースで進めていかなければならない。

人々が座位の負の影響を学ぶと、多くの場合、健常なライフスタイルへ移行しようと気負いすぎる。結果はどうなるか？　彼らは、座位のワークステーションを捨て、一日中、毎日、立とうとする。加えて、彼らは最適な準備を行わず、また、労働時間に運動・可動性改善の休憩を組み込まない。これは、身体を鍛えるためにジョギングを始めて、1週間後にマラソンを走るようなものである。自分で失敗のお膳立てをすることがないようにしてほしい。結局、一夜で座りすぎは解消できないのだ。立つ、動く、そして可動性を高める刺激に適応することは、時間と注意が必要となる。

　究極の目的は座位の時間を生活から除去することである。しかし一方、身体に調整する時間を与えなければならない。つまり、初日から少しずつ、立位で過ごす時間を増やすのだ。筆者のオフィスに初めてスタンディングデスクを導入したとき、一日の終わりにはかなり疲れていることに、ショックを受けた。しかし、立つことを実践すればするほど、疲労はおさまっていった。約6週間後に、一日の大部分を快適に立位へ移行することができた。

　最初に座位と立位の比率はどのくらいで行うべきだろうか？　これは人によって異なるが、最高の助言として自分の身体の声を聞くことである。身体は、常にフィードバックを送っている。足部と脚が痛み始める場合、壊れた組織にいくらかの愛持って、基本的なメンテナンスを行う。それが効かなければ、15〜20分座る必要があるかもしれない。筆者が推奨したいのは、連続して座ることを最大20分間まで制限することである。タイマーをセットし、スケジュール通りに進められるようにする。そして、身体がイスに崩れ落ちないようにする。

　すべての痛みが悪いわけではない。たとえば、筋肉の痛みは、肯定的な反応である。座位から立位への移行は筋肉を変える。何年も使われていない筋肉が発達して、強くなるのには時間がかかる。よい痛みと悪い痛みを区別する方法を学ぶこと。最初のうちは、識別に慎重を要する。しかし、本書で解説される原理に従うことで、身体が伝えようとしていることを少しずつ理解できるようになる。

　座位から立位への移行を楽にするためのヒントをいくつか紹介する。

1. ゆっくりと始める

　最初から一日中立位で耐えようとするのではなく、スタンディングデスクで1時間に20分ずつ立つようにする。20分間立ち続ける必要もない。5分間立って、10分間座るというように分解することもできる。1時間毎にその戦略を実行する場合、8時間労働が終わるまでに2時間以上立つことになる。悪いスタートではないだろう。もちろん、これに、30分毎に歩いて、動いて、可動性を高めることも加える。

2. 向上し続ける

　1時間毎に20分間立つルーチンを守り、筋肉が痛まなくなれば、1時間毎に30分間立つルーチンへとステップアップをする。健康レベルに応じて、1

週間、あるいは1ヵ月以上かかるかもしれない。鍵となるのは身体がついていける速度で進めていくことである。これはレースではないが、常に前進させる必要がある。

　タイマーをセットすることを好まなければ、特定の作業で立つことを検討する。たとえば、ときどき、電話をかけたり、受けたりするなら、電話中は立つことに専念する。メールの返事を書く、SNSの作業をすることに時間を費やす場合、それらの仕事を行う間は立つようにする。このように、無理なく座る時間を減らし、守ることができる習慣とする。

　時間を増加させ続ける、または立つ作業の数を増やしていれば、1日の大部分を足部への荷重で過ごすようになる。しかし、緊張や疲労による痛みを感じれば、身体が追いつくまでは立つ時間を減らす。

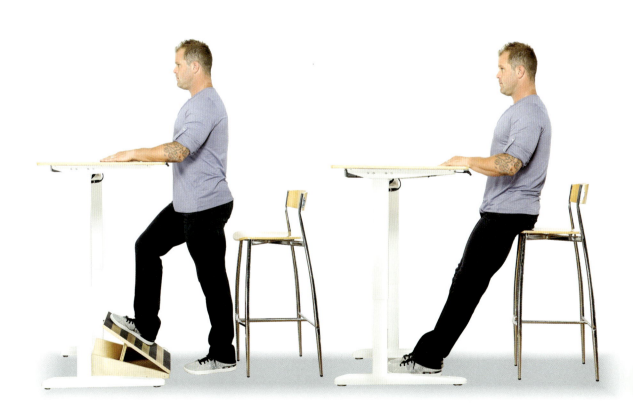

Section 5
座位のバイオメカニクスを最適化する
Optimizing Your Sitting Mechanics

Sitting on the Ground (Two Pillars)
地面に座る（2本の柱）

Passive Sitting (No Pillars, Really)
受動的座位（柱はまったくない）

Sitting Survival
座位を生き抜く

ここまでで、座位の有害な影響に関して解説をしてきた。しかし、状況によっては、座位を避けることができない。飛行機に乗る、運転して仕事に行く、家族と夕食を楽しむなど、座位は生活の一部であり、定着した姿勢である。

　子供の頃を思い出してほしい。母や祖母がまっすぐ座るようにいっていたのではないだろうか。しかし、誰かが座り方について詳細に教えてくれたことがあっただろうか？　答えはノーだと思う。しかし、座位とは本来、習得し、洗練させていく必要のある技術なのである。

　セクション2で解説した通り、ニュートラルな姿勢で立っているとき、次の3本の柱が脊柱を支えている。

1. 作用した殿筋

2. まっすぐな足部を地面にねじこんだ股関節

3. 硬くした体幹の筋肉

　イスに座ると、殿筋を作用させ、股関節を地面にねじこむことが不可能になる。そのため、これらの柱のうちの1本である、硬くした体幹の筋肉だけしか利用できないのだ。このセクションでは、座位を支える柱の解説を中心に、理想的な座位に近づける方法をレクチャーする。

　まずは、ヒトが地面に座るとき、どのような構造になるよう設計されているかを見ていこう。

【座位の3つの黄金律】

座位に関しては、どのように座るかは関係なく、
これら3つのルールにいつも従う。

1. ニュートラルな脊柱で座る。

2. 20〜30分毎に立ち上がって、動く。

3. 毎日、10〜15分間の身体メンテナンスを行う。

Sitting on the Ground (Two Pillars)
地面に座る（2本の柱）

　地面に直接座ることは、座位のなかでは最も理想的である。なぜなら、2本の柱——股関節と体幹——が重要な要素として作用するためである。さらに、地面に座るときは、自動的に骨盤で座っている。骨盤は座位の負荷をコントロールするように設計されている。一方、イスに座るときは、ハムストリングスで座ってしまう。ハムストリングスは座位の負荷を担えるように設計された荷重支持のための組織ではない。ヒンジのバイオメカニクスとハムストリングスの可動域を改善する方法を知りたいだろうか？　それは、ハムストリングスで座るのをやめることだ。

　床に座るもう一つのメリットは、立位から地面に座るときに、スクワットを行えることである。この運動は、股関節を自然に最大可動域にさせる。前述したように、地面で眠る文化では、高齢者の腰部機能不全、股関節疾患、転倒がずっと少ない。床から立ち上がったり、座ったりする能力は全体の死亡率の予測因子でもある。ブラジルの調査によると、サポートがない状態で床から立ち上がったり、座ったりする単純なテストに合格できなかった被験者は、早期に死亡する可能性が高いことが示された。言い換えれば、床から立ち上がったり、座ったりすることを、定期的に実践しなければならないということだ。実践することで、文字通り寿命を伸ばす。

　筆者（ケリー）の自宅では、床に座ってTVを見ている。筆者の子供にもこのルールを守らせている。この単純なルールは、地面に座ることを日常に組み込むようにさせる。しかし、あなたが気に入っているおしゃれなデザインのソファーを捨てる前に、そのソファーを「姿勢を変えるために用いる休憩台」として扱うことができることを知っておきたい。ただし、脚をぶら下げないように気をつけてほしい。

蓮華座

　地面での座位は、座位のなかでは最高の選択肢であるが、地面での座位すべてがよいわけではない。最もよい座位は、蓮華座である。これは両足部を逆の大腿の上にのせるようにあぐらをかいた座位である。古代インドのヨガ行者は、このアーサナ（姿勢）を用いて毎日、毎年、何時間も黙想していた。

　筆者の基準において、蓮華座は理想的な座位である。なぜなら、これは3本の柱のうち2本が脊柱をサポートしているからである。ヨガ行者は、この姿勢が股関節外旋を生じさせ、自動的に骨盤を安定化するとわかっていたのだ。この姿勢は立位で、地面に股関節をねじこむようなものである。この姿勢では、安定した脊柱を保つのに必要な体幹の緊張は非常に小さくて済む。整えた脊柱を崩そうとする力に対抗する労力が少ないということは、この姿勢が持続可能であることを意味する。

　問題は、蓮華座に慣れていない人が多いことである。なぜなら、蓮華座は最大限の股関節可動域を必要とするためである。また、重要な顧客との打ち合わせの途中で蓮華座になれば、上司に睨まれることだろう。蓮華座を試して、足部が必要な長さに届かなければ、あぐらをかいて座って（次のページを参照）、蓮華座に近づけられるようにゆっくり取り組んでいく。ビジネスミーティング中の座り方のヒントについては、191ページから始まる「座位を生き抜く」を参照。

> 座るとすぐに脚を組んでしまうのはなぜなのか、疑問に思ったことはないだろうか？
> 4の字に脚を組む（1つの足関節を逆の大腿にのせる）、または足関節を組むと、外旋力が生じるからだ。それから「かっこよく脚を組む」姿勢は、蓮華座からは程遠い、あまり成功していない姿勢として考える。

　蓮華座は、まず、左足部を右大腿にのせる。足裏は空に向け、踵は腹部の近くに置く。次に、同じように右足部を左大腿に置く（どの脚が上に来るかは問題ではない。足部の上下を切り替えてもよい）。両膝は、地面にのせ、胴は股関節より上で中心に置き、脊柱はニュートラルでなければならない。若干の緊張を体幹に加えることは適切なアライメントを保つために重要であるものの、型が正しければ、体幹の緊張は最小限でよい。前方に丸くなって屈曲したり、背部をアーチ形にして過伸展させたりしないようにする。

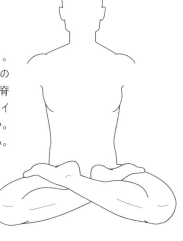

あぐらをかく

あぐらをかく座位は、地面での座位で2番目によい姿勢だ。あぐらをかいて座る場合、2本の柱ではなく、1.5本で脊柱をサポートする。脊柱を支えるために、体幹を活性化することが可能であるが、股関節は十分外旋できないため、骨盤は少し安定しない。

このテストを試してほしい。あぐらをかいて床に座る。この姿勢を楽にできないなら、通常の股関節の可動域を失っていることを意味する。身体には、単純なルール「機能を使うか、失うか」がある。機能を失うこととは、デスクワークに起因する症状になることである。

あぐらで座ることができれば、生理機能が正常であることを意味する。あぐらで座ることができない場合、まずはこの姿勢をマスターすることを目指して取り組むことを提案する。これは地面での座位で、最も効率的な姿勢である。用途が広いため、実践しやすい。オフィスのほとんどのイスや、レストラン、脚がテーブルの下で隠れたミーティングの場合、この姿勢で座ることができる。

股関節が硬いと、あぐらをかくときに丸くなった上半身の姿勢になってしまう場合がある。この場合には、ヨガのクラスにあるボルスターのような、小さいパッドや、硬い緩衝材の上に座ってみる。骨盤を持ち上げることで、脚にゆとりの空間が生まれ、まっすぐ座りやすくなる。脚ではなく、骨盤の下に緩衝材を置くことがポイントである。それでも背部が曲がってしまうならば、壁に背中をつけてあぐらをかいた姿勢を行う。制限された姿勢を改善する最高の方法は、あぐらをかいた姿勢で長時間を過ごすことだと覚えておいてほしい。地面に座りながらいくつかの姿勢を循環する際、あぐらをかいて座ることも取り入れよう。

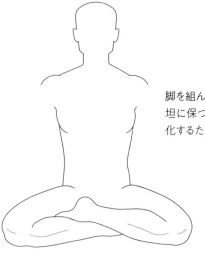

脚を組んだ座位は蓮華座で座るよりもずっと簡単だが、姿勢に注意する。膝を地面で平坦に保つことで、できる限り外旋を生じさせる。特に姿勢を変えるときに、脊柱を安定化するために背部をまっすぐにし、体幹の緊張を維持する。

Passive Sitting (No Pillars, Really)
受動的座位（柱はまったくない）

　子供向けの映画「ウォーリー」を覚えているだろうか？　見ていない人に説明すると、この映画は、宇宙時代のディストピアの物語である。人間は太りすぎで、幼稚な消費者になり、滑空するラウンジチェアでコンピュータスクリーンに映る広告を見ながら毎日を過ごす。これが、受動的な座位から想像されるイメージである。イス自体が背部、脚、頭部を支えて、ニュートラルな脊柱姿勢を持続するために身体的なエネルギーを必要としていないときに受動的な座位は生じる。イスに完全によりかかっている限り、つまり、頭部を前方に押したり、背部を丸めて変な形なったりしない限り、脊柱をサポートする柱を使用する必要はない。なぜならサポートはイスに組み込まれているからである。問題は、この姿勢で働くことができないということである。そして、もちろん、座位であることには変わらない。

　この座位が、整えられた受動的な姿勢として分類されるためには、以下のガイドラインを厳守しなければならない。

1.　頭部はニュートラルな位置にある。
2.　背もたれは脊柱の自然な曲線に沿った輪郭を描く。
3.　腰部のサポートは骨盤を後方に回旋させない。
4.　脚と胴は約135度の角度を形成する。
5.　脚は支えられるか、地面に対し90度の角度で休めている。

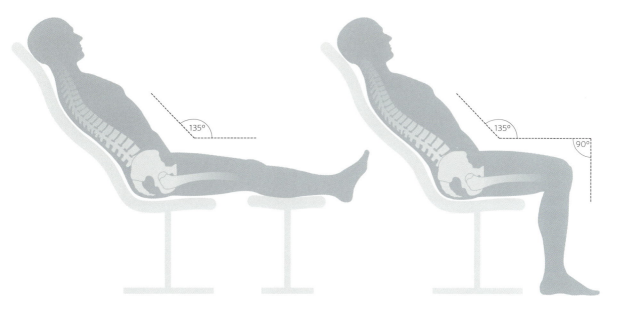

受動的座位は働くことに適していない（無重力の世界で働く宇宙飛行士では別である）。これは一日の最後にとる、リラックスした姿勢である。受動的座位で大切なことは、受動的に整えられた身体を支えるリクライニングチェアを探すことである。すべての人にとって万能な家具はないことを覚えておく。自分の身体に適切にフィットするリクライニングチェアを見つけなければならない。

脚と胴で135度の角度を維持することで、股関節を広げさせ、大腿四頭筋と股関節屈筋が硬直するのを予防する。また、この状態は腰部にほとんど圧力がかからない。実際、座位の姿勢と背部痛に関する研究によれば、イスにもたれる角度は、約135度が脊柱にとって最少の負担となる[2]（このような理由で、立位のワークステーションで腰かけにもたれることは素晴らしい選択肢であり、身体を同じような角度に配置してくれる）。今まで、「オフィスのイスが角度調節できるのはなぜか」と疑問に思ったことはないだろうか？ あるいは、高校生が授業中にイスに浅く腰かけて脚を投げ出して座るのはなぜか疑問に思ったことはないだろうか？ 私たちヒトは賢い生物なので、不快感を調整しているのだ。

受動的座位がリラックスするために最高の方法である場合、正しいイスを買うための一般的なヒントを示そう。

・適切な頭部のサポートがついたリクライニングチェアを選択する。
・座部の緩衝材が大腿の長さとフィットすることを確認する。
・まずは30分間試してみる。本書のガイドラインに従っている場合、30分以上は座り続けないだろう。30分後、自分自身に尋ねる。リクライニングチェアで腰部を痛めていないか？ 脊柱の自然な弯曲をサポートしてくれているか？ 座りながら、ニュートラルな脊柱の姿勢を維持できているか？

本書を置いて、リクライニングチェアのお店に走る前に、とりあえずこのセクションを最後まで読んでほしい。いくら人間工学的に完璧な姿勢で、リクライニングチェアに座っていても、座位であることには変わらない。この理由から、リクライニングチェアは、ワークステーションで長い一日立ち続けた後に、ほんの短い時間だけ、くつろぐのに使われるべきである。

Sitting Survival
座位を生き抜く

　オフィスでは、床に座ったり、リクライニングチェアで働いたりする人はめったにいない。代わりに、イスにまっすぐ座る人がほとんどだろう。体幹を作用させて脊柱を支える姿勢では、1本の柱のサポートを利用できる。しかし多くの人が、脊柱を虹のように曲げて、サポートの柱を0にして働いている。ほとんどの人が毎日何時間も座っているが、研究では、イスに座ることは脊柱にとって最も難しい姿勢であることが示されている。きちんと座った座位であっても、立位より最高40％も多く脊柱に圧力がかかる[3]。

　座位を生き抜くための最初のヒントは、できるかぎり多くのサポートの柱を生じさせることである。座りながら、殿筋を活性化することは不可能であるため、最初は硬直した体幹とニュートラルな脊柱——1番目の柱——に焦点を合わせる。

　それから、2番目のサポートの柱を加えるいくつかの方法がある。1つは先述した、イスの上であぐらをかいて座る方法である。これは股関節に回旋の要素を加え、骨盤を安定化する。別の選択肢は、一般に「マンスプレッド」という開脚の座り方を実行することである。ひどい呼び名であるが、適切な名づけ方である。これは相撲取りのように脚を大きく広げるだけである。「マンスプレッド」は膝を完全に曲げずに、あぐらをかいているような状態である。

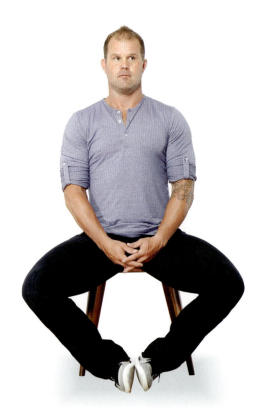
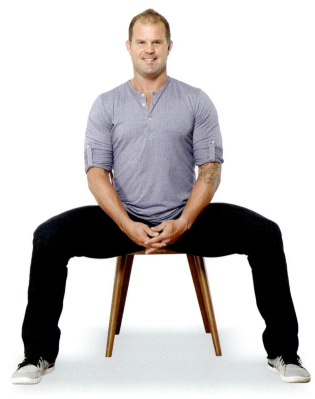

マンスプレッド

マンスプレッドは骨盤と腰部の安定性を生じさせる。足底を合わせて、膝を横に向けてもよいし、足を離して広げさせてもよい。マンスプレッドは「職場では不適切」になる可能性があるので注意が必要である。間違いなく、公共交通機関では受け入れられないだろう。また「マンスプレッド」は性別に対する偏見のように聞こえる点にも注意してほしい。女性にも股関節と脊柱が認められる。ウーマンスプレッドといってもよい。

座位の環境を最適化する

筆者は以下をすでに解説している。

1. 立位は最高の選択肢である。これは脊柱を整えて、安定させ、支えることを可能にする姿勢である。また、立位は一日を通じてより多くの運動を促進する。

2. 選択肢のなかに立位がないとき、地面に座るか、支えられた受動的姿勢で座る。イスで背筋を伸ばして座るよりもよい。

3. イスで背筋を伸ばして座る必要があるとき、硬直した体幹とニュートラルな脊柱を優先させ、あぐらをかくか、マンスプレッドを行うことで第2の柱のサポートを加える。

忙しい生活を送っていることも理解できる。また、最善を尽くしたいと思っていても、これらの戦略のいずれも適用できない状況がある。たとえば、飛行機の中央の席に座る、あるいはヘリコプターを操縦するときなど、体幹以外の柱はつくれない。これらの状況で、座位の損害を緩和するために、ガイドラインをつくった。これらのガイドラインは、イスでできるだけ正しく座るための原理と見なしてほしい。

1. 立った状態で、身体を整える。

ブレーシングシークエンス（84、85ページ）を用いて、身体を整えてから座る。サポートの全3本の柱を作用させてから座ることで、自動的に適切な座位にセットできる。逆に、先に座ってから整えようとするのは難しい。姿勢が崩れたら、立ち上がって、ブレーシングシークエンスを再び行い、身体を再び整えてから座り直す。姿勢をリセットすることに時間をかけるのは、少しの運動を行うための口実にもなる。

すでにイススクワットを取り上げたが、適切なイスの座り方と立ち上がり方である。この運動を行う方法を理解することは、正しい座位の基礎になるため、ここで復習として再び取り上げる。総合的な説明のために、113～117ページの「スクワットのバイオメカニクス」セクションを再度参照する。

1. ブレーシングシークエンス(84、85ページ)を行うことから始める。
2. 腹部を硬く保ち、股関節とハムストリングスを後方に押し出し、体幹を前方へ傾ける。
3. イスの端にお尻をのせ、体重を骨盤の骨の部分(坐骨結節)にのせる。ガイドライン2を参照。
4. 体幹を約20%の緊張で維持して、まっすぐな、ニュートラルな姿勢で座る。
5. 立ち上がる準備ができれば、足部をまっすぐにして、体幹を前方へ傾け、脛をできるだけ垂直にする。
6. 股関節をイスから持ち上げ、股関節とハムストリングスに負荷を加える。
7. 股関節と膝を伸展することで立ち上がる。
8. まっすぐ立ち上がったら、殿筋を絞り、支えられたニュートラルな脊柱を再確立する。

座る

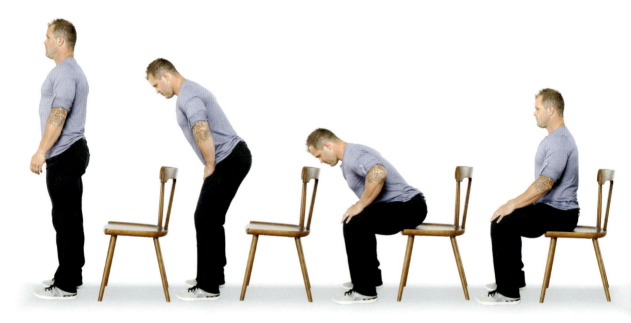

立ち上がる

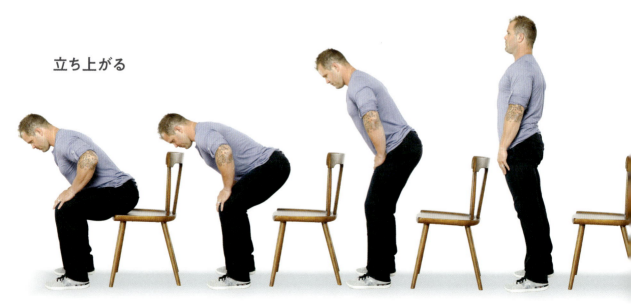

2. 座部の端に座る。

　検索エンジンに「オフィス　イス」と入力してみよう。画面に出てくるイスの95％は肘かけ、高い背もたれ、厚いクッション、キャスターを持っている。検索リストの最上位に800ドルのハーマンミラー・アーロンチェアのようなイスが出ているかもしれない。これらの芸術作品は人間工学の精神で設計されているものの、これらのイスに座ってよい姿勢をつくるのは、ほとんど不可能である。

　同僚がどのようにイスに座っているかを見てほしい。Ｃの形の脊柱で前方に曲がっているのを見るはずだ。この姿勢では、頚部も奇妙で不自然な角度になる。

　柔らかいイスのずっと奥まで座ると、殿筋とハムストリングスにほぼ全体重がかかってしまう。これらの筋肉は明らかに体重を支える部位ではない。信じられないだろうか？　一度、足部の裏を調べてほしい。本来、ここが体重を支える面である。足底の皮膚は肥厚していて、体重を長時間支える準備ができている。世界で最も美しい人を描いてみよう。その人のお尻を想像する。足部の裏と同じ皮膚をしているだろうか？　もちろん、そうは見えない。お尻は体重を支える面ではないので、足部のように見えるはずがないのである。

　デスクワークの労働者は多くの場合、おしゃれで人間工学的な背もたれと肘かけを使用せず、キーボードやデスクに手が届くように前方に乗り出している。再度伝えるが、ほとんどの人は座り方を教えてもらえず、支えられた脊柱をつくる方法を理解するための図式も持っていない。彼らはひどいＣの形の脊柱で座ったままである。

　ちなみに、これは、子供が学校のイスに座る姿勢と同じである。小学校のイスは、清掃スタッフが動かしやすいように、積み重ねられるように設計されていることがわかった。結果として、さまざまな身長と体重持つ子供は、彼らそれぞれの生理機能に釣り合わないイスに座ることを強制される。子供たちの解決案はどんなものか？　子供は机に手を伸ばすためにイスの端に座り、いつも背部はひどく丸まっている。ほとんどの人が、この姿勢で働くのが快適に感じるのも無理はない。現代人が脊柱を軽視し始めるのは、小学校にまでさかのぼるのだ。

　最善の座り方として、背もたれと肘かけを完全に無視して、イスの端に座ることを推奨する。つまり、イスを「腰かけ」に変えるのだ。地面にしっかりと両足を置き、体幹が作用するように注意する。カリフォルニア大学バークレー校建築学教授で、『The Chair』の著者ガレン・グランツによれば、体重の60％を骨盤の底の骨（坐骨結節）で支え、残りの40％は踵に伝える必要がある[4]。これを実行すれば、次のようになるはずだ。

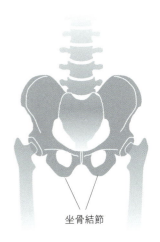

坐骨結節

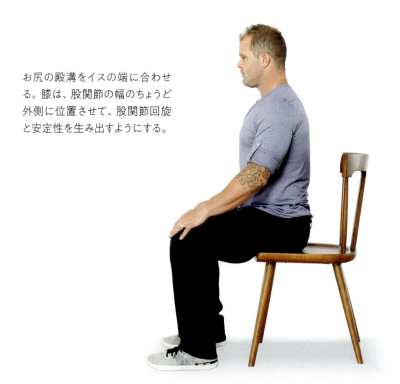

お尻の殿溝をイスの端に合わせる。膝は、股関節の幅のちょうど外側に位置させて、股関節回旋と安定性を生み出すようにする。

座部の端に座り、背もたれを利用しないことは、2つの異なる利点を持つ。
・体幹を硬く保つことを促すことで、支えられた脊柱を維持することが可能になる。
・大腿骨とハムストリングスに体重をかけない。成人における股関節インピンジメントの主なメカニズムの一つは、イスに座ることである。ハムストリングスで座ることは大腿骨を寛骨臼へと押し込んでしまう。この慢性的で異常な股関節の関係は、寛骨臼に対して、大腿骨がどれくらい回旋できるかに大きく影響する。その結果、股関節可動域をひどく損なうことになる。

3. できるだけ多く姿勢を変える。

　長時間座らなければならない場合、姿勢をたびたび変えることは必要不可欠な要素である。座っていると、自然にそわそわするだろうが、そわそわすることは「動くときが来た」という身体からの合図だということを覚えておこう。何度もいっているが、ヒトは起きている間は動くように設計されている。特に子供にとって、そわそわすることはよいことである。しかし、そわそわすることを解決案ではなく、「動く合図」として考えてほしい。座位のまま、そわそわす

るだけでは、姿勢を崩すだけで終わってしまう。そして、多くの人は、身体の合図を無視することを学んでしまっている。筆者の理学療法クリニックでは、数ヵ月、症状を感じているが、何もしていないと報告する患者を多く診ている。身体が警告の戦術を変えるまで、患者は合図を無視していたのだ。

　筆者も例外ではない。1990年代、筆者は米国国立ホワイトウォーター・カヌーのチームで競っていた。筆者は数年にわたり、カヌーの性質により、押しつける崩れた姿勢でパドルを漕いでいた。たとえば、ボートの片側だけでパドルを漕ぐような崩れた姿勢である。このような高いストレス、高荷重の姿勢で何年もパドルを漕いだ結果、頚部に重篤な神経傷害を経験した。痛みを感じ始める前に、約9ヵ月間、右腕でさまざまな症状を呈していた。手根管症候群のような症状を無視してきて、結局、コルチゾン注射、プレドニゾン、鍼治療、牽引、マッサージセラピーで痛みの症状を治療することとなった。しかし、あまりに遅かった。筆者は身体の警告信号を無視してしまい、プロとしてのカヌーのキャリアはほとんど終わってしまった。

　ここに筆者のアドバイスを記しておく。動く必要があるとき、最適でない姿勢になっているとき、身体の声を聞くと……身体は教えてくれる。ストレングスとコンディショニングの実践パフォーマンスの側面で、筆者は運動選手に定期的に次のことを思い出させている。バイオメカニクスが妨害されていることを身体が知らせる方法の一つが痛みである。

　座っている場合、同じ姿勢をとり続けないように意識をする。身体が動くように信号を送れば、立ち上がって、姿勢をリセットする。姿勢を変えて、腰かけの方向を変えるのと同じく、イスでも数多くの良肢位になることができる（正しい種類のイスを持っていると仮定。199～201ページにイスの選び方のヒントを掲載）。次のページで、イスに座っている間に周期的に繰り返せる補足的な座位を示す。

4. 20～30分毎に、立ち上がって動く。

　この手順は立位のワークステーションと同じである。20～30分毎に、立ち上がって、少なくとも2分間の運動または可動性改善テクニックを行う。172～180ページのサンプルの運動と可動性改善ルーチンに従ってもよい。あるいはセクション7で解説している処方箋を行ってもよい。

　座りながら常に姿勢を変えることは、停滞した部位に血液を流れ込ませるのによい方法であるが、実際の運動の代用ではない。現実として、それほど立ち上がらず、運動もしなければ、可動性喪失、体重増加、疲労、健康障害のリスクにさらされる。

　標準的なエクササイズが長時間座ることによる健康障害を打ち消さないことは覚えておいてほしい。しかし、20分毎の立位は打ち消してくれる。これに

機能的座位姿勢

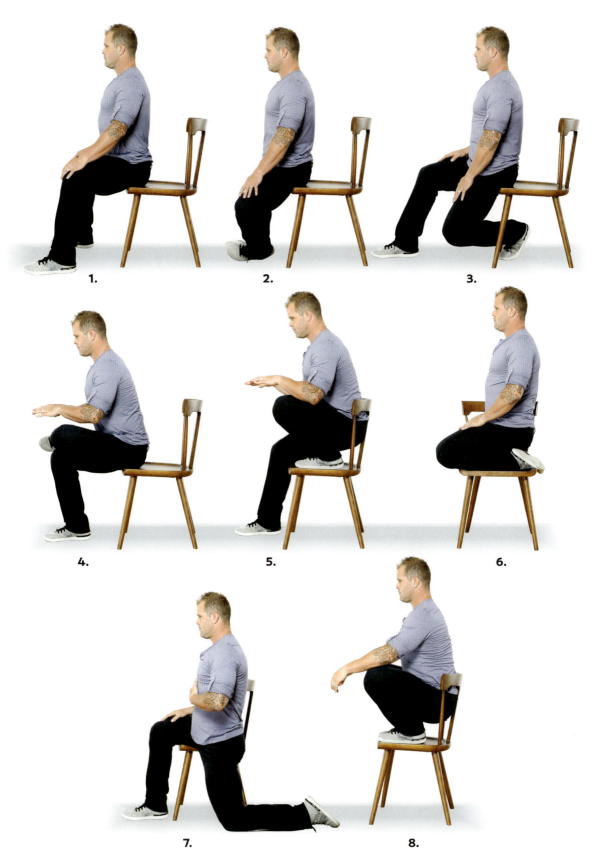

1. 2. 3.
4. 5. 6.
7. 8.

3分間のオフィス周辺の散歩のような運動を加えれば、より多くの利点を得る。ニューヨーク・タイムズの体育に関するコラムニスト、グレチェン・レイノルズ（『The First 20 Minutes』の著者）によれば、体重が減り、心疾患の可能性を減らし、脳機能を改善するそうだ[5]。これはかなりメリットがありそうだ。

仕事の環境が2分間の休憩を行うのに適さなければ、単純に立ち上がって、できる限り多くブレーシングシークエンスを行う。それから、ニュートラルな脊柱で座り直す。脚に荷重をかけ、お尻を絞り、股関節を開いて、肩の姿勢をリセットすることは、筋組織のスイッチを入れ、1日を通して身体を活性化させる。加えて、セクション7にある可動性改善テクニックを実行することを優先する。

イス：できるだけ有害性が少ないものを選ぶ

すべてのオフィスチェアが平等につくられているわけではない。一部のイスは適切に座ることを不可能にする。一方、一部のイスは若干の柔軟性を提供し、ニュートラルな姿勢を達成することができる。本来の性質として、イスは運動を必要とする身体に適合しないため、いわば「理想的なイス」は矛盾になる。しかし、座位という悪魔と取引をするとき、何を差し出すべきか知っていることはよいことである。

座部

筆者は、木製または金属製の座部のイスを好む。あなたがそのようなイスに座ったことがあれば、それが快適なものではないことがわかるだろう。快適でないことは運動を促進する効果を発揮する。もし、木製や金属製の座部が厳しすぎるなら、最小の緩衝材がついたイスを探してもよい。とにかく、柔らかすぎるイスにしないこと。自分に合ったイスを見つけるために、購入する前に、5～10分間座ってみる。坐骨結節が硬い表面に押し付けられ、ずきずきし始めれば、少し緩衝材が多いイスを試してみる。目的は、一日中快適に座れるイスを探すことではない。イスは20～30分間だけ、やや快適であればよい。なぜなら、それが立ち上がらずに座る最長時間だからである。運転手、パイロット、警官といった、着席を強制される状況では、抗疲労マットのような緩衝材を足部のために用いる（145ページを参照）。しかし、緩衝材があっても一息つく時間は必要だ。

座部の端は、丸ではなく直角のへりにする。直角へりの座部の場合、殿

溝が端に沿って配置でき、坐骨結節を見つけやすい。丸くなったへりの座部は、お尻が端からすべり落ちるため、ニュートラルでまっすぐな姿勢を維持することがより難しくなる。広い座部のイスを探すことも重要である。理想的には、あぐらをかいて座れる、姿勢を簡単に変えられる十分な広さがほしい。

座部の高さは別の重要な問題である。通常、イスは床から座部まで45cmである。これはほとんどの人にとって高すぎる。すでにわかっていると思うが、座部の端に座って、足部へ体重の40%を分配する必要がある。それには、両足部が地面に届いていなければならない。イスが高すぎる場合、全体重は骨盤にかかる。支柱のように機能すべき足部がサポートできないことになる。

イスの高さが「ちょうどよい」かどうか決める方法は、一度イスの奥まで座って、床に足部をつけることである。踵が地面から離れて、イスの端が膝の裏やハムストリングスを押し付けていたら、イスの隣に立って、座部が膝より少し低い位置にあるかを確かめるとよい。

背もたれ

理想的なオフィスチェアは腰かけに似ている。この理由から、背もたれはまったく重要ではない。背部機能不全の病歴を持つ人が使っている、「整形外科的」なイスを見てほしい。それらのイスは、いずれも背もたれがない。「007」シリーズの映画では、悪役であるジェームズボンドの義理の兄が、ボンドを拷問しながら座るイスも背もたれがない。悪役にしては賢いと言ってよいだろう。

脊柱を支える背もたれにもたれることは、リラックスして、身体にかかる負荷を減らす。しかし、それも、背もたれの角度が調節でき、頭部と脊柱の自然な弯曲を適切に支え、短い時間くつろぐために受動的に座っていれば、の話である。能動的に座っている場合、つまり、背もたれにもたれながら、まっすぐ脊柱を整えて作業する場合、体幹の筋肉を非活性化し、ゆっくりと崩れた姿勢にさせる可能性が高い。あなたの身体はとても賢い。エネルギーを節約できるときはいつでも、節約しようとする。

背もたれがない種類のイスはほとんどない。そのため、木製や金属製のような材料が最善である。表面が硬くて、隆起した背もたれであれば、定期的にもたれても、ニュートラルな姿勢を維持することができる。鍵は背もたれに依存しないことである。背もたれは、イスの上でしゃがんだり、ひざまずいたりするような補足的な座位で支えに使う程度だ。

フィジオボール、バランスボール、ニーリングチェアをイスとして使用するのはどうだろうか？ 筆者はこれらをよい選択とは考えていない。弾力性のあるボールは、一定した不安定性で小さな運動を促すが、長時間、整った脊柱を維持するのは不可能だからだ。ボールをイスとして使う人は、集中力が失われるにつれて、最終的に可動域と組織が制限された形になる。不安定な表面は、姿勢崩壊を加速させ、代償的なうつむきや脊柱過伸展を悪化させる。ウォーターベッドに1時間立ってみて、何が起こるか試してみよう。ハムストリングスの軟部組織ではなく、骨盤で体重を支えることが難しいこともある。ニーリングチェアの場合は確かに股関節を開くものの、動的な座位の選択肢は制限され、過伸展の姿勢で時間を費やすことが促進される。イスに座ることに関して、最も確実な方針は、広い、セミハードの座部がしっかりとしたイスを選ぶことである。

肘かけ

　筆者は肘かけがないオフィスチェアを探すことを推奨している。ときには肘と肩を休ませるのによい場所となるものの、肘かけにはいくつかの固有の問題がある。

・肘かけは机に引っかかって、イスが机のなかに入らないことがある。そのため、キーボードから身体が離れ、丸く前屈した姿勢にしてしまう。

・あぐらをかいて座れなくなる、あるいはほかの多くの補足的な座位ができなくなる。

　つまり肘を置くという意図された目的で用いる場合、前方に丸まらないようキーボードに近づく。しかし、肘かけがキーボードに近づくのを邪魔して運動を制限するなら、肘かけがついていないイスを探すこと。

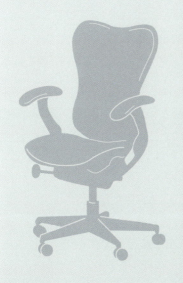

人間工学的オフィスチェア

　「人間工学」という用語が最近、オフィス文化に入り込んできている。人間工学的デスク、人間工学的キーボード、人間工学的マウス……リストは続いていく。人間工学という用語を聞くと通常、生活をより快適に、安全に、効率的にするものを思い浮かべる。しかし、座位に関していえば、快適さが安全で効率的な姿勢になるというわけではない。要するに、人間工学的イスは、座位の問題を解決することはない。なぜなら、その目的すべてが脊柱の人工的サポートシステムをつくることにあるからだ。これは「どのタバコが最も安全か？」と尋ねるのに少し似ている。この種のサポートは受動的座位で機能するかもしれないものの、能動的座位で大半を費やす仕事環境につながることはない。

　実際、ほとんどの人間工学的なイスは、新しい問題を生じさせている。設計上、座席の端に座ることをほとんど不可能にし、ハムストリングスと殿筋で座ることを強制する。さらに悪いことに、背もたれは体幹の筋肉という重要な要素を台なしにする。

　誤解しないでほしい。人間工学的キーボードやマウスのようなニュートラルな身体を促進する人間工学的なツールはある。しかし、イスに関しては、人間工学は役立たない。いろいろなドーナツをつくっても、ドーナツがウエストに影響する問題は減らすことはない。目的が仕事環境をより安全に、より効率的にすることなら、能動的な座位を促進するイスが技術的に最も人間工学的であるといえるかもしれない。しかし、問題の核心は残る。そうはいっても「股関節を90度に固定して座る」ことは、不自然であり、これからもずっと変わらないだろう。

飛行機や車の座席を生き抜くためのガイド

　生活において座ることを減らしたいと考えていても、座ることから逃れられない状況がある。飛行機に乗ったり、運転したりするときは、正しい種類のイスを選んだり、気分によって立ち上がったり、動いたりするような贅沢は許されない。このため、旅行はイスによる拷問の時間になる。しかし、机での座位と同様に、座位の影響を最小限にするためにできることがいくつかある。ここでは、飛行機や車での長い旅を生き抜くのに役立つヒントを提供する。

飛行機の座席で生き抜くためのヒント

　窮屈な飛行機の座席を前にして、「これから楽しい体験が待っているぞ！」とワクワクしたことはあるだろうか？　筆者はない。
　ファーストクラスではない限り、ほとんどの飛行機の座席は狭くCの形の脊柱を強いられる。かなり不快であることに加えて、ニュートラルに座ることはほとんど不可能である。座席の端に座ることができないあなたにとって、唯一の選択肢は背もたれにもたれることになる。通常、以下のことが起きる。座席はCの形の曲線で背部を支えるようになっているため、骨盤は身体の下に後傾し、頭部、肩、上背部は前方へ押し出される。さらに悪いことには、座席を調節できないため、「平均的な人」より背が小さい、高い、横幅が大きいと、前方へと押しつぶされることになる。178cm以上の人は、座席の性質によって奇妙な姿勢に屈曲することになったのを見たことがある。ひどいものである。しかし、希望はある。座席があなたを操る前に、対処するための以下のヒントに従う。

ヒント1：腰椎サポートを用いる。
　飛行機（または車の座席）で座ることは、外付けのサポートが役立つ状況である。小さい空気注入式パッドがよいだろう。枕や、巻いたタオル、ジャケットのようなものも使うことができる。鍵となるのは、「正しい部位で姿勢をサポートする」ことである。このパッドはよく「腰椎サポート」と呼ばれているが、必ずしも腰椎でサポートしないといけないわけではない。なぜなら、過伸展の姿勢になるからだ。代わりに、胸郭の基部にパッドのサポートを置く。これは腰椎の短くなった組織を伸ばし、より自然な姿勢にさせる。そのほかにできることは、ベルトより下の、低い位置にパッドを置くことである。これにより、イスの先端に座るのに似た、より自律的な座位にする。サポートのパッドをいろいろと試し、異なる姿勢を周期的に繰り返す。

ヒント2：左右どちらかの座席の人と親しくなる。

これはあなたの性質によって、利益または不利益になる。あなたの身体が大きければ、お隣と親しくなることをおすすめする。そうすれば、肘かけで争うことにならない。実際、お隣と親しくなれば、肘かけを持ち上げてよいか尋ねることができる（ほとんどの飛行機の肘かけは止め金が下についている）。たとえば、真ん中の座席で動けない場合、通路席に座っている人に肘かけを上げれば、通路に片脚を出せることを伝える。手短にいえば、肘かけを持ち上げることは座席の形状を変えて、トレーニングするための空間を少し広げる。両側の人と仲よくするほかの利点は、定期的に立って（ヒント3）、座席で可動性改善トレーニングをできるようになることである。

ヒント3：できるだけ多く、股関節を開き、姿勢を変え、立ち上がるようにする。

飛行機旅行に関する利点の一つは、立ち上がって、通路を前後に歩く選択肢は与えられていることである。唯一注意したいことは、30分毎に立ち上がって、姿勢を常に変えることで、隣の席の人をイライラさせる可能性があることである（もちろん、すでに仲よくなっていれば別である）。最低限、20〜30分毎に、脚をまっすぐにし、お尻と大腿をできる限りきつく絞り、股関節を最大限伸展させる（前面に伸ばす）。座席で脚をまっすぐ伸ばす、腰を突き上げる、あるいは立ち上がるだけで、これを行うことができる。殿筋を活性化することは大腿骨をリセットさせ、よい気分にさせる。

ヒント4：座席で可動性改善トレーニングをする。

常に、少なくともラクロスボール1個は携帯して旅行する。さらによいのはラクロスボール1個とソフトボール1個も携帯することである。荷物検査で苦労するかもしれないが、その価値はある。座席で動けない場合、可動性を高めることに時間を費やしてもよい。たくさんのテクニックが座席に座りながらできることに驚くだろう。たとえば、前腕の緊張に取り組むことができる。胸部と頚部にスマッシュを行い、背部やハムストリングスの下にボールを置くのだ。要するに、さまざまな選択肢があるということである。

ヒント5：骨盤を安定化するために、シートベルトを用いる。

飛行機の座席にずっと座り続けていると、身体は能動的に支えられていない。腰部は丸くなり、骨盤は身体の下で後方に回旋する。これはソファー、または緩衝材が入ったオフィスチェアで座るのに似ている。これは、腰椎椎間板に相当な圧縮ストレスをかける。腰部で圧迫を最小限にするために、2つの単純なシートベルトのトリックを試す。

第1は、座席の奥にお尻を置いて、骨盤をできるだけニュートラルにして、

シートベルトを股関節で締める。これは骨盤を固定して、身体の下で骨盤が回旋するのを防ぐ。別の選択肢は、シートベルトを少しゆるめ、股関節をベルトに向かって突き出す。これは、骨盤を適所に固定するのと似て、腰部から負荷の一部を消すことで、瞬間的な緩和を得ることができる。

✈ ヒント6：コンプレッションソックスを履く。

筆者はコンプレッションソックスまたはタイツを購入し、旅行のときは必ず履くようにすることを、強く推奨している。筆者はプロのアスリートとチームすべてに対して、この提案をしている。特に20～30分毎に立ち上がれず、動けない場合、身体の循環とリンパ系を助ける楽な方法である。おまけに、圧迫は、多くの人が経験する恐怖の「ふくらはぎと同じ太さの足首」または腫れた足関節を防ぐことである。一般的に、約25ドルでコンプレッションソックスまたはタイツを購入できる。

✈ ヒント7：水分を常に補給する。

フライトは脱水を加速させる。脱水した組織は弾力的ではなく、水分で潤った組織のようには力に抵抗しない。ビーフジャーキーの断片を想像してほしい。筋肉と組織が脱水しているときの状態はこれに近い。一方で、水和した組織は新鮮なステーキ肉のように見える。飲む水を吸収させるようにするためには、ひとつまみの塩または電解質の錠剤を水筒にいれておくことを推奨する。デスクワークの影響を受ける身体の組織は感謝するだろう。

自動車の座席を生き抜くヒント

自動車旅行は、立ち上がって、動き回る選択肢がないため、飛行機旅行より少し問題がある。しかし、身体が固まってしまわないように、自動車の座席に対抗する方法がいくつかある。これらのヒントに従う。そして、最も重要な事として、運転に支障が出るようなことはしないこと。言い換えれば、座席で可動性を高めようとして、自分や他の誰かを殺さないようにすることだ。

🚗 ヒント1：座席の方向づけを変える。

最悪の行動は同じ姿勢のままで長時間いることである。筆者は、悪党のような姿勢をして座席にもたれるよう主張しているわけではない。しかし、いくつかの異なる姿勢の循環は身体をリセットさせ、圧縮して、硬直した組織に血液を流してくれる。ほとんどの車両は、座席底部の位置を前方、後方、上方、下方へ調整できる。背もたれを前方、後方に傾けることができる。一部の車では、腰椎サポートを調整することもできる。腰椎サポートについては、外付けの腰椎サポートを用いることを推奨する。ガイドラインは飛行機

で腰椎サポートを用いるときとまったく同じである。202ページのヒント1を参照。

ヒント2：定期的に、殿筋を絞って、足趾を伸ばす。

運転をするとき、足部は通常、少し屈曲した姿勢で動けなくなる。足関節がその姿勢のまま硬直することを防ぐために、停止しているとき、あるいはクルーズコントロールを使っているとき、足趾を頻繁に伸ばす。また、大腿骨が関節窩の前面に押し込まれるので、たまに殿筋を絞るようにする。お尻を絞ることで大腿骨の位置をリセットさせるため、お尻の片側ずつしかできなくても、できるときに行うようにする。

ヒント3：ハンドルを用いて、肩と上背部をまとめて、安定を保つ。

運転に関する素晴らしい事実は、ハンドルを用いて肩の姿勢を安定化させ、上背部の筋肉を活性化することができることである。肩を安定化させるために、ほんのわずかな外旋を生じさせるだけである。手をそれぞれ9時と3時の位置につけることが安全だといわれている。これは肩にとっても最高のグリップである。整った肩をつくることは頚椎と胸椎も安定させる。ハンドルは、非常に大切な脊柱を支えるために別の支柱となる。

ヒント4：停止している間、動いて、可動性を高める。

車で座る影響を最小限にするために一番よいのは、たびたび停止して、可動性改善トレーニングを行うことである。休憩エリアに寄ったり、ガソリンスタンドでガソリンを入れたりするとき、時間を使って可動性改善テクニックを行う。ボンネットやバンパーの上に足部をのせて、ハムストリングスを伸ばす、少し歩く、腕を動かす……すべての運動が歓迎される。職場で行うのと同じ基本的なアプローチである。つまり、動いて、可動性を高めるのだ。7時間ずっと運転し続けることは自慢にならない。気が狂うことのないよう、前もって計画して、できる限り多く休憩するようにする。

自動車と飛行機に乗った後の可動性改善テクニック

もっとも重要なことは、目的地に到着してから、10～15分間の可動性改善トレーニングを行うことである。面倒かもしれないが、夜遅く到着しても、可動性改善トレーニングを優先させる。硬直したまま寝ると、不快な気分で起きることになる。

Section 6
基本的な身体の メンテナンス

Performing Basic Maintenance on Your Body

A Systematic Approach:
Mechanics, Lifestyle, and Mobility
**体系的アプローチ:
バイオメカニクス、
ライフスタイル、可動性**

How to Treat Musculoskeletal Pain
筋骨格痛を治す方法

How to Improve Range of Motion
可動域を改善する方法

Mobilization Methods
可動性改善メソッド

Mobility Tools
可動性改善ツール

Mobility Guidelines
**可動性改善に関する
ガイドライン**

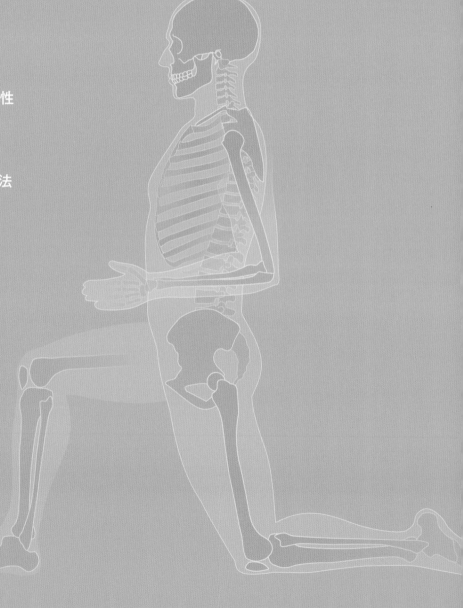

筆者（ケリー）がMobilityWOD.com──痛みの解消、傷害予防、アスレチックパフォーマンスの最適化を専門とするウェブサイト──を始めた当初の目的は、「基本的な身体のメンテナンスを自分でできるようになるための知識」を人々に身につけさせることであった。前著『Becoming a Supple Leopard』と『Ready to Run』では、痛みを治し、関節と組織制限を改善するための運動と可動性のシステムを解説している。あなたが筆者の著書を読んだことがあるならば、このセクションの情報は、同じ原理とテクニックに基づいているため、共鳴するだろう。

　あなたが筆者の著書を初めて読むならば、安全で安定した姿勢をつくる能力を制限している要素へのアプローチ方法と、自身の痛みに基づく問題を解決する方法が学べる。簡単にいえば、あなたはこれから、痛みを解消し、可動域を改善するシステムを学ぼうとしている。この知識を習得すると、セクション7で解説している「可動性改善の処方箋」を行うために必要となるすべての手法を知ることになる。

A Systematic Approach: Mechanics, Lifestyle, and Mobility

体系的アプローチ：
バイオメカニクス、ライフスタイル、可動性

　ここまででわかってきているとは思うが、デスクワークなどの座位によってもたらされる疼痛やその他の症状は、動作の量と質の向上、基本的な身体のメンテナンスを行うことで、予防し、解消できる。活動を増加させて、適切なフォームで動くための戦略をすでに提供した今、セルフメンテナンスの学習に飛び込もう。

　もしかすると、「セルフメンテナンス」が何を意味するのか疑問に思っているかもしれない。そのため、まず意味を明確にさせてほしい。序文で述べた「身体に対して基本的なメンテナンスを行う」という言葉は、硬直した筋肉、軟部組織、関節制限、悪いバイオメカニクスを対象にする可動性改善テクニックのことを指している。背部痛、頚部痛、うずく足部、硬い股関節――これらはすべて、セクション7で解説している可動性改善テクニックの対象となり、予防できる症状である。これらの可動性改善テクニックは、フォームローラーを転がしたり、典型的なストレッチを行ったりするのに形は似ている。しかし、これらは、あてもなく背部でフォームローラーを転がしたり、ハムストリングスを「伸ばす」ためにかがんだりする動きよりも、さらに多くのニュアンスを含んでいる。

　痛みがない生活を送り、関節と軟部組織が最適な状態になるように、戦略的かつ体系的なアプローチをとらなければならない。たとえば、腰部が痛む場合、その部位の軟部組織でフォームローラーを転がすだけでは、症状は回復しない。本当にこの問題を取り除くためには、計画的に、日常生活で脊柱のバイオメカニクスを改善して、（胸椎と股関節のような）腰部の上部・下部の部位にある軟部組織と関節制限も対象にすることを入れなければならない。同様に、足関節が硬すぎて、ディープスクワットの姿勢までしゃがめない場合や、ふくらはぎを「伸ばす」だけで、足関節の可動域の改善が持続することはない。代わりに、姿勢制限に寄与するすべての軟部組織制限に対して、可動域の限界付近でのワークが必要となる。

深刻な故障で苦しんでいる場合は、下手にいじくりまわさないこと。まだ連絡していないなら、専門家の助けを得る。しかし、それが痛む症状、関節制限、組織制限であろうと、あなたには常に快適に、自分で問題を解決できる能力があるはずだ。医師の診療室に訪問する6分間（医師が患者と過ごすことができる時間の平均）、または30分間の理学療法の予約だけでは、機能不全に寄与するすべての要素を対象にするのには不十分である。ただし、治療に際しては訓練された、積極的な介入可能なパートナーがいることは望ましい。

より重要なこととして、そもそも組織が適応的に硬直して、機能不全となって最初に痛みを感じる前に、予防のために基本的なメンテナンスを行う方法を理解しなければならない。言い換えれば、腰部が痛んだり、股関節が硬くなったりするのを待つ必要はない。このような理由で、可動性改善テクニックは日々実践しなければならない。セルフメンテナンスを1日に10～15分間費やすことは、潜在的な問題が本格的な炎症になるのを防ぐのに役立つ。

しかし、セルフメンテナンスは痛みの解消と可動域の改善における一部分にすぎないことも同時に理解してほしい。可動性を高めることによる変化を持続させ、真の利点を得るために、さらに2つの要素——バイオメカニクスとライフスタイル——を扱う必要がある。

これらの要素——バイオメカニクス、ライフスタイル、可動性（軟部組織の健康）——をそれぞれ調べてみよう。そうすることで、体系的に可動域を改善する方法、痛みと傷害を回復する方法、さらによいこととして、予防法をよりよく理解できる。

バイオメカニクス

ここまで、バイオメカニクスを優先させる重要性を強調してきた。なぜなら、それは運動の効率性、傷害予防、痛みの解消に関連するからである。しかし、バイオメカニクスは可動性改善にどう関連するのだろうか？　答えは単純である。バイオメカニクスがよくなれば、必要となる身体へのメンテナンスが少なくなるのだ。

ポイントを挙げて、例を説明する。筆者が最初にウエイトリフトを始めたとき、デッドリフトとスクワットで背部が過伸展する傾向にあった。結果として、腰部と大腿四頭筋が痛むようになり、後で数時間をかけて脚と背部の可動性改善に取り組まなければならなかった。過伸展をやめた瞬間、問題は消え去った。つまり、セルフメンテナンスにかける時間がずっと少なくなったことになる。バイオメカニクスの最適化さえできれば、症状に対処することなく、疾患を治すようなものである。

さらにいうと、一度にすべての問題の部位の可動性向上を行うことはかなり面倒である。変化には時間がかかる。日々の努力が重要となる。しかし、正しく動く方法を理解していれば、少なくとも、組織を損なわせ、将来、機能不全を引き起こす可能性を持つ運動の誤りを減らすことができる。

ライフスタイル

　本書の冒頭で、「生活のなかで、できるだけ座ることを減らす」よう推奨した。これはライフスタイルに分類される。考え方として、環境とライフスタイルのストレス要因を対象にしない場合、痛みを解消して、自由に動く能力を改善することは難しくなる。たとえば、ハイヒールなどの制限的な靴を履く場合、足関節の可動性を改善したり、最終的にアキレス腱の痛みを解消したりすることは難しい。言い換えれば、身体が環境負荷に起因する機能不全に適応する必要がある限り（筆者がいう「適応による誤り」を意味する）、痛みを処理し、可動域を改善することは、長い、骨の折れる戦いである。そして、これは座位と靴に限ったことではない。食べ方、飲み方、眠り方、運動の仕方も大きな役割を果たす。

　一見関係のないように見える日々の側面における「身体的な実践」が重要となる。身体的な実践に、1週間に7日間エクササイズをする必要はない。しかし、睡眠やストレスなど、ほかの要素が身体のシステムにどのように影響するか考える必要がある。たとえば、職場で立位で過ごすことは毎日必要とされる非エクササイズ活動に大きく貢献する。筆者は、首尾一貫したライフ

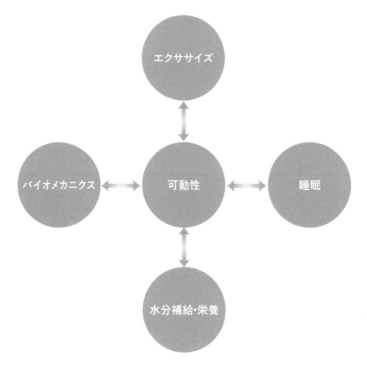

スタイルの変化は、一つひとつは小さくても全体の健康を大きく改善するという考えを支持する。劇的な変化ではなく、継続が肝心である。

　毎日、砂糖を含んだ加工食品を食べ、毎晩3時間の睡眠しかとらず、忙しすぎて、ゆっくり息を整えることもできず、運動の実践とともに身体のバイオメカニクスを維持できない場合、職場でスタンディングデスクを用いたとしても、潜在的な身体機能不全を完全に予防できるとは期待できない。このセクションで解説しているガイドラインに従うとしても、身体的なライフスタイルの他の側面を改善して、最適化する必要がある。たとえば、ジョギングをしても喫煙による悪影響をなしにはできないのと同じことだ。

エクササイズ

　エクササイズでは座りすぎの有害な影響を消せないものの、痛みのない、健常な生活の重要な部分である。経験しているだろうが、ニュートラルな状態に身体を整え、安定させ、運動の間その姿勢を維持することは案外骨が折れる。身体がトレーニング不足で弱っていれば、これらの姿勢を保持することはずっと大変である。筆者の経験では、ヨガ、ピラティス、クロスフィット、ウェイトリフティングのような身体的な実践を行っている人は、まったく運動しない人に比べて痛みや問題が少ない。

　可動性を改善するために、組織を正常な機能（226ページから始まる「可動性の基準」で、正常な機能を保てているかテストする）に回復させるだけでなく、これらの姿勢におけるストレングスも必要となる。全員が、スクワット、デッドリフト、腕立て伏せのような基本的なストレングスとコンディショニング運動を行うことから恩恵を受けることができる。しかし、本当の鍵は毎週、ある程度の時間、身体特性を伸ばすことに専念することにある。

睡眠

　睡眠は、身体的・精神的健康と全体的な生活の質に対してきわめて重要である。しかし、あなたはこれをすでにわかっているはずだ。夜遅くまで起きている、夜中に頻繁に目を覚ます、無理に早起きをする——不十分な睡眠だった場合、気分はよくないだろう。あなたの寿命を縮める行動のリストをつくったら、水を飲まない、睡眠をとらないことは最上位にくるだろう。「自分は5時間睡眠でやっていける」などと言わないでほしい。それは名誉なことではない。大部分の成人は、一日に7〜9時間の睡眠を必要とする。研究で明らかになっているのは、中程度の睡眠不足が脳に対して酩酊と同じ影響となることである[1]。さらに、睡眠不足は非活動を促し、血糖値を上げて、悪い

健康状態と関連する[2]。

　質の高い睡眠をとるための、いくつかの単純な方法がある。これは、よい睡眠衛生として知られる。長い人生において、睡眠不足の時期が続くことはあるだろう。赤ん坊が生まれるとわかるだろう。睡眠時間はどうしようもなくても、睡眠の質を下げる要素のいくつかは、確かにコントロールできる。

　何よりもまず、よい睡眠衛生のために、日が暮れてから電子機器の使用を最小限にする（159ページ参照）。そして涼しい（17～20℃）、真っ暗な部屋で眠る。輝くクロックラジオの画面から電子機器の点滅するライトまで、現代のベッドルームは、光のショーのようである。それらの電源を切る！　そして、待機中を示す明赤色の光にもカバーをかける。筆者の自宅では、テレビと携帯電話はベッドルームでは許されない。そして、昔ながらの目ざまし時計をタオルでおおって、光を遮断している。旅行をするとき、最初にすることは、部屋にある睡眠の質を破壊する光源を消し去ることである。外側から漏れる光を遮断するために窓を暗くしたくなければ、よい睡眠のために、アイマスクと耳栓を着用することを考える。ベッドルームは、閉じられた棺桶のようにすべきである。これで、まさに死んだように眠ることができる。

　あなたが熟睡できない7000万人のアメリカ人の内の一人なら、AmbienやNyQuilのような薬を用いる前に、自分の睡眠衛生にこれらの単純な変化を起こすことを考える。

　ダウンレギュレーション（リラックスした状態になること）はよい睡眠衛生のもう一つの重要な要素である。睡眠前のルーチンに深呼吸と軟部組織トレーニングを組み込むことを推奨する。詳細を説明すると、スマッシュという基本的な圧迫法で、ボールやローラーを用いて筋組織の深層に侵入する。この種類の可動性改善テクニックは副交感神経系を優位にし、緊張を解くよう身体に信号を送る（このため、トレーニングの前にスマッシュをたくさん行うことは、推奨していない）。これまでにマッサージを受けたことがあるだろうか？

　マッサージ後にベッドから跳び上がって、全力疾走したり、戦ったりする気になっただろうか？　ないはずだ。寝る前の10～15分の軟部組織ワーク（スマッシュ）は同じ効果がある。セクション7にあるテクニックから気に入ったものだけを選ぶことができる。ボールやローラーを組み込むテクニックなら問題ない。264ページの処方箋2などは、夜にリラックスするときによいシークエンスである。

　また、夜は腹式呼吸に取り組むのにもよい時間である。ゆっくりとした深呼吸（70ページ参照）を行いながら、軟部組織にスマッシュを行う。この2つの方法で身体にリラックスするよう促すことができる。

水分補給

砂糖を含んだ加工食品を食べることは、不健康である。食べている間は満たされるかもしれないが、ヘロインと同じくらい中毒性がある砂糖とともに、その加工食品がどういったものであるかを認識しておく必要がある。指摘する価値がないくらい、明らかなことである。本書は食事に関する本ではないが、最適に組織が機能するためには、グラスフェッドの牛肉、オーガニック野菜とフルーツのような栄養たっぷりの食品から摂取できる栄養分を必要とする。非常に単純である。子供に本当の人間のように食べさせることについて書くには、この本だけでは説明しきれない。

栄養に関しての話で見逃されがちなのは、水分補給である。慢性的に、脱水している（水分補給が足りない）状態は細胞組織の質と機能の低下につながる。人体は驚くべき工学技術の結晶によって成り立っている。エンジンを最適に動かし続けるためには多くのことをしなければならないが、すべては水分補給から始まる。

可動性を改善して、維持する鍵の一つは、滑らかな細胞組織を持つことである。これには身体のさまざまな組織――皮膚、神経、筋肉、結合組織（筋膜）――が相互に関連する。神経組織や筋組織、上皮組織は、骨組織や結合組織に対する物理的なスライドが滑らかに行われているだろうか。慢性的な脱水状態は、互いに滑る組織の能力を損なわせ、ハムストリングスと手関節のような鍵となる部位で可動域を制限する。

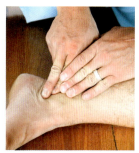

滑走面がどのように作用しているかを理解するために、この単純なテストを試してほしい。床またはイスに座り、片脚を逆脚に交差させ、足関節を逆の大腿にのせる。（履いているなら）ズボンの裾を引き上げ、下腿を露出する。脛の内側、足関節近くの脛骨部分を指二本で押し込み、5秒間保持する。本書を置いて、試してみよう。

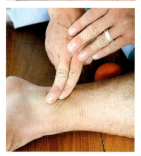

皮膚にへこみが見えるだろうか？　へこみがあるなら、それは「圧痕浮腫」と呼ばれるへこみで、組織がうっ血し、脱水状態であることを示す徴候である。そして、これは組織がどれくらい互いに滑走するかを示す測定基準である。水分摂取が滞り、十分に動いていないなら、組織は粘着性になる。これを「組織の積層化」と呼ぶ。圧痕浮腫の脛骨テストは、組織のすべてがどのようにふるまう可能性があるのか、まさしく象徴となる。

たとえば、長時間座りっぱなしだと、殿筋とハムストリングスの組織に何が起こっているだろうか？　そう、お尻の積層化である。殿部と大腿の後部の組織すべてが、持続的な高い圧力と熱で一緒に挟まれる。脱水度テストが脱水を示すなら、液体潤滑がないことになる。背面の重要な組織が押しつぶされ、くっついた状態となり、満足に機能しなくなっているのである。

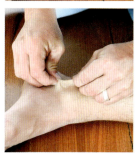

脱水状態のとき、組織は粘着性になる。粘着性になると、硬直する。たとえば、軟骨組織の水分量が適切である場合、関節は滑走する。一方、軟

骨が脱水状態になると、関節は軟骨のショック吸収を十分活用できなくなる。股関節と膝が90度の姿勢で一日12時間以上過ごして固まらせるとどうなるか想像できるだろう。

　水分が補給された状態を保つために、水と塩が必要である。しかし、どのくらい必要だろうか？　基準として、水を1日に最低2、3L飲むことを推奨する。液体すべては、フルーツと野菜、お茶とコーヒーにある水分を含め、水分補給状態にプラスに働く。

　最近は皆、水筒を持ち歩いており、「水分補給は重要だ」というメッセージは明らかに知れ渡っている。問題はほとんどの人たちが、飲んでいる水すべてを実際には吸収していないことである。水をたくさん飲んでいても、2つの奇妙なことが起きる。トイレに行く回数は非常に多くなり、のどがまだ渇いていると感じる。

　これには単純な解決策がある。ひとつまみの塩を水に加えるのだ。消化器系は、水分を組織に吸収しやすくなり、トイレに行く回数はずっと少なくなる。塩水を飲めない場合、タブレットを作っている会社がある。水筒の中に落とせば、同じ水分吸収効果を持つ。どのブランドを選ぶかは、重要ではない。手順は食事によって異なる。食物に少し塩をつけて、純水を飲めばよい。

　ここでの目的はすでに飲んでいる水分を吸収することである。朝食で1、2杯のコーヒーを飲んだら、昼食まで、またはそれ以降もまったく飲まない人々を知っている。これから14時間、1杯のコーヒーしか飲めないといわれると、あなたはどう思うだろうか。朝起きて昼までコーヒーしか飲まないのはまさにそのような状況と同じことといえる。トップアスリートの友人の多くは、水が入ったトールグラスにレモンとひとつまみの塩を加えて飲み干すことから一日をスタートさせている。その後運動を始めるときには、十分な水分補給が完了している。

可動性（軟部組織の健康）

　可動性は、痛みを解消し、可動域を改善するためのシステムの最後の要素である。組織と関節は定期的にメンテナンスしないと、硬直し、制限される。そして、問題はここにある。バイオメカニクスを改善して、ライフスタイルを最適化したとしても、それ以上のことはもたらされない。正しい動作、健常なライフスタイルを実践することは重要であるが、3つのことから成立するシステムの2つにすぎない。残りの1つは、軟部組織の可動性を高める必要性だ。たとえ、あなたが完璧な食事を食べて、8時間睡眠をとり、申し分のない姿勢で行動していても、日常生活で不具合を生じるだろう。筋肉の硬直である。

おそらく、最終的にいくらかの筋骨格痛を経験することになるのだ。こういった理由で、10〜15分の可動性改善テクニックを毎日行うことは、本書の最初に伝えている、4つの基本的なガイドラインのうちの一つである。

可動性改善テクニックの目的は、可動性を予防的に回復させるよう実践をすることである。そうすれば、問題を予防し、制限と痛みが定着するのを防ぐことができる。痛みの解消に苦心し、関節の可動域を改善し、上手に動く能力に取り組んでいないと、何かがおかしくなる。繰り返すが、この身体に対しての基本的なメンテナンスを行うことに加えて、バイオメカニクスとライフスタイルも対象にする必要がある。

痛みと機能不全といったよくある問題を治療する場合、筋組織の収縮機能（筋肉を作用させる能力）と組織がどのようにスライドするかを対象にすることは、大いに役立つ。これらの2つに言及して「筋膜リリース」と呼ばれるのを聞いたことがあるかもしれない。この種のトレーニングを実行するために私たちが用いるテクニックを「組織面の可動性改善」と呼んでいる。主な可動域制限に取り組む場合、関節包と周囲の筋組織内部にある潜在的な制限を対象にしようとする傾向がある。この種の可動性改善テクニックを「動的な可動性改善」と呼んでいる。事実、筋膜の制限と関節包・関節組織の制限は、可動域の消失に寄与し、痛みを発生させる。

組織面の可動性改善

前述した「水分補給」で紹介したことを繰り返すと、「組織面」は皮膚、神経、筋肉、結合組織の間での相互作用を指す。「組織面」とは身体の異なる組織とシステムがどのように互いに関連しているかを説明している。これをどんな場合にも対応可能なフレーズとして考える。組織——上皮、神経、筋肉、腱——は、動作に伴いすべてが互いにスムーズにスライドする。上皮は、下にある骨、腱、筋肉の層に対してスライドし、神経は筋肉に対してスライドする。関節を覆う軟部組織はそれぞれ相対的にスライドしあう。マッサージを受けていたり、ラクロスボールで殿筋にスマッシュを行っていたりする場合、滑走面を回復させることに取り組んでいることになる。滑走面の可動性改善は主に痛みを緩和し、治すために使われるが、関節と軟部組織の可動域に影響を及ぼす可能性もある。

手の組織面スライド

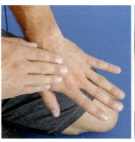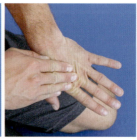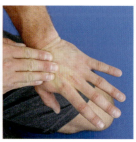

組織面スライドの感覚を実際に養うのに手の甲の皮膚はまさにうってつけである。示指と中指でもう一方の手の甲を押さえる。その手は広げたままにし、全方向に皮膚を動かしてみよう。皮膚が骨や筋組織の上をどのようにスライドするのかを感じることができるだろう。ここまでではないにせよ、皮膚は筋肉、腱、骨に対してこのようにスライドする。

組織面の可動性改善の例

大腿四頭筋スマッシュ
（317、318ページ）

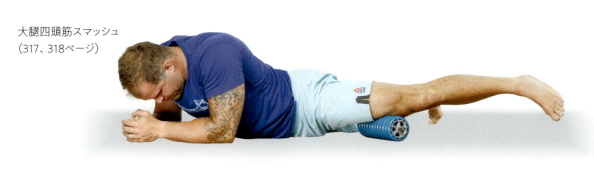

殿筋スマッシュ
（303、304ページ）

前頚部の可動性改善
（262ページ）

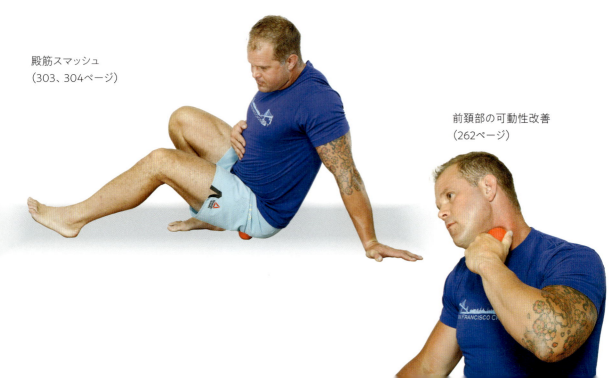

上腕三頭筋スマッシュ
（289〜291ページ）

ハムストリングスボールスマッシュ
（319ページ）

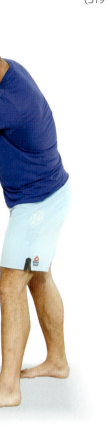
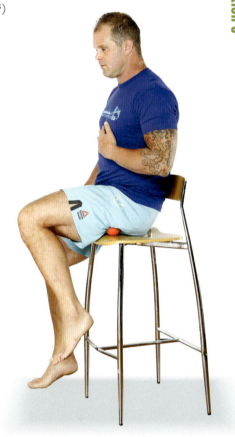

動的な可動性改善

　動的な可動性改善は、従来のストレッチによく似ており、主に可動域を改善するために用いられる。しかし、これを古典的なストレッチと同じ意識で行わないこと。ほとんどの人はストレッチを、関節の可動域ギリギリのところで、筋肉を伸ばし、維持することをイメージする。問題なのは、身体の組織をゴムバンドと同じだと考えがちであることだ。身体の組織はゴムバンドではない。他動的に組織を可動域の最終域まで引っ張って、静的に保持することは、筋肉が脳と神経系によって管理されているという事実を無視している。確かに、あなたは緊張を感じるかもしれないが、他動的な「ストレッチ」はエンジンを入れることなく、車両を押して始動させるようなものである。代わりに、自発モデル——可動域の最終域で緊張をかけた状態でわずかな自発運動を生じさせる——を使用して、組織機能の変化と回復を促す必要がある。

筋反射に基づく可動性改善の例

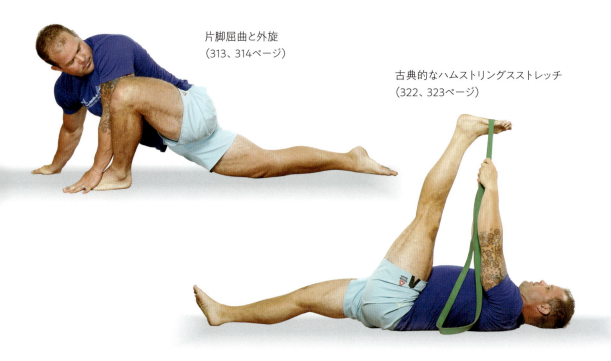

片脚屈曲と外旋
(313、314ページ)

古典的なハムストリングスストレッチ
(322、323ページ)

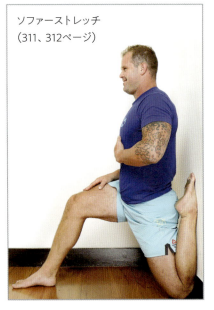

ソファーストレッチ
(311、312ページ)

　組織面の可動性改善と動的な可動性改善の相互関係を認識してほしい。たとえば、ハムストリングスにスマッシュを行い（組織面の可動性改善）、大腿の後面の可動性を高めるとしよう。組織面同士のスライドを回復させるだけでなく、ハムストリングスの伸縮性も改善する。逆に筋収縮の改善を重視するテクニックを使用することは、組織面にも影響を及ぼす。セクション7のテクニックを学ぶ際、組織面の可動性改善、動的な可動性改善、または2つの組み合わせを用いる。

　身体の組織は相互につながり影響しあっている。つまり一つの組織に影響を与えることは、他の組織にも影響を及ぼすのである。可動性改善は特定のシステム・組織をターゲットにしているかもしれないが、それは同時に意図していない組織にも影響を及ぼしているのである。パスタの入ったボウルをかき混ぜて麺を動かすことは、周囲のソースとミートボールに影響を及ぼす。

　バイオメカニクスとライフスタイルがどのように可動性に影響を与えることができるかについて、根底にあるセルフメンテナンスのアプローチ（組織面の可動性改善、動的な可動性改善）を理解しただろう。これらのアプローチを適用して痛みを治し、可動域を改善しよう。

How to Treat Musculoskeletal Pain
筋骨格痛を治す方法

　筋骨格系の痛みに関する問題のほとんどは「バイオメカニクス起因」のカテゴリーに分類される。また、多くはないが、交通事故、といった災難に起因したり、病理的なものもある。私たちはそういった問題に対しても、敏感でなければならない。筆者は患者に、最近、原因不明の体重減少または増加、膀胱または腸機能の変化があったか、あるいは寝汗、めまい、熱、嘔吐、吐き気があったかなどを尋ねる。医師にかかるべき症状がないかどうかも確認する。その膝痛はハイヒールを履くことによって起こる問題より深刻かもしれない。

　筋骨格痛（骨、筋肉、靱帯、腱、神経に影響を及ぼしている痛み）は身体に問題が起こっている——誤って動いている、悪い姿勢になっている、ケガをしている、硬直している、制限されている——ことを伝えるシグナルである。これまでも繰り返してきたように、筋骨格痛を予防して、解消するためには、バイオメカニクス、ライフスタイル、可動性に焦点を合わせる必要がある。本章では、症状に対しての具体的なアプローチについてお話しする。

　身体のバイオメカニクスを回復させることに関する基本的なガイドラインを示したい。以下は、始めるのに絶好の「ルール」である。

1. 姿勢の改善
2. 可動域の改善
3. 患部の可動性改善
4. 問題部位の上部と下部のバイオメカニクスの最適化

　これら4つのルールを適用する方法を理解しやすくするために、基本的な例を用いる。たとえば、上背部の筋肉が硬直し、軽い頚部痛を引き起こしているとする。では「ルール」を適用してみよう。問題の解消の仕方がわかるだろう。

1. 姿勢の改善

　胸椎が硬直して、前方に丸まった姿勢になっていれば、頚部でいくら可動性を高めても意味はない。胸椎に十分な可動域があるようなら、胸椎・肩関節・頚部のアライメントを意識し、正常な関節バイオメカニクスを回復させるよう努めよう。

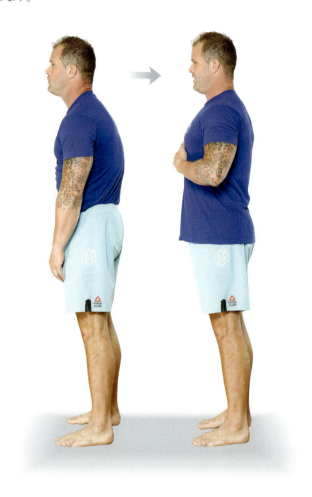

2. 可動域の改善

　バイオメカニクスに基づく痛みを解消する最も簡単な方法は、問題の部位に可動不全が見られる場合、正常な可動域を回復させることである。関節が本来の可動域を取り戻すことによる恩恵は計り知れない。身体を生物学的な機械と見なして考えてみよう。運転中、車の異変を感じたとしよう。降りて確認してみると1つのタイヤの空気圧がやけに下がっているように見える。車にほかの問題があったとしても、まずはそれを直すだろう。身体でも同じことだ。取り組める問題から取り組む。硬直した組織を見つけた？　それではそこから始めよう。

221

Section 6

基本的な身体の
メンテナンス

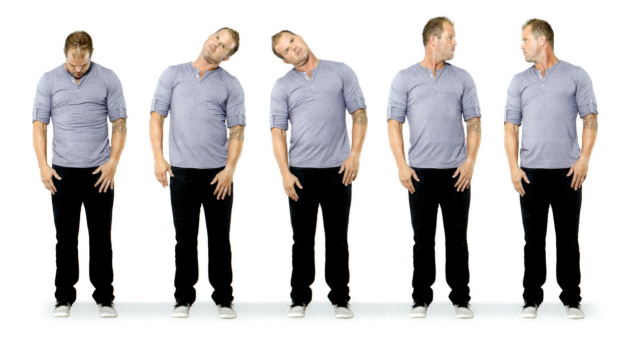

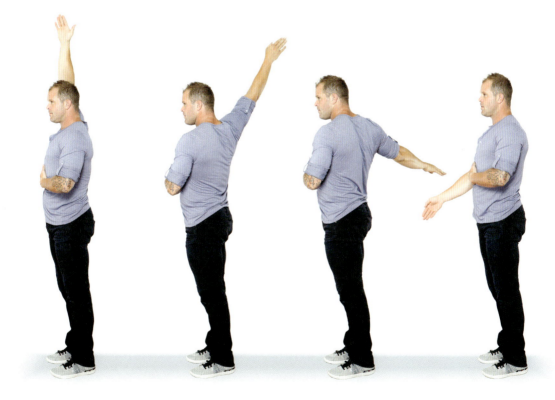

3. 患部の可動域改善

　痛みのホットスポットや、出所の可動性を高めることが確実な手法とはいえない。なぜなら、1つの部位で感じる痛みは実際には別の部位から生じることがよくあるためである。これは、一般に「トリガーポイント」と呼ばれる。ほかで痛みを生じさせる筋肉や、軟部組織内の硬直した部位を指す。つまり、上背部や僧帽筋にトリガーポイントがあれば、頚部と肩で痛みを感じるというようなことだ。とはいっても、特に、痛みを伴う筋肉の痙攣を抑えようとしている場合、局所的な痛みの部位の可動性を高めることは役立つ。筋肉の痙攣は筋肉が特定の部位で不随意に収縮するときに起こる（筋硬結やホットスポットとも呼ばれる）。

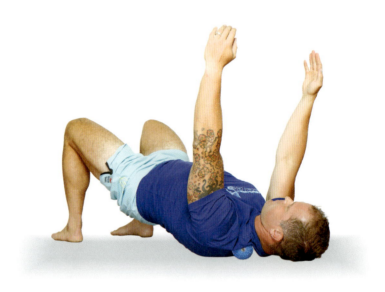

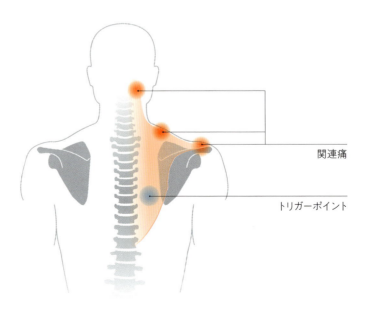

関連痛

トリガーポイント

4. 問題部位の上部と下部のバイオメカニクスの最適化

　構造的身体統合法、またはロルフィングの創始者、アイダ・ロルフ博士は「あると思っている場所に、問題はない」といっている。ロルフ博士が話していたことは「関連痛」である。身体は、網目のような筋膜または線維性結合組織の帯で包まれ、筋肉、臓器、軟部組織を包み、区切り、結びつける。筋膜を通して身体全体の運動を伝達する。テントを支えるロープのように、1つの部位における緊張は別の部位に影響を与える。頚部と上背部の筋組織の硬直は、周辺の筋膜も緊張させる。筋膜が固まれば、可動域は制限され潜在的な機能不全となりうる。問題となる部位の上、下、周辺で可動性を高めることによって、緊張した組織をゆるませ、頚部を牽引する筋肉と筋膜の正常な機能を回復させる。ネズミが入り込んだ場所が、噛まれている場所とは限らない。このアプローチの素晴らしい点は、運動や解剖学について疎くても実践可能なことだ。制限された、または痛みのある部位の上、下、周辺を対象にするだけである。片面のみではなく、前後から問題の部位にアプローチしよう。とても単純である。

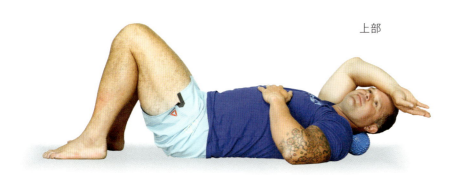

上部

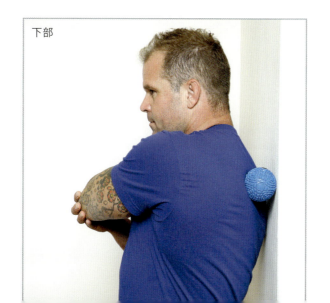

下部

How to Improve Range of Motion
可動域を改善する方法

　仕事や運転で3時間ずっと座ることを想像してほしい。立ち上がるとき、股関節はどのように感じるだろうか？　随分固まっていないだろうか。股関節から伸展することができず、腰椎の過伸展による代償が起こっていないだろうか。下記の「スキンピンチによる可動域低下の再現」を参照。恐ろしい結果を伴う、卓越した代償動作である。股関節の可動不全を補うべく、腰椎を股関節に見立てた動作が起こるのである。

スキンピンチによる可動域低下の再現

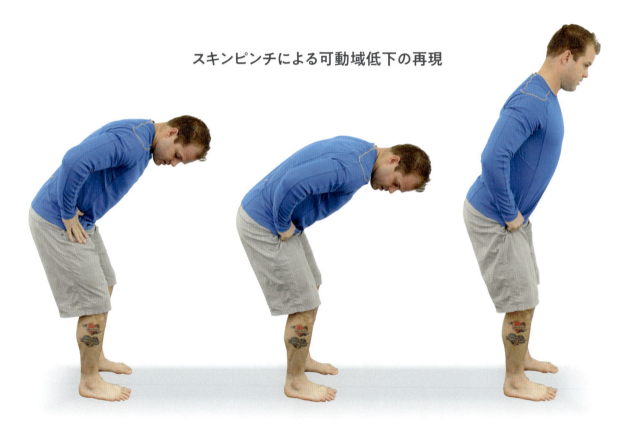

これは長時間座りっぱなしになり股関節が硬直した状況において、どのように代償がおこるかイメージしたいときにやってもらいたい。立ち上がり、股関節でヒンジを行い、股関節屈筋で皮膚を一掴みする。さて、その状態で身体をまっすぐ起き上がらせるにはどうしたらよいだろうか。腰を過伸展させて、膝を曲げなければならない。これがまさに長時間座ったときに起こっていることだ。股関節屈筋はあなたの日々の姿勢に適応し短く、硬くなる。

長時間座りっぱなしの後、股関節が固まるのは、身体がその姿勢に適応しているということである。私たちは、これを「適応的硬直」と呼ぶ。あなたは間違いなく、それを経験したことがあるはずだ。

　それを踏まえて、解決策を提案しよう。まずは座りっぱなしは20〜30分までに留め、立ち上がり、前後の可動域一杯まで動かす。また、股関節前面に対して可動性改善テクニックを行う（308ページの処方箋9を参照）。あなたが姿勢を意識して過ごしているなら、常に関節の動作を伴うことで硬直は起こらなくなる。これは、可動域を最大限にして、維持する方法の一つである。ヨガの太陽礼拝の目的には、睡眠の間に生じた硬直と組織変化の残存物を取り除くことがある。昼寝から目を覚ました猫が「伸びをする」のを見たことがあるだろうか？　同じことである。

　最大限の可動域を持つことで、さまざまな姿勢になることが可能になる。脊柱の整列を損なわず、膝と足関節を崩さずに、ディープスクワットまで下げて、地面で可動性トレーニングを行うことができ、肩を丸めずにオーバーヘッドでの作業ができると身体にとってどれくらい効率的だろうか。最大限の可動域での動作——生まれつきの可動域——が可能となり、関節と組織の機能的な安定姿勢を理解すると、代償動作（誤った動作）の必要性が減る。ヒトの身体は何重ものバックアップシステムを備えた優秀なマシンである。しかし、そのバックアップに頼る必要がない状況では、自然なバイオメカニクスを取り戻すのである。

　しかし、具体的に何をもって最大限、または正常な可動域なのか？　簡単な答えは「一般的な健常の成人が取れる姿勢まで」である。これらの形は、体操にあるような極端な姿勢ではなく、人体が本来当たり前に行えるものを指す。この後のページで、制限されている部位・範囲を特定するいくつかのテストを提供する。たとえば、テストで足関節で可動域を失っていることがわかれば、338ページの処方箋13を用いて、その部位の可動性を改善するのに役立てる。

　ベッドから出てすぐ、まだ十分に温まっていない身体でこれらの姿勢になることができる必要がある。ジムに行って、バーベルをつかんで、これらの動作が可能でなければならない。オーバーヘッドでの可動域を失っている人は、なぜ懸垂運動や水泳をするたびに肩を痛めるのかがわかっていない。その運動をする度に代償動作が起こり、肩関節を消耗しているのである。可動域の回復だけでなく、これらの姿勢を取る方法を学ばなければならない。ピストルスクワット（片脚スクワット）をする必要はないが、ピストルの形になることができる必要がある。

可動性の基準

ディープスクワットテスト

このテストが測定するもの
- 股関節屈曲
- 股関節回旋
- 内転筋と鼠径部の可動域
- ふくらはぎと足関節の可動域

　ディープ（最大限まで腰を落とす）スクワットは、誰もができる基本的な姿勢である。何かを持ち上げていようと、庭いじりなどをしていようと、基本的に、体勢を低くして何かを行うためにはこの姿勢が本来身体に適している。ほとんどの場合において、スクワットの深さは股関節の可動域に比例する。しかし現代社会で必要となる股関節の可動域は、比較にならないほど小さなものになっている。

　目的は背部を平坦にし、足部をできる限りまっすぐにし、膝を足部より少し外側に向けることである。筆者のハムストリングスがふくらはぎにのっていることに注目してほしい。

　背部を平坦にし、お尻を身体の下に回旋するように保てなければ、股関節屈曲、または足関節の可動域を失っていることを示す。膝を外に向けられないなら、股関節回旋を失い、内転筋や鼠径部が硬直している可能性が高いことを示す（308ページの処方箋9、316ページの処方箋10を参照）。足部をまっすぐにできなければ、足関節背屈（足部の上方への屈曲）の可動域を失い、ふくらはぎと足関節が制限されている可能性がある（330ページの処方箋12と338ページの処方箋13を実行してみてほしい）。

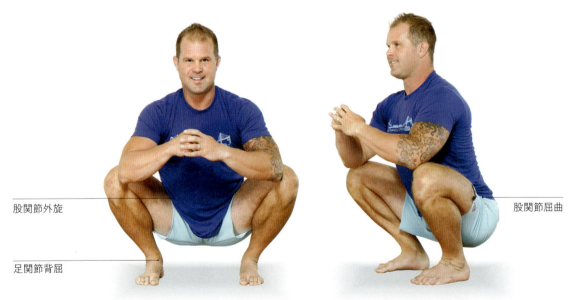

足部をまっすぐ（0～12度の角度）にして、肩幅より少し外側に配置する。股関節とハムストリングスに負荷をかけながら、膝を最大に屈曲し、ディープスクワットの体勢を取る。そのまま、足部は地面につけたまま、膝を外に向ける。この運動に関する詳細は116ページに戻って参照してほしい。

ピストルテスト

足部を離してスクワットを行っても、股関節、膝、足関節を最終域にまでは持っていけていない。ディープスクワットテストでは、股関節、膝、足関節の可動域を評価できるが、正常かつ最大限の機能性に達しているかまでは評価できない。このような理由で、ピストルテストは、非常に重要である。ピストルテストは最大限の股関節、膝、足関節の屈曲を測定する。このテストには2通りの方法がある。足部を揃えて、ピストルの形（上写真）またはディープスクワット（下写真）の体勢を取る。どちらのフォームも取れないようであれば、股関節、膝、足関節の屈曲が失われていることを示す。

このテストが測定するもの

- 股関節屈曲
- 膝屈曲
- 大腿四頭筋の可動域
- ふくらはぎと足関節の可動域

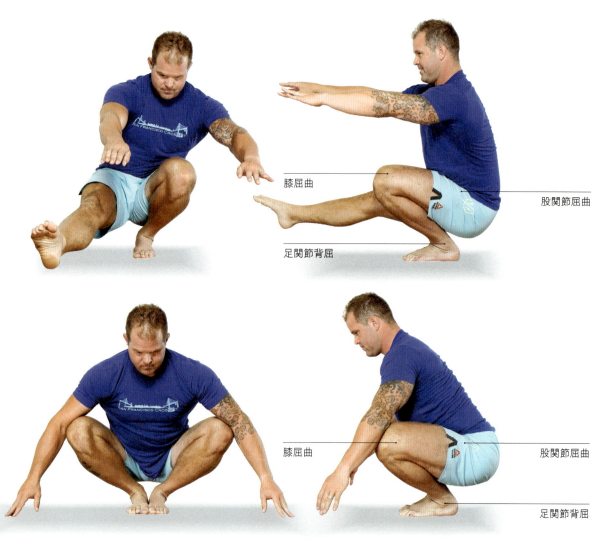

身体を下ろした状態（座位またはディープスクワット）から開始する。まずは両足を揃えよう。そして片脚を前方に伸ばし、逆脚に全体重をかけてバランスをとる。チェックポイントは背中を平らに保てているかと、軸足のつま先を正面に保ったまま同側の膝は外を向いているかどうかである。

ヒップヒンジテスト

このテストは、主に、股関節、殿筋、ハムストリングスといったポステリアキネティックチェーンの可動性を測定する。これを地面から物を拾う形と考える。この目的は、脚をまっすぐにして、背部を床と平行にすることである。脛を垂直に保ちながら、股関節を90度で屈曲できない場合、対処するためのトレーニングがある（302ページの処方箋8を参照）。

このテストが測定するもの
- ポステリアキネティックチェーンの可動性
- 殿筋の柔軟性
- ハムストリングスの柔軟性

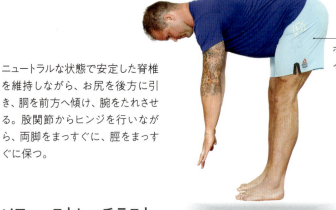

ニュートラルな状態で安定した脊椎を維持しながら、お尻を後方に引き、胴を前方へ傾け、腕をたれさせる。股関節からヒンジを行いながら、両脚をまっすぐに、脛をまっすぐに保つ。

ポステリアキネティックチェーンの可動域

ソファーストレッチテスト

ソファーストレッチテストでは、股関節の伸展可動域をテストする。これは大腿前面の組織の硬さを評価できる素晴らしい方法である。筆者がテレビを見ながらソファーに座って、このテストを開発したことから、この方法を「ソファーストレッチ」と呼んでいる。この形が不完全であると、ニュートラルな脊柱姿勢になって、維持することが難しくなる。背中を反らしたり、ハムストリングスとふくらはぎがくっついていないようなら、股関節伸展を失っているといっていいだろう。このセクションで解説しているすべての姿勢をとれることは重要であるが、このソファーストレッチテストは特に重要である。なぜなら、座位で硬くなる部位（股関節の前面）を強調しているためである。ソファーストレッチは座位とは正反対であるため、最初は途方もなく難しいと思うかもしれない。この形の可動域を失っている場合、308ページの処方箋9を参照。

このテストが測定するもの
- 股関節伸展
- 股関節屈筋の柔軟性
- 大腿四頭筋の柔軟性

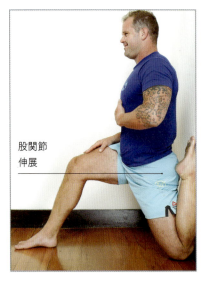

まず脛を壁に沿わすように、膝を床に置く。それからハムストリングスがふくらはぎに密着するように上体を持ち上げていく。

股関節伸展

オーバーヘッドテスト

オーバーヘッドテストは、肩の屈曲と外旋可動域を評価する。このテストで、肘をまっすぐに保てない、肩が前方に丸まる、または肘が横に突き出る場合、セクション7の肩の処方箋や肘の処方箋の1つを行う。不完全な位置づけは硬直した上腕三頭筋、上背部、または広背筋に起因しているかもしれない。

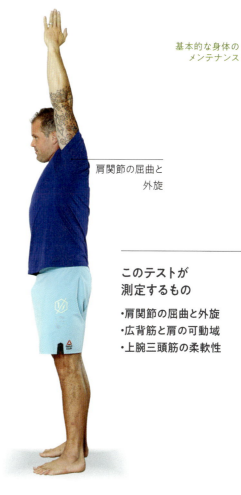

脊柱をニュートラルに保ったまま、頭の上に両腕を持ち上げる。腕は垂直にまっすぐでなければならない。肘はまっすぐでなければならず、肩は外旋させる。肩の外旋を行うために、母指は後方を指し、腋窩は前方を向く。

肩関節の屈曲と外旋

このテストが測定するもの
- 肩関節の屈曲と外旋
- 広背筋と肩の可動域
- 上腕三頭筋の柔軟性

肩の内旋テスト

手早くできるこのテストは肩の内旋を測定する。下の写真でわかるように、目的は手関節を肩と同じ、水平面に置くことである。腕を下げるにつれて肩が床から上がる場合、肩の可動域を失っていることを示す（270ページの処方箋3を実行してほしい）。肩の内旋の可動域を失っているなら、肩は前方に丸まっているだろう。

このテストが測定するもの
- 肩関節内旋

肩と腕が床にピッタリとつくように背臥位を取り、前腕を垂直にする。次に、肩が床から離れないことを意識しながら、手掌と前腕を地面へと下ろしていく。

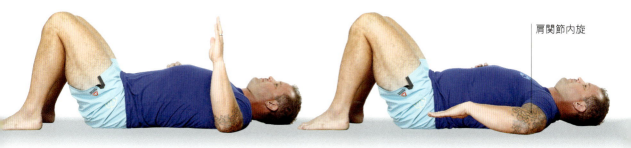

肩関節内旋

足趾・足部テスト

このテストは主に足趾の可動性を測定する。足趾は70〜90度で屈曲できるはずである。可動域を失っている場合、足部を外側に向けて歩くことで代償する可能性が高い。足趾と足部の可動性を改善するために、338ページの処方箋13を用いる。

このテストが測定するもの
・足趾の背屈

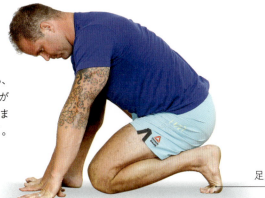

跪いたような体勢から、つま先を立て、足裏が少なくとも垂直になるまで足趾を反らしていく。

足趾の背屈

手関節テスト

手関節の硬さは前腕、手関節、手の構造が多くの緊張下にあることを示す。写真で示すように前腕を垂直にできない場合、前腕筋群が制限されている可能性が高い（問題を治すには、294ページの処方箋7を用いる）。

このテストが測定するもの
・手関節伸展
・前腕の可動域

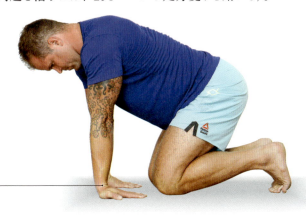

上記の体勢から、指先が後方を向くように回転し、前腕を垂直にする。

手関節伸展

セクション7で解説する可動性改善テクニックは確かに可動域の改善に役立ち、関節と組織が悪い姿勢を固める「ギプス」のようになるのを防ぐ。しかし、テクニックだけでは、単独で正常な可動域を回復させ、維持するのには十分でない。可動性改善は3つのアプローチの1つにすぎないことを覚えておきたい。正常なバイオメカニクスから外れ、身体のデザインにそぐわないライフスタイル（座りすぎやハイヒールを履くなど）への間違った適応がなくならない限り、硬くなり続ける。タイヤに穴が空いている限り、空気をいくら入れても意味がない。空気はまだ漏れ続ける。これは、あなたの身体に起こって

いることも同じことだ。可動性改善トレーニングを毎日行うことで、空気を入れることはできるが、不完全に動いて、一日中座り、飲んでいる水分を吸収しなければ、空気は穴から漏れ続ける。

　たとえば、あなたがアヒルのように足部を外側に向けて立っているとする。これはふくらはぎと足関節を硬くする運動パターンを強化する。アヒルのように立って、歩いている限り、どれほど可動性改善テクニックを試みても、足関節の可動性は損なわれたままである。しかし、足部をまっすぐにして立って動くようにした上で、可動性改善を行えば、ふくらはぎは硬くならず、足関節の可動性はゆっくりと確実に改善される。理学療法士の友人グレイ・クックは「硬いせいで、うまく動けないのか、うまく動かないから硬まるのか?」とよく問う。答えは両方だと筆者は考える。

　正しく動く、最適なライフスタイルを選ぶ、可動性改善トレーニングに毎日取り組むことに加えて、改善したい姿勢で毎日を過ごさなければならない。あなたの身体は長時間とっている姿勢に適応する。スクワットを改善したい場合、スクワットの一番下げた状態で多くの時間をかけなければならない。10分間のディープスクワットまたはサポートスクワット（116、117ページを参照）を行ってほしい。これが長すぎるようならば、分割して2分間のスクワットセッションを一日5回行う。

　言い換えれば、あなたが改善を必要としている姿勢でテクニックを行う必要がある。たとえば、オーバーヘッドの姿勢を改善しようとしている場合、オーバーヘッドの姿勢で、制限部位の可動性を高めることは道理にかなっている。体操選手の知り合いはいないだろうか。彼らは逆立ちで歩くことができるが、日々これを繰り返すことにより、競技で必要とされる肩関節の安定性と可動性を養っているのである。

　また、可動性の改善がもたらされたら、その新しく発見した可動域も、使用する必要がある。正常な機能になるよう組織を回復させて、「新しい」可動域を用いないというのは考えられない。たとえば、せっかくハムストリングスの可動性を高めたのに、ヒンジやスクワットを行わないなら、最初に機能不全を生じさせた以前の状態が繰り返される結果になる可能性が高い。鍵となるのは、運動の変化を実践の形で反映させることである。こういった理由で、スクワット、デッドリフト、腕立て伏せのような機能運動を最大限の可動範囲で行うことは非常に有益である。筆者はスポーツパフォーマンスの実践において、スクワットのようにアライメントを矯正し、組織の状態を回復させる性質を持つ運動を理解している。筆者は厳しいワールドカップの競争の最中でも、自転車選手に股関節機能を維持できるようにスクワットをさせるほどである。一日に数回のエアスクワットがあなたにどれほど影響するか想像してほしい。

Mobilization Methods
可動性改善メソッド

　セクション7で解説する可動性改善テクニックの多くは単純に見えるかもしれない。しかし、これらの写真の根底にあるのは、結果を最大化するのに役立つ、洗練されたシステムである。筆者はこれらを可動性改善メソッドと呼んでいる。これらの可動性改善メソッドを組み合わせることは身体にとって最大限の価値を提供してくれる。これらのテクニックを実行するうえで、使うツール——ローラー、数種類のボール、バンド——に関しても理解してほしい。

　たとえば、大腿四頭筋のスマッシュテクニックで、大腿四頭筋の組織面の回復に取り組んでいるとする（317、318ページ）。大腿四頭筋の下でやみくもに転がすだけでは、求める結果は得られないだろう。より戦略的なアプローチをとる必要がある。筋肉を一旦収縮させ、リラックスさせることで筋組織の深層に入り込む。そして、それにより筋肉の最も硬直した部位に効率的に圧を加えて緩め、もつれた組織にスマッシュ&フロスを行う。つまり、狙いは最も短い時間で最大限の変化を生じさせるよう、さまざまな手法を混ぜて、適合させることである。

スマッシュ

　スマッシュは筋肉と軟部組織の深層に入り込むための、基本的な圧迫テクニックである。改善したい部位にボールやローラーを置き、体重をツールに圧をかける（317、318ページの大腿四頭筋のスマッシュ参照）、またはツールに狙った部位を押し付ける（296、297ページの前腕のスマッシュ参照）。

　可動性改善テクニックに不慣れなときは、スマッシュを行うとき、若干の痛みや不快感を感じるだろう。ポイントは、呼吸に集中することである。敏感な部位にスマッシュを行うと、収縮して、息を止める傾向がある。そこで、深呼吸して、呼息しながらリラックスする。これにより、可動性改善ツール周辺の筋肉をリラックスさせることができる。

大腿四頭筋のスマッシュ

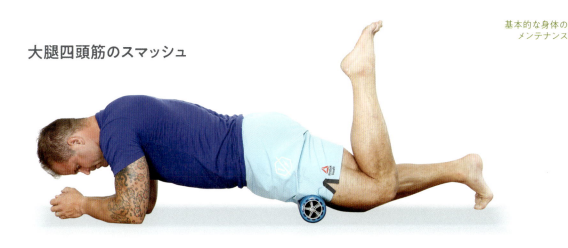

前腕のスマッシュ

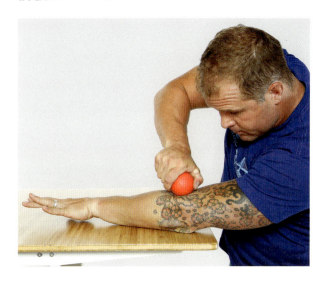

コントラクト&リラックス

　コントラクト&リラックスは、固有受容性神経筋促通法（proprioceptive neuromuscular facilitation：PNF）のテクニックである。このテクニックは、可動域と組織面の可動性を改善するために広く使われている。自発的で用途が広く、筆者が気に入っている可動性改善メソッドである。このテクニックは、次のように作用する。

　たとえば、次ページにある古典的なハムストリングスの「ストレッチ」を行うことで、脚の可動域を改善しようとしている場合、可動域の最終域で、筋肉を収縮させ、5秒間保持することで緊張を増やす。それから、急に緊張をリリースする。緊張をリリースすると、可動域が広がり、より深く動かすことができるようになる。このより深い状態で10秒間保持してから、このプロセスを

繰り返す。
　コントラクト&リラックスは、筋肉の機能を制限している中枢神経系にアプローチしている。改善しようとしている関節の可動を制限する筋肉を力強く収縮させることは、収縮性組織（筋肉）で変化を促進するために、筋骨格系、神経系の特徴を利用する。

組織面のコントラクト&リラックス

コントラクト:

足が下りるようにハムストリングスを収縮させつつ、バンドを用いて足の位置を保つ。

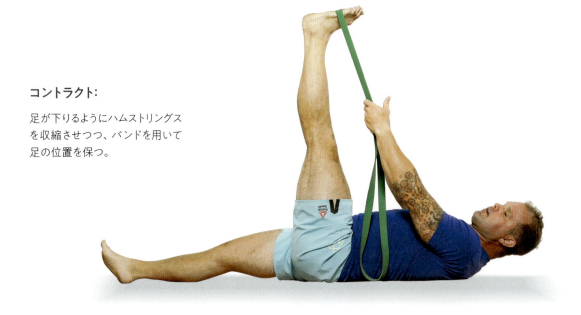

リラックス:

5秒後に、緊張を緩め、広がった可動域一杯まで足を更に引っ張り10秒間保持する。それから、少なくとも2分間、あるいは変化が起きなくなるまでコントラクト&リラックスを繰り返す。

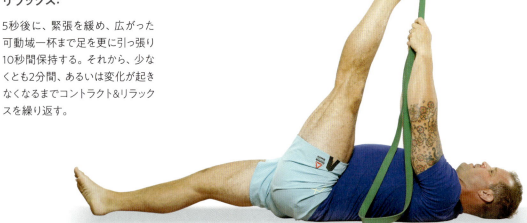

組織面の可動性改善に取り組んでいるとき、通常は次のように実行する。たとえば、大腿四頭筋に対してフォームローラーを転がしていて、ホットスポット（体重を完全に乗せられない、または乗せると息を止めずにはいられないほど痛むポイント）に当たると、身体はこの部位周辺で自然に緊張する。身体をリラックスさせて、こわばった組織にローラーを深く沈ませるには周囲の筋組織を一度収縮させることである。5秒間収縮させた後、リラックスして、ローラーに深く沈ませる。この状況でコントラクト&リラックスを用いることは、問題となる部位に深く入るだけでなく、うっ血した組織の緩和ももたらす。数回のサイクルを行うと、最初の緊張と無意識の収縮が消えたことに気がつくだろう。あなたはその組織に緩和をもたらしたことになる。コントラクト&リラックスは、筆者が患者の筋肉と軟部組織からの適切な固有受容感覚を取り戻してもらうのに用いるテクニックでもある。

滑走面のコントラクト&リラックス

コントラクト:

できる限り多くの体重をローラーにのせる。硬い部位で回転させるときは、脚を伸ばして、大腿四頭筋を収縮させ5秒間保持する。

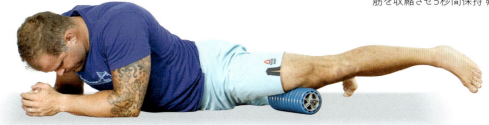

リラックス:

5秒後に、脚をリラックスして、ローラーを大腿四頭筋に沈ませる。体重を完全にローラーにのせることができるまで、このプロセスを繰り返す。

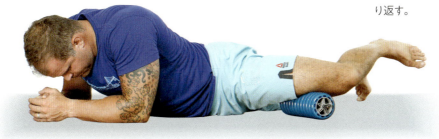

スマッシュ&フロス

あなたの身体は、相互に複雑につながりあった組織──（少し例を挙げれば）皮膚、筋肉、腱、筋膜──のネットワークである。滑走面の回復とは、もつれて機能が低下した組織にアプローチすることを意味する。この組織は、痛みや傷害につながる機能不全を引き起こす。スマッシュ&フロスは、組織の層の間に存在すべき滑らかな組織面を回復させる重要な方法である。

まず、ホットスポット、または悪化している部位にスマッシュを、または圧迫をする。それから、できる限り多くの可動域を得ることで、あらゆる方向に四肢を動かすフロスを行う（「フロス」とは「運動」を指す）。これはアクティブリリーステクニック（ART）のコンセプトとよく似ている。ARTも運動と同時に圧迫を用いて、くっついてもつれてしまった組織を分離する。

敏感な部位や筋肉の位置を特定した後、可能な限りの体重をボールやローラーにかけ、その状態で可能な限りその筋肉が作用するよう四肢を動かす。これらの例では、筆者は体重をボールまたはローラーにかけながら、脚を伸展・屈曲させている。

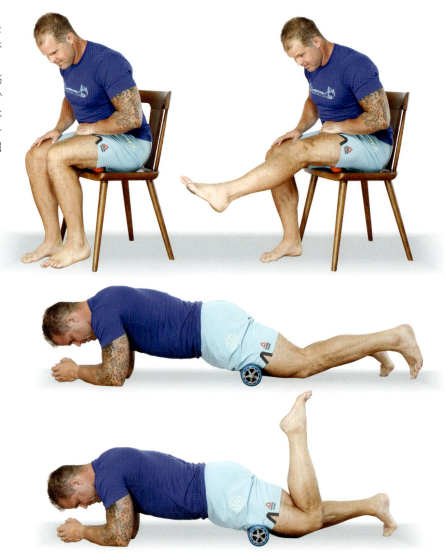

バンドを使ったフロス

　イスに深く座ることで大腿骨は寛骨臼から前面の関節包に圧をかけ、硬直させる。関節包は厚い線維性の袋であり、大腿骨骨頭を寛骨臼で保持する役割を持つ。

　一日中座っていると、大腿骨は寛骨臼のあるべき中央にとどまらずに前面に押し出された状態となる。するとディープスクワットを行うたびに、大腿骨は寛骨臼前面を打つ。股関節前面の「つままれたような」感覚や痛みは、関節包内にある大腿骨の悪い姿勢に起因するインピンジメントの可能性がある。関節内で空間や運動を生じさせるためのバンドを用いて、大腿骨骨頭をあるべき中央に引っ張る。

　筆者はこれにジャンプストレッチバンドを用いる。この厚いゴムバンドで、関節窩内における関節の動き方を変えることができる。専門的にいえば、バンドを用いることで関節の位置と正しく関節を形成する能力をリセットするということだ。バンドで関節を牽引し、動作「フロス」を行う。

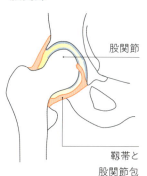

股関節

股関節

靱帯と股関節包

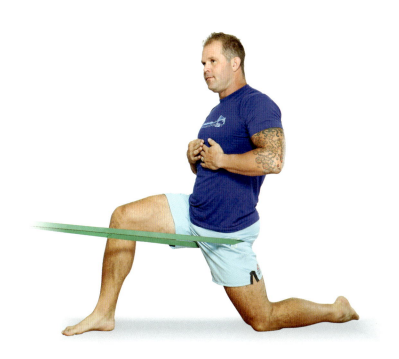

　バンドは大腿骨の位置をリセットするのに役立つのに加え、関節包制限を扱うのにも役立つ。関節包が硬くなると、その組織強靭な性質により、一般的な可動性改善メソッドで変えるのは難しい。これがどのように作用するのか理解しやすいように、一端が薄く、逆側に行くにつれ厚くなるゴムバンドを想像する。ゴムバンドを引っ張るとき、何が起きるだろうか？　薄い側でさらに

伸びるだろう。これは古典的なハムストリングスのストレッチにおいて、脚を最終域に動かすとき、お尻近くより膝裏でより引っ張られる力を感じる理由である。股関節の関節包はゴムバンドの厚い端のようなものだ。バンドを用いれば、厚い組織への可動性改善の力を等しく生じさせる。

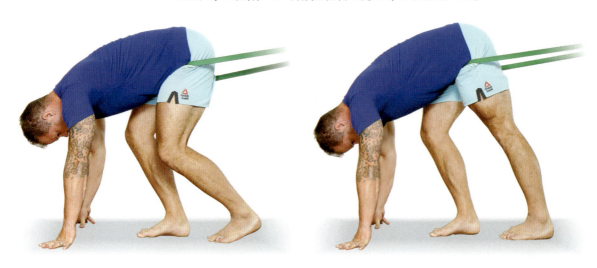

バンドは関節包制限を取り除くのに役立つ。バンドを用いるときは、バンドを通して、制限とは反対側で緊張を生じさせる。股関節の前面の柔軟性を高めようとしている場合、バンドは前方へ引っ張る必要がある。ハムストリングスに取り組んでいる場合、バンドは写真で示すように後方に引っ張る必要がある。

プレッシャーウェーブ

　この方法は、ボールやローラーを対象部位に置き、体重をツールに乗せ、ツールが軟部組織の奥深くに入るようにする（これは基本的なスマッシュである）。ポイントはリラックスして、筋組織で最も深部の層に沈めることである。次に、変化をもたらしたい部位で、ゆっくり転がしてプレッシャーウェーブを生じさせる。体重はできる限りツールにのせる。理想的には、筋肉の線維に沿って行う必要がある。たとえば、次のページの写真では、筆者は大腿四頭筋に沿ってスマッシュを行っている。これは肘をこぶの上でゆっくりと前後させる感覚に近い。鍵は、ゆっくり動かして、バランスを取るように全体重をボールやローラーにかけ、組織がリラックスしてツールに入り込むようにする。

　ゆっくり動かすほど、大きな圧迫を扱えるようになり、組織はより多くの利点を得ることになる。速く動かすと筋肉に力が入ってしまい、効果が低下してしまう。プレッシャーウェーブは、氷床を突進する砕氷船のようなイメージで、固まった筋肉を砕いていこう。

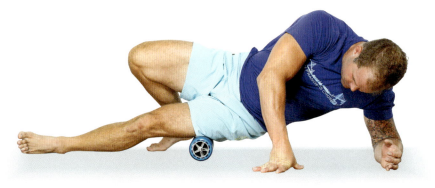

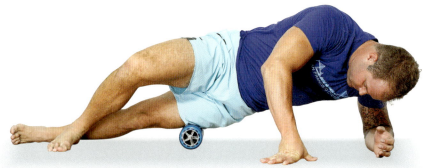

ローラーやボールにできる限り体重をのせ、筋肉の目に沿ってゆっくりと回転させる。ボールを対象部位に押し込む。圧迫を維持しながら、ボールを自分の肉にねじ込むことで軟部組織と皮膚のゆるみをとる。

タック&ツイスト

　タック&ツイストは組織間スライドを改善するもう一つの方法である。ボールを軟部組織に押し込み、そのままねじ込む。狙いは軟部組織と皮膚のゆるみを巻取り、より正確に制限がある部位にアプローチをかけることである。血行が弱い部位、または下にある組織や骨に取り付けられた皮膚でこのテクニックを用いる。たとえば、鎖骨近くの頚部前面、手、手関節、肘、足関節のような部位である。

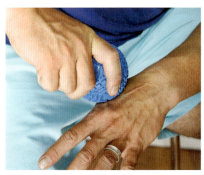 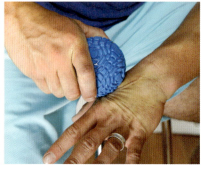

圧迫を維持しながら、ボールを自分の肉にねじ込むことで軟部組織と皮膚のゆるみをとる。

Mobility Tools
可動性改善ツール

　本書の序文において、可動性改善メソッドを行うためにいくつかの器材を必要とすると述べた。これらのツールをまだ持っていなくても、心配することはない。家にあるものを使って即席で作ることもできる。たとえば、ローラーとしてワインボトル、ペットボトル、麺棒なんかも使うことができる。テニスボール、ラケットボール、野球ボールのような比較的小さいボールから、ソフトボールのような大き目なボールも使うことができる。肝心なのは創造的になることだ。「ツールがないのでできない」という言い訳は聞きたくない。想像力を用いて、手近にあるものを利用しよう！

　家にあるものはなんでも対象になるが、専用ツールにはメリットがある。この理由から、各種選択肢のリストを記載した。これらのほとんどはオンラインショップやスポーツ用品店で見つけることができる。

　どの可動性改善ツールが最も便利か。その答えは完全に個人の好みによる。筆者は、最も基本的で安価な選択肢から始め、それから好みに応じてアップグレードすることを提案したい。

　選択するうえで、痛みや組織の耐性も考慮すること。普段、強めのマッサージ（スポーツマッサージ、タイマッサージ、ディープティシューマッサージなど）を受けることができているなら、ラクロスボールのような硬めのツールを推奨する。難しければ、テニスボールや柔らかいセラピーボールから始めることを推奨する。

ローラー

　フォームローラーは、最も一般的な可動性改善ツールである。これは複数の筋群に対して、大きく分散した圧迫を生み出すのに適したツールである。組織にスマッシュを行うのに大きな表面積を持つという点で、手掌や足底を使ったマッサージと同様の効果を持つ。

　スマッシュに不慣れなら、フォームローラーをまず試してみてはどうだろう。柔らかいものと、硬いものがあるが、組織に本当の変化をもたらすためには、より多くの圧迫と剪断を生じさせる硬いものの方が望ましい。柔らかいものから始め、変化を感じなくなる、またはフォームローラーが必要な圧迫を与えなくなれば、硬いツールにアップグレードしてもよいだろう。たとえば、太めの塩ビパイプなども使えるが、溝があり、可動性テクニック用に設計されたMobilityWODのバトルスターがあれば文句なしだ。

　一般的な柔らかいフォームローラーで痛みの反応が起きるのは、組織が本当に機能不全となっているサインである。

適したテクニック

複数の筋群のスマッシュ、コントラクト&リラックス、プレッシャーウェーブ、スマッシュ&フロス

ツールの選択肢

フォームローラー、バトルスター、ワインボトル、塩ビパイプ、バーベル

フォームローラー

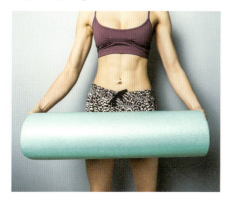

バトルスター(小)とバトルスター(大)

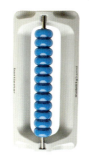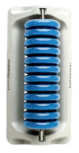

www.mobilitywod.com/product/battle-star

小さいボール

　ローラーとは違い、ラクロスボールのような小さいボールは、特定のホットスポットや問題となる部位をピンポイントで狙うのに優れている。つまり、小さいボールは小さい部位を対象とするのに用いる精密なツールである。ローラーを手掌に例えるならば、小さいボールの利点は肘によるマッサージを提供する。小さいボールに関する素晴らしい点は、どこでも持ち運べることだ。あなたが机に縛られるなら、小さいボールを持ち歩いてもよいだろう。

　ローラーと同様に、いくつかの選択肢がある。筆者は通常、ラクロスボールを推奨する。組織に深く沈むほど硬く、基本的なタック&ツイスト、スマッシュ&フロスを行えるほどグリップがある。加えて、安価に手に入れることができる。アップグレード版を求めている場合、スーパーノバ(80mm)はさらに

適したテクニック

ピンポイントなスマッシュ、コントラクト&リラックス、プレッシャーウェーブ、タック&ツイスト

ツールの選択肢

ラクロスボール、スーパーノバ(80mm)、セラピーボール、テニスボール、野球ボール、ラケットボール

高いグリップがある。スーパーノバの溝は、最適な可動性改善テクニックのために組織の層を分離するように設計されている。フォームローラーを使うのを好むなら、セラピーボール、ラケットボール、テニスボールのように少し柔らかい小さいボールで始めることを推奨する（注意：テニスボールはテニスのために設計されている。そのグリップと柔軟性は、可動性改善トレーニングに理想的ではないが、ほかに適切なボールがない場合、またはラクロスボールのような硬いボールに移行する途中で役立つ。空洞のボールはつぶれやすく、可動性を高める効果が薄くなる）。

ラクロスボール

スーパーノバ（80mm）

www.mobilitywod.com/
product/supernova-80mm

テニスボール

大きなボール

小さいボールが肘でマッサージをすることに似ているなら、大きなボール（ソフトボール、スーパーノバもしくは、ミニメディシンボール）は膝で行うマッサージに近いかもしれない。広いボールは大きな表面積を持つため、効果は急激ではない。しかし、殿筋、ハムストリングス、大腿四頭筋、胸部のような大きな筋群を対象にするには適している。大きなボールは、大腰筋、腹斜筋、腰方形筋といった胴を覆っている筋肉に対して、スマッシュを行うのにも適している。

最も基本的な選択肢はソフトボールである。唯一の問題は、ほとんどのソフトボールがなめらかで、皮膚に引っかからないことである。理想的には、スーパーノバのように、皮膚と下にある組織にアプローチする、ざらざらした表面や溝を持つボールがよい。スーパーノバが持つ溝により、タック＆ツイスト（239ページ）やスマッシュ＆フロス（236ページ）を行うことができる。

スーパーノバ

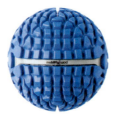

www.mobilitywod.com/
product/supernova/

ソフトボール

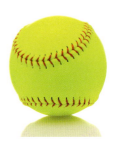

弾力性のあるボール

オモチャ屋のカゴで売っているような、直径20cm程度の弾力性のあるボールも利用することができる。その利用法は腹部スマッシュである（286、287ページを参照）。子供用のボール、しぼんだバレーボール、サッカーボール、小さいメディシンボールが使える。

サッカーボール　　弾力のあるボール

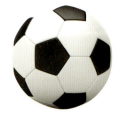
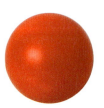

適したテクニック

全腹部スマッシュ

ツールの選択肢

22.5センチの小児用ボール、へこんだバレーボールまたはサッカーボール

ダブルボール（ピーナッツツール）

2個のラクロスボールをアスレチックテープでくっつけたダブルボール（ピーナッツツール）は本来、胸椎の可動性改善のために考えられた。このツールを上背部に用いることで、1つの脊柱運動分節（椎骨）に照準を合わせることがきる。これにより、より焦点を絞った胸椎の可動性改善に役立つ。ピーナッツツールで、大腿四頭筋外側、前腕、上腕三頭筋といった他の部位の可動性を高めることもできる。

適したテクニック

体幹の筋組織と大きな筋肉を対象にする、コントラクト&リラックス、スマッシュ&フロス、タック&ツイスト

ツールの選択肢

2個のラクロスボールまたはテニスボールをテープでくっつけたもの、ジェミニ

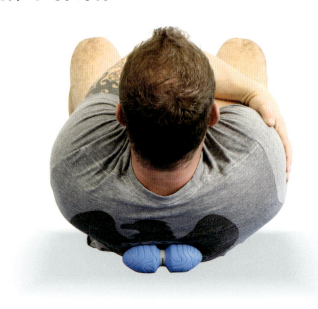

他のツールと同様に、いくつかの選択肢がある。筆者のお気に入りは、2個のラクロスボールをテープでくっつけたものである。

ステップ1

ステップ2

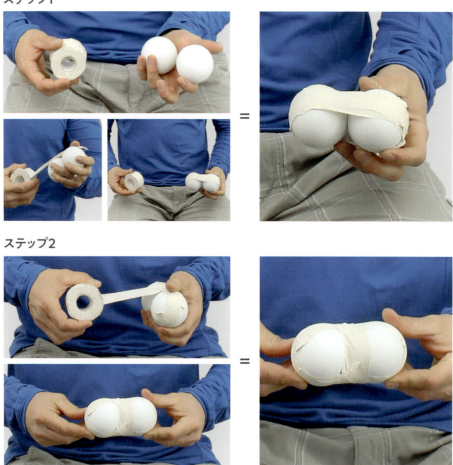

ジェミニはもう一つの素晴らしい選択肢である。2個のラクロスボールやジェミニが硬すぎるなら、2個のテニスボールをくっつけてもよい。犬用のおもちゃや似た形状のツールを使ってもよい。

ジェミニ

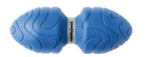

www.mobilitywod.com/product/gemini

バンド

　単純なゴム製のジャンプストレッチバンドを可動化ツールキットに加えることはとても有益である。主に股関節と肩の関節包制限を対象にするために、バンドは簡単な方法である。特定の可動性改善テクニックと併せて、バンドを用いてもよい。たとえば、古典的なハムストリングスストレッチ（322、323ページ）を行うとき、足部をバンドにかけて、足部を身体のほうに引っ張る。よりよい選択肢として、MobilityWODのローグモンスターバンドを使うのであれば、適しているのは抵抗が「軽め」（緑色）、「平均的」（黒色）である。軽めのバンドは小さく軽い人向きで、平均的なバンドは抵抗が大きく、重い人向けである。基本的にはローラーやボールと同様に、バンドも詰まるところ、個人的な好みになる。

適したテクニック

関節の位置を正常に保った可動性改善、特定の可動化を促進する、コントラクト&リラックス、バンドを使ったフロス

ツールの選択肢

ローグモンスターバンド

後部筋群のフロス

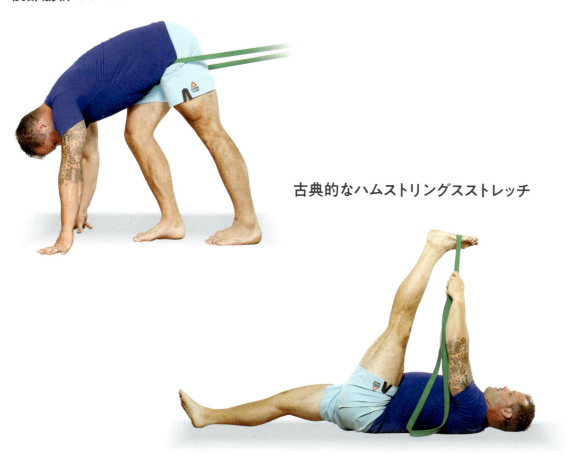

古典的なハムストリングスストレッチ

Mobility Guidelines
可動性改善に関するガイドライン

　忙しい時間を最大限活用して、安全に行えるように、筆者は可動性改善テクニック（セクション7にある14の処方箋を構成する）を行うための一般的なガイドラインを作成した。実際にテクニックに取り組む前に、各ガイドラインをよく読んで、理解してほしい。

感じたことに従う

　軟部組織が正常かどうかは、どうやってわかるだろうか？　それは単純である。たとえば大腿四頭筋に圧迫を加える、または圧縮する場合、正常であれば痛みを感じるはずがない。つまり、ボールやローラーに体重をかけて、痛いということは、組織が硬くなり、制限され、凝って、もつれていることを示す。簡単にいえば、可動性を高めるにあたって、痛みを感じるなら、組織は正常ではないということだ。ボールやローラー周辺で生じている緊張は、その部位において内在する硬さを強調している。正常な組織は、局所に加えられた圧に適合することが可能である。

　これは、身体のどの部位に注意を向ける必要があるかの判別方法の一つとなる。たとえば、大腿四頭筋に対してローラーでスマッシュを行う場合、その中で特定の部位に痛みが出る可能性が高い。つまり、硬く、きつく、正常でない部位である。制限された組織の部位に当たると痛みを感じるが、それを過ぎて動くと、痛みは存在しない。これはなぜなら、柔軟な（正常な）組織は圧迫下で疼痛反応を誘発しないからである。

　しかし、可動性改善による痛みや不快感と、テクニックによる損傷を示す痛みの区別はつけなければならない。それほど難しく考える必要はない。ここで「感覚に従う」というルールが役立つ。傷めている。あるいは悪化させていると感じるなら、おそらくその通りである。拙著『Becoming a Supple Leopard』で示したように、裂けているように感じるなら、何かがおそらく裂けている。熱い、焼けるような痛みを経験するなら、身体は何かがおかしいと

伝えているのだ。ひどい股関節インピンジメントがあるように感じるなら、答えは何だろうか？　ひどい股関節インピンジメントが起きているのだ。そのような場合、問題を悪化させるだけなので、問題のある部位での可動性改善トレーニングを続けないこと。

　可動性を高めることは不快で、多くの場合、痛みを伴う。しかし、圧迫で痛みを伴う部位を見つけたら、圧迫を止めると痛みは止まる。それこそが取り組むべき箇所の特徴だ。息を止めなければならないほど痛いようなら、圧迫が深すぎることになる。何よりもまず、あなたの直観を尊重することだ。

　筆者がよくいうのは「痛みの洞窟には入ってはいけない」だ。人は、自身を傷つけ、痛みを無視し、極度に苦痛を感じるように追い込むことができる。あなたの可動性改善テクニックは、このようなストイックさをまったく含めないようにすべきだ。痛む洞窟の入り口に立っても入らないこと。可動性を高めることは不快かもしれないが、耐えられないものであってはならない。決して無茶せず、一貫した継続が重要となる。それでも身体はあなたが想像するよりも早く正常化されるだろう。私たちの身体は、素晴らしい回復と適応能力を持っている。何歳であろうと、組織がよくなるように変化する。

狙った部位で変化が起きるまで、またはそれ以上変化しなくなるまで行う

　特定の体勢、たとえばディープスクワットの体勢での可動性改善、あるいは大腿四頭筋のような筋組織へのスマッシュを行うなど、基本的には少なくとも2分間その姿勢や部位にとどまることだ。それが、組織にプラスの変化をもたらす、または可動域を改善するための最短時間だ。治療家としての筆者のルールは制限された部位で、変化が起きるまで、またはそれ以上変化しなくなるまで可動性改善テクニックを行う。患者の肩の可動域を改善しようとしているとしよう。狙った部位に対して最低2分間可動性改善を行う。まだ変化が起きている場合、つまり、関節や組織の可動域が改善し続ける、または組織の柔軟性が回復している場合、継続する。変化が止まるとき、つまり、可動域がもはや改善されない、または組織の硬さがもはや減らないとき、次の部位に移る。

　ここで、過度な可動性改善というものがあることも知っておいてほしい。10～15分間の可動性改善セッションで、もつれを解消し、最大限の組織と関節の可動域に達することは難しい。だからこそ、可動性改善にはライフスタイルと日常的な実践が必要となる。しかし、ここで気合を入れすぎて、1部位に30分以上もかけるようだと、過度な可動性改善で組織を痛めてしまい、数日間痛みが残ることになる。

さらに関連性のある例を挙げよう。たとえば、大腿四頭筋にスマッシュを行っているとする。最初、コントラクト＆リラックスとプレッシャーウェーブを行うごとに緊張は減っていくことに気づくだろう。前述した可動性改善の方法を用いることで、筋肉が実際にゆるんでいるのを感じる。しかし、2分以上行ったあるポイントから、緊張の度合いに変化がなくなってくることに気づくだろう。どの方法を用いるかは問題ではないが、一定の状態から変化がなくなってくる。サイズ、可動域、こわばりの度合いが変わらなくなってくる。こうなれば、別の部位に移るタイミングとなり、その上部か下部での可動性改善テクニックを行う。いつ、どう変化させるか理解しやすいように、チェックとリチェックのモデルを用いる。

チェックとリチェック

効果の判断基準としては「変化を観察できるか」「変化を感じることができるか」という2点だけだ。変化は観察可能で、計測可能で、反復可能でなければならない。変化を観察できない、または直接測定できない場合、行っていることは作用していないことになる。非常に単純なモデルである。つまり、セクション7の処方箋の1つに取り組む前に、改善しようとしている運動や姿勢、または解決しようとしている問題の現状把握が重要である。

股関節伸展の可動域や支えられたニュートラルな状態で立つ能力を改善しようとしているとしよう。股関節の可動域を改善する可動性改善の処方箋（308ページの処方箋9）を行う前に、安定したニュートラルな姿勢をとり、確認する。これが「チェック」である。股関節がどれくらい伸展できるか、骨盤が傾いていないか、姿勢を保つのにどれだけ力んでいるか、といったことの自問自答を行うのである。主に股関節伸展を改善することを意図しながら処方箋を行う。可動性改善テクニックのシークエンスを完了したら、再び同様の確認「リチェック」を行う。楽にまっすぐ立てるだろうか、骨盤をニュートラルに保てているだろうか、股関節の伸展が大きくなっただろうか。これらの質問に対する答えが「イエス」なら、可動性改善テクニックが作用したことがわかる。また、どのテクニックが一番大きな効果があったかの判断基準となる。

痛みは、チェックとリチェックのよりわかりやすい指標である。シークエンスを開始する前に、注意をして痛みの程度を把握する。そして症状に対して効果的だと思う処方箋やテクニックを行う。その後、痛みは改善したか、悪化したか、同じままだろうか。痛みが減ったようなら、正しく作用したことがわかる。変化がないようであれば、別の部位でトレーニングを行うか、別のテクニックを行う必要があるかもしれない。もし悪化したようであれば、可動性

改善テクニックを止め、専門家の助けを求める。チェックとリチェックの重要性を強調しすぎることはない。これは何が作用するか、しないのかを判断し、やみくもに行うのではなく最も能率的な解決案を見つけ出してくれる。また、トレーニングにおいて能動性を促し、目的を明確化してくれる。

可動性改善においても、バイオメカニクスを常に意識する

　ほとんどの人々はジムでトレーニングするとき、またはスポーツをするときは、姿勢に関して高い感覚を持っている。よい姿勢は身体の効率性を向上し、パフォーマンスを最大化し、障害のリスクを減らすことを知っているからだ。

　本書の初めに、これと同じ考え方を日常生活に適用するよう求めた。それは動物としてのヒトの能力を向上させることが目的としてあるが、せめてデスクバウンドに起因する損耗を最小限にするということもある。これと同じ意識を可動性改善テクニックに適用する必要がある。可動性を高めるときに最もよくある間違いの1つは基本的な身体の原理（セクション2を参照）を無視することである。たとえば、背部を過伸展させて可動性を高める、または肩を前方に丸める場合、柔軟性を高めることに意識が向き、その間、間違ったバイオメカニクスを身体にしみ込ませているのである。

　可動性を高めている間、バイオメカニクスを常に意識する。座る、立つ、動く際に、悪い姿勢になれば、行っていることを止め、姿勢を直し、よい姿勢で再び始めるようにする。これに従えば、あなたが求める結果を与えてくれるだろう。

能動的かつ創造的になる

　セクション7では、各可動性改善テクニックを実行する方法に関して詳しく説明する。また、各テクニックを行うときに対象とする部位に関しても説明する。しかし、それはあくまでガイドラインとみなしてほしい。つまり、説明どおりにそのまま可動性改善を行う、または部位の可動性を高める必要はない。

　ほとんどの場合、特に写真に関しては、1つの部位のみ、または、いくつかの運動や特定の可動性改善を適用できる選択肢を示しているのみである。

　言い換えれば、説明どおりにテクニックを実行することだけに限定しているわけではない。結局のところ、弱った部位、制限箇所、硬直部位や実際の言葉に表現するのが難しい感覚など、あなた以上にあなたの身体のことを把

握できる人はいない。バイオメカニクスを優先させて、可動性改善メソッドを用いる限り、どこの部位にどのように行ってもよいのである。筆者はこれを「インフォームドフリースタイル」と呼ぶ。これは原理（整った身体、メソッド、など）に基づき、あなたの狙った部位にあなたにあった手法を選べる自由度の高いものとなっている。これが意味するのは、可動性改善テクニックを行っているとき、写真で示されているものとは異なっているかもしれなくても、問題ないということだ。能動的かつ創造的になることだ。自分にとって最適な方法を探求してほしい。

Section 6

基本的な身体の
メンテナンス

Section 7

可動性改善の処方箋

Mobility Prescriptions

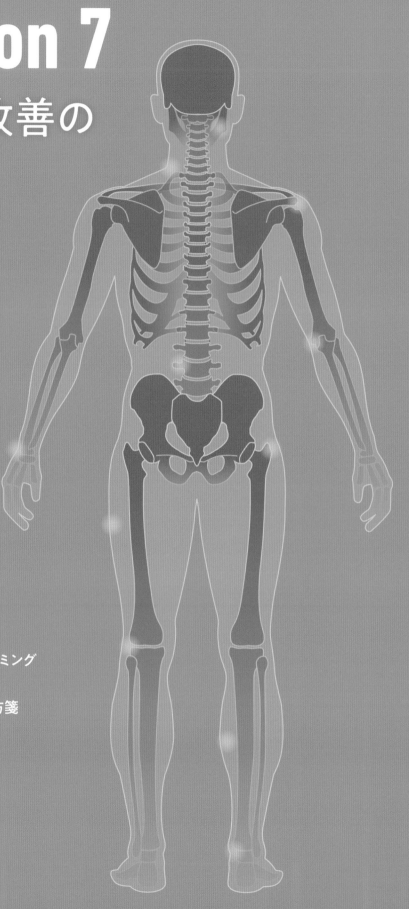

Programming for Mobility
可動性のためのプログラミング

Whole-Body Mobility Prescriptions
全身の可動性改善の処方箋

関節、筋肉、腱、靱帯、骨、神経の痛みや傷害の緩和、可動性の改善に対して、特効薬となるテクニックは一つもない。安全に、効果的に動くための能力を改善するためには、システマティックなアプローチを必要とする。可動性改善システムの概要はすでに伝えたので、次のステップは扱いやすいシークエンスにまとめることである。筆者はこれらのシークエンスを「処方箋」と呼んでいる。

このセクションでは、身体の各部位をカバーする13の可動性を改善する処方箋を解説する。加えて、多くのデスクワーカー向けに調整した、多様に対応できる日常の処方箋も提供する。各処方箋は3つ、または4つの可動性改善テクニックから構成され、終えるのに8〜18分かかる。これら14の処方箋は、毎日行う身体のメンテナンスの手引きと考えてほしい。

処方箋に取り組むとき、「いつ行うのが最適か」と疑問に思うかもしれない。これに対しては、痛み、こわばり、制限を感じるとき、またはできるときにするべきである、というのが無難な答えだろう。しかし、トレーニングの効果を少しでも上げるために、もう少し具体的な話をしよう。

1日の始まり

寝ている間に固まってしまった可動域を広げるためのテクニックがおすすめである（226〜231ページを参照）。朝起きたときに筋骨格痛を感じるようなら、軽めのスマッシュも有効だろう。

1日を通して

可動性改善テクニックを1日のスケジュールに組み込むことは、問題を予防する最高の方法である。処方箋のすべてのテクニックを行う必要はない。一度に1つだけでよい。組織間の可動性改善や、動的なテクニックがおすすめだ。

エクササイズ前のウォーミングアップ

エクササイズ前に行う目的は、身体を温めることである。動的なテクニックで、身体をスポーツやエクササイズのために準備をする。たとえば、重量挙げを行う場合、軽いスクワット系の運動でウォーミングアップを行う。トレーニングの前にはスマッシュと可動域一杯のストレッチは避ける。安定性とバイオメカニクスを損なわせ、故障のリスクを増加させるためである。

エクササイズ後のクールダウン

身体が温まっているこのタイミングは、関節や筋肉の可動域の向上に最も適している。筋反射を利用したテクニックが適しているだろう。

寝る前にほぐす

軟部組織の可動性改善は、リラックス状態に入るのに役立つ。スマッシュを用いたテクニックは、リラックスしたいときに最適だ。

Programming for Mobility
可動性改善のためのプログラミング

　可動性改善を実践することは、身体に対してできる、最高のサポートである。しかし、身体を整え、安定させる方法（セクション2を参照）を学んだり、日中の活動レベルを上げるのと同じように、可動性の改善にも学習曲線がある。習慣化させて、身体に染み込ませる必要がある。さらにいえば、どの可動性改善テクニックが最も作用するか、また、筆者が「プログラミング」と呼ぶ個々人に応じたシークエンスにまとめる方法を理解するのに時間がかかる。各々で必要となるシークエンスは異なるだろう。私たちはそれぞれ、特有の問題があり、その問題に対して最も有効なテクニックとツールがある。処方箋に飛び込む前に、プログラミングの基本的な指導原理を復習しよう。

　それぞれの具体的な可動性改善の処方箋をこれから示すが、それらはあなたを正しい方向に導くための、「レシピ」のサンプルにすぎない。最終的な目標は、あなた個人の、毎日の問題と必要性に応じたプログラムを作り上げることである。それによって、新たに生じた問題に対しても、すぐさま対応できるようになる。たとえば、長時間、車の運転をすることになれば、影響を最小限にするために何をする必要があるかわかるだろう。または、かがんだときに腰で鋭い痛みを感じても、その部位に役立つテクニックを選ぶことができる。付け加えれば、このセクションにおいて解説している処方箋に限定することはないのだ。あなたにとって一番効果のあるテクニックを見つけ、問題の部位、種類、程度に合わせたシークエンスを作成する。

　とはいっても、いつも「可動性改善テクニックのなかで、最も大事なものは何?」という質問をされる。

　しかし、処方箋を固定化してしまうと、柔軟性を失い、かつ盲目的になってしまいがちになる。たとえば、4つの優れた可動性改善テクニックを毎日行っていたとしても、新たに生じる問題を見逃したり、そのやり方に固執してし

まうことは、本書の望むところではない。

　ソファーストレッチ（311、312ページ）のようなテクニックは、誰もが恩恵を受けると断言できる。ほとんどの人が座ることで、不完全な股関節機能を生じさせているからだ。また、丸くなった上背部に対処する胸椎スマッシュ（265ページ）に関しても同じことがいえるだろう。344ページの処方箋14「デスクワークの処方箋」もぜひ参照してほしい。しかし、これはあくまで処方箋のサンプルとして扱ってほしい。プログラムを設定することの問題は、同じことを何度も繰り返しがちになってしまうことだ。上記の例では、オーバーヘッドの姿勢、肩関節内旋、足関節可動域のテクニックが抜けてしまっている。同じ部位に対してアプローチするさまざまなテクニックがあり、それらは少しずつ異なる効果を持っている。たとえば、ある日は、軟部組織の可動性を改善するテクニックを行い、次の日はトリガーポイントにアプローチをするテクニックを行うというやり方もある。食事と同様に、多様さは成功の鍵であり、必須となるすべての「栄養分」をバランスよく摂ることが最適なのだ。

　このセクションで解説している14の処方箋から構成される「14日間の全身可動性改善オーバーホール」を一通り学んだ後、次のようなガイドラインに沿って今後取り組みを進めてほしい。

1.　関節と軟部組織の改善に取り組み、それから姿勢の制限を探る

　関節と軟部組織の改善をプログラムの軸にして、10〜15分程度かけて取り組む。単一の可動域の改善が起こった後に、残りの時間をスクワットなどの姿勢の改善にあてる。

2.　可動性改善テクニックで解決できる・治せる可能性のある問題をリスト化し目的を明確化する

　たとえば、「腰痛」「座位で硬くなった股関節」などである。可動性改善のセッションを行う目的が明確でないと、形だけのものとなってしまいがちである。買い物の際に用意するリストのように目的を忘れないようにしよう。実践の前にリストを読んで、行おうとしているテクニック一つひとつの重要性を意識するようにする。たとえば、リストの項目の一つが腰痛である場合、行っているテクニックが腰痛を緩和するかについて考える。かがむたびに苦しまなくてすむなら、生活はどのように改善されるだろうか？　これによりテクニックに改めて意味と価値を付加することができる。姿勢の改善であろうと、痛みの緩和であろうと、目的を明確にすることがテクニックの精度向上につながる。

3.　各姿勢、2分以上行う

　筆者の臨床経験から、ほとんどの人は、実際に作用させている組織で変化が起きるほど十分な時間、姿勢を保持しない、または可動性改善を行え

ていないということが判明している。2分間が最低限必要な時間であることがわかった。たとえば、ソファーストレッチ（311、312ページ）を行うなら、それぞれの股関節で、少なくとも2分間の可動性改善を行う。しかし、治療家としての筆者のルールを繰り返したい。改善するまで、またはそのセッションで改善されなくなるまで、制限された部位で取り組む。つまり、2分間で十分かもしれないし、あるいは10分間必要かもしれないということになる。そのため、その軟部組織で改善が感じられないとしても、急いで別の部位に移らないようにすること。

4. 可動性改善テクニックを行う部位と姿勢を3つ、または4つ選ぶ

一気に10の異なる姿勢で可動性改善を試みないこと。量より質が重要だ。身体で本物の変化を起こすことだ。残りは明日治すことができる。その時々の制限部位により、日々のプログラムは変わってくる。

14日間の全身可動性改善オーバーホール

可動性改善のためのプログラムの組み方の基本を理解した今、提供している可動性改善の処方箋を、効果的に用いる方法を検討しよう。繰り返すが、これらの処方箋はシークエンスのサンプルにすぎない。説明通りに正確に従う必要はない。自由な順番で処方箋を行い、異なる処方箋からテクニックを選り好みして、自分の個人的シークエンスをつくることができる。

しかし、可動性改善テクニックを初めて行うのであれば、2週間のオーバーホールで、各処方箋を行うことを推奨する。これは、すべての可動性改善テクニックに触れられるだけでなく、身体のあらゆる部位で可動性を高める。すべての人々は関節と軟部組織の制限、間違ったバイオメカニクス、痛みに関与するそれぞれ異なった問題を抱える。すべての部位に対して取り組めるように、2週間で一通り行ってもらいたい。

14の可動性改善の処方箋をすべて行った後、実験を開始する。それぞれの症状や制限に基づいて、個人に合わせた処方箋を作成するために、異なる可動性改善テクニックを組み合わせる。このプロセスを合理化するために、進捗の記録や日誌をつけることで、どの可動性改善テクニックが一番作用するかわかるだろう。自分用にカスタマイズされた可動性改善の処方箋を設計することに加えて、サンプルの処方箋を比較として行い続けてもよいだろう。

痛みを緩和するための処方箋

　緩和したい特定の痛みがある場合、単純に問題となっている部位をチェックし、関連した処方箋を行う。たとえば、あなたが腰痛で苦しんでいる場合、処方箋5「腰部と体幹」を行う。しかし、痛みを緩和するには4つのアプローチが必要だ。局在的な痛みの部位に取り組むだけでなく、その部位の上下、周辺も可動性を高める必要がある。つまり、腰部が痛む場合、処方箋9「股関節」や処方箋10「上腿」と処方箋5「腰部と体幹」を行う必要がある。筆者は処方箋を導くために、身体の部位のマップ（次のページ）を作成した。

　繰り返すが、すべての処方箋を行った後に、はじめてどのテクニックが最も恩恵があったのかわかるだろう。あなたは問題に対して、処方箋6から2つのテクニック、処方箋7から1つ、処方箋5からも1つを選ぶかもしれない。可動性改善テクニックに取り組む上で誤った方法はないのだ。

可動性改善のための処方箋

　同じアプローチは可動域制限に対しても適用できる。セクション6において、可動域が欠如しているか判断するために、すぐにできるテストを解説した（226〜231ページを参照）。これらのテストの結果、可動域が制限されているとわかる、または特定の姿勢を改善したいと考えるなら、259ページの処方箋のリストを用いて、姿勢を改善する処方箋を、重要な順に選択できる。たとえば、スクワットの姿勢を改善したければ、処方箋9、8、10を行う。処方箋9は最も重要である。痛みを緩和するために処方箋を用いる場合と同様、可動性に最大の影響をおよぼすテクニックを選択すること。制限された姿勢で可動域を改善する最高の方法は、その姿勢で可動域を高めることである。スクワットの姿勢を改善しようとしているなら、スクワットに似た姿勢で可動性を高めるのだ。

Whole-Body Mobility Prescriptions

全身の可動性を高める処方箋

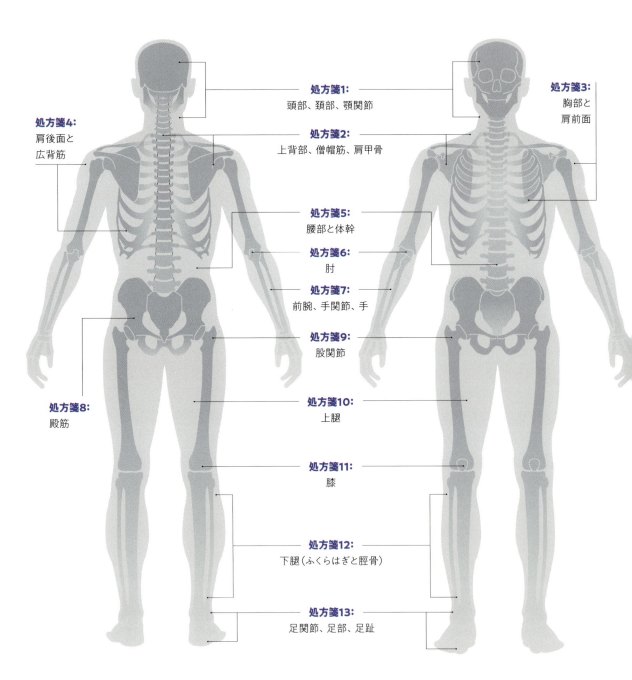

処方箋1: 頭部、頚部、顎関節
処方箋2: 上背部、僧帽筋、肩甲骨
処方箋3: 胸部と肩前面
処方箋4: 肩後面と広背筋
処方箋5: 腰部と体幹
処方箋6: 肘
処方箋7: 前腕、手関節、手
処方箋8: 殿筋
処方箋9: 股関節
処方箋10: 上腿
処方箋11: 膝
処方箋12: 下腿（ふくらはぎと脛骨）
処方箋13: 足関節、足部、足趾
処方箋14: デスクワークの処方箋

症例別

顎関節症	**処方箋:1**
頭痛	**処方箋:1、2**
頸部痛	**処方箋:1、2**
僧帽筋上部の鋭い痛み	**処方箋:2、4**
上背部、中背部の痛み	**処方箋:2**
肩部痛	**処方箋:2、3、4**
肩部前面の痛み	**処方箋:3**
肩部後面の痛み(回旋筋腱板の問題)	**処方箋:4**
腰痛	**処方箋:5、8、9、10**
肘の痛み(テニス肘、ゴルフ肘)	**処方箋:6、7**
手根管症候群	**処方箋:7、6**
手関節痛	**処方箋:7**
母指と手の痛み	**処方箋:7**
股関節痛	**処方箋:9、8、5**
坐骨神経痛	**処方箋:5、8、10**
膝痛	**処方箋:11、10、12**
シンスプリント	**処方箋:12**
足関節・アキレス腱の痛み	**処方箋:13、12**
足底筋膜炎(足部痛)	**処方箋:13、12**
腱膜瘤/ターフトゥ(足趾痛)	**処方箋:13**

可動域(可動性の基準)

スクワット	**処方箋:9、8、10**
ピストル	**処方箋:13、11**
股関節屈曲	**処方箋:10、8**
ソファーストレッチ(股関節伸展)	**処方箋:9**
オーバーヘッド	**処方箋:4、2**
肩関節内旋	**処方箋:3、4、2**
足趾・足部	**処方箋:13**
手関節	**処方箋:7**

処方箋1
頭部、頚部、顎関節
Prescription 1　Head, Neck, and Jaw

この処方箋は下記の症状と制限を治療するために用いられる。

- 頭痛
- 頚部痛と制限
- 頭頚部の前方位姿勢の誤りによる緊張
- 顎関節症（顎関連の痛み）

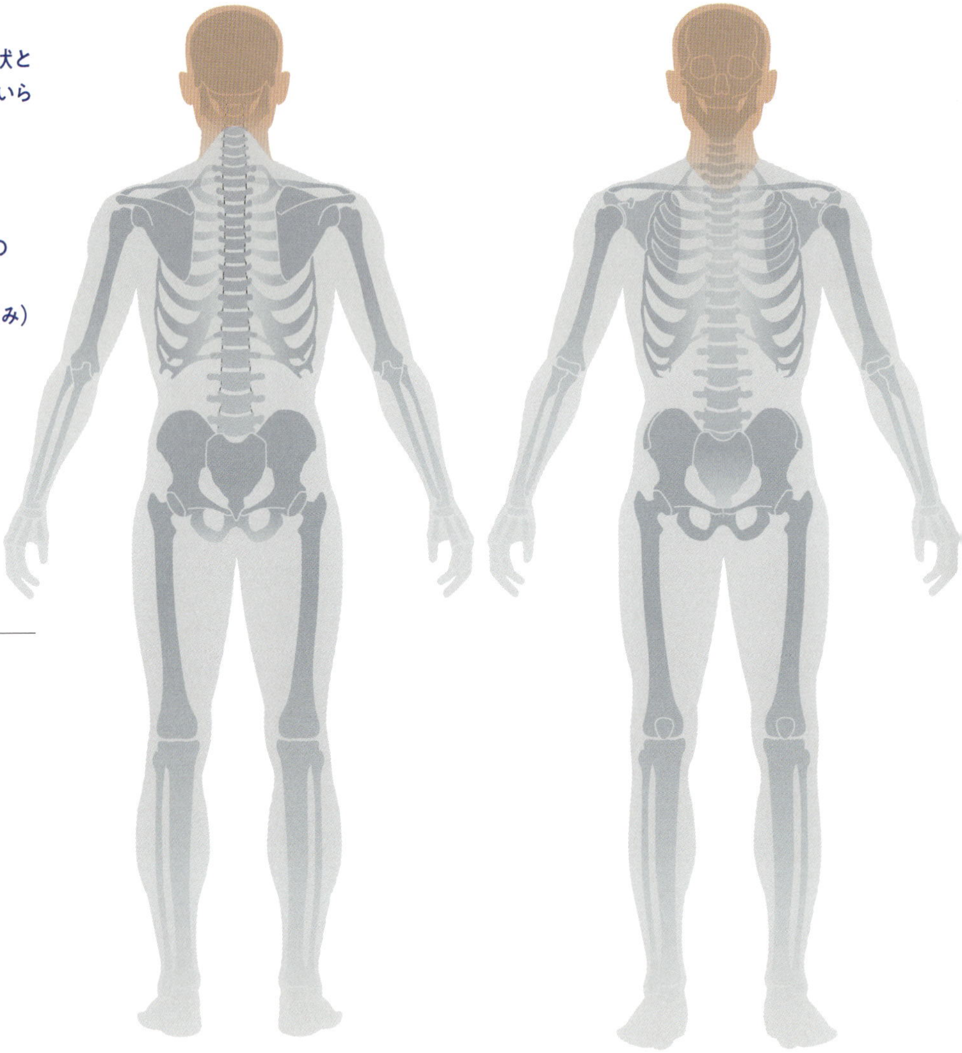

【メソッド】
- コントラクト&リラックス
- プレッシャーウェーブ
- スマッシュ&フロス
- タック&ツイスト

【ツール】
- 小さなボール
- 大きなボール

【合計時間】
8〜14分

概要

　パソコン作業が多い、夜に歯ぎしりする、または頭痛に苦しんでいる場合、この処方箋は素晴らしい出発点となる。緊張性頭痛や顎関節症に対応可能な、可動性改善の処方箋となる。髪の毛の生え際から下にある、すべての組織の可動性改善が必要である。当然、頭部、顔、顎も含まれている。顎関節に対する負荷サイクルの数を考えてみてほしい。咀嚼、すり潰す、話す、食いしばる、口呼吸、どれだけ顎関節に日々負担がかかっていることだろう。

顎関節症（temporomandibular joint disorder: TMJD）で苦しむ人は、どれだけ不便を感じているだろう。それほど深刻であり、発症すれば大きな影響を受ける。この処方箋は、痛みを軽減し、回復へと導く（夜に歯ぎしりする場合、歯科医にナイトガードを作ってもらうこともおすすめする）。

姿勢も、顎と頚部に関連するバイオメカニクス的な機能不全を生じさせる大きな原因だ。頭部が前方に突き出た状態は、頚部に負担をかけるだけでなく、顎関節にも負担をかける。身体の前面に頭部を配置することは、あらゆる不具合につながる。パソコンやスマートフォンのスクリーンを見るときに、前方に傾いている場合、この頭頚部前方位姿勢がデフォルト設定となっている。幸いにも、この姿勢は修正・治療が簡単である。頭部と肩をリセットすることで姿勢を修正する。84、85ページの「ブレーシングシークエンス」を参照。その後、この処方箋で症状を治療する。

頭蓋の可動性改善

通常、頭蓋を可動性改善の必要がある部位とは考えないかもしれない。しかし、デスクバウンドな私たちにとって、頭蓋の可動性改善は必須である。この簡単な可動性改善は、よくある緊張性頭痛を緩和するのに役立つ。最高なのはデスクでできることだ。ボールを握り、こめかみにねじ込むようにあて、目を動かし、眉をつり上げる、口を開閉するなど、できるだけさまざまなおかしな表情をつくる。誰かが見ていれば、おかしく見られるかもしれない。実際にそう見えてもおかしくないだろう。

片側で1〜2分

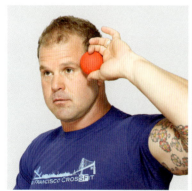

1） 小さなボールを目の延長線上のこめかみに置いて、圧迫を加える。

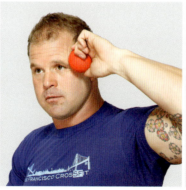

2） 顔の軟部組織のゆるみを巻き取るために、ボールを頭部に回転させながらねじこむ。

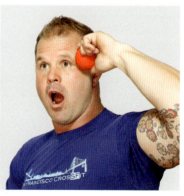

3） ボールを頭部に押し付け、口を開閉しながら、眉をつり上げ、眼を旋回させる。

顎の可動性改善テクニック

　顎関節は顎骨を頭蓋骨につないでいる。この部位が硬直し、適切に動かないと、顎関節症になる可能性がある。顔と顎の筋肉を柔軟に保つことは、顎関節にかかわる問題の対処法としてまず優先すべき事項である。問題となる部位の上下にある組織とバイオメカニクスを解決する必要があることも覚えておきたい。そのため、顎に痛みや問題がある場合、きしんでいる顎関節だけでなく、側頭筋や頚部屈筋群にもアプローチする必要がある。

片側で1～2分

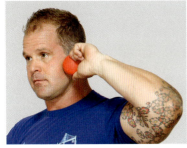 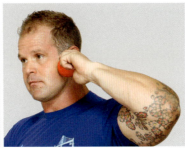 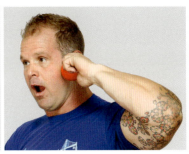

1）顎関節または耳のすぐ前方にある顎の筋肉にボールを置く。

2）安定した圧迫を維持して、ひねりを加える。顎を上下左右に動かす。

3）歯を食いしばって収縮させてから、ゆるめてボールを筋肉のさらに深くに押し込んでもよい。

前頚部の可動性改善

　うつむきっぱなしになることは頚部の前面にある頚部屈筋、顎から鎖骨の輪郭までを緊張させ、こわばらせ、痛みを引き起こす。この部位の緊張は多くの問題を生じる。いくつかの例を挙げれば、頚部痛、頭痛、顎関節のバイオメカニクスの悪化などである。頚部のこの部位は、ビーフジャーキーのような硬さではなく、柔らかいバターのようでなければならない。したがって、ボールを用いて、組織面を回復させ、その筋張った組織の可動域を回復させなければならない。

片側で1～2分

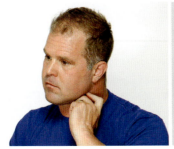 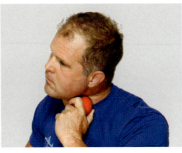 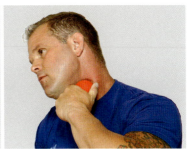

1）頭部を横に傾け、ボールを傾けた側の頚部側面に押しつけ、圧迫を加える。

2）ボールを頚部に押しつけながら、ボールをねじることで組織を束ねる。

3）ボールの逆側に頭部を傾け、異なる方向に頭部を動かす。顎から鎖骨、頚部前面の周辺までを対象部位とする。

後頚部の可動性

　4〜5kgの頭部を、肩の上で安定させるすることは大変なことである。頚部伸筋群（頚部の後部を走行する筋群）には大きな役割がある。うつむきっぱなしになることは、これらの筋肉を過重労働させるようなものだ。そのため、少しはいたわるようにしよう。スーパーノバのような大きめのボールを、頭蓋骨の輪郭に沿って転がす。硬い箇所を見つけたら、頭部を左右に小刻みに回旋させることで、もつれた筋肉をほぐしてあげよう。頭痛と頚部痛を一掃できるだろう。

2分

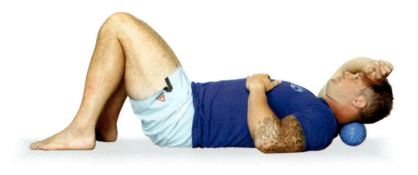

1) 背臥位で、頭蓋骨のつけ根中央に大きなボールを配置する。小さなくぼみを感じるだろう。圧を増すために、片手を額に置く。

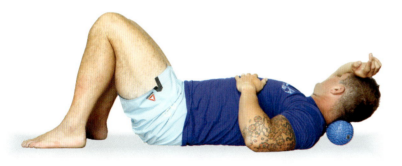

2) ゆっくりと、頭部を横に回旋し、頭蓋骨の底部に沿ってボールを耳まで転がす。

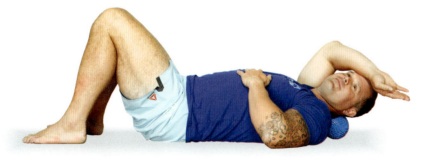

3) 反対側に頭部を回し、頭蓋骨のつけ根全体に行う。

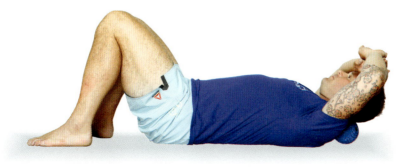

4) より多くの圧を加えたければ、もう一つの腕を額で交差させ、前腕の前面を下に置いた手でつかむ。

処方箋2
上背部、僧帽筋、肩甲骨
Prescription 2　Upper Back, Trapezius, and Scapula

この処方箋は下記の症状と制限を治療するために用いられる。

- 頚部痛と制限
- オーバーヘッドでの可動域
- 頭頚部の前方位姿勢という誤りによる緊張
- 緊張性頭痛
- 胸椎（上背部）の制限と硬直
- 僧帽筋上部の鋭い痛み

【メソッド】
- コントラクト&リラックス
- プレッシャーウェーブ
- スマッシュ&フロス

【ツール】
- ローラー
- ピーナッツツール
- 小さなボール

【合計時間】
10分

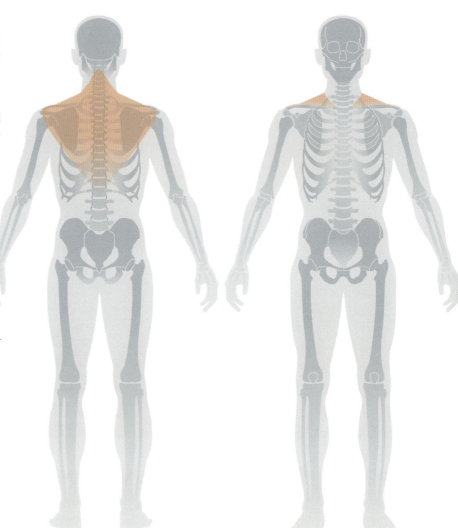

概要

　頭頚部の前方位姿勢は、頚部と肩の機能を台無しにする。車を後退させるときに肩越しに後方を見るときのような場面で、頚部痛、頭痛、筋緊張、重要な可動域の喪失を引き起こす。

　この部分を治癒させるには、2つの要素がある。まず、頭部と体幹の位置制御の関係を改善する必要がある。第2に悪化した組織システムの質を改

善する必要がある。この組織システムは非効率的なバイオメカニクスを制御しようと非常に懸命に働いてきた。

この処方箋は頭頚部の前方位姿勢と関連した痛みの修正と緩和に限定されるわけではないが、上背部、頚部、肩が原因の頭痛、緊張、痛みを治療するために、とても有用なものとなる。

胸椎スマッシュ

胸椎が硬くなると、肩と頚部を効果的に整え、安定させることが難しくなる。そして、頚部と肩の機能不全も起こす。胸椎スマッシュは胸椎の可動性を改善するのに頼りになるテクニックである。正しくこのテクニックを行う鍵は、硬直を感じる部位でシーソー運動を生じさせることである。上背部から中背部にかけて、上下に転がして、背部で硬くなっている箇所を探す。硬い箇所を見つけたら、フォームローラーを支点として用い、背部をアーチの形に曲げる。左右に身体を揺らして脊柱に隣接した軟部組織にアプローチしてもよいし、または腕を水平な状態に持ち上げるのもよい。決まったシークエンスはない。いろいろな姿勢を組み合わせることが可能である。抱擁の姿勢から始め、左右に動かし、頭の上に腕を上げて、それから抱擁の姿勢に戻る。背部で硬い場所を見つけ、その部位にとどまる。深呼吸し、身体を反らし、そして動かす。組織の質が改善される、または症状が変わるのを感じるまで、1つの場所にとどまる。

この可動性改善テクニックはフォームローラーやピーナッツツールを用いることができる。ローラーは複数の脊柱分節を対象とするのに優れ、ピーナッツツール（267ページで手法を示す）は個々の脊柱分節を対象とすることができる。

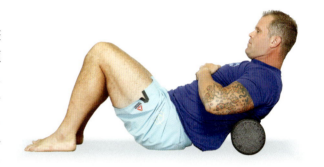

1） 床に座り、背部の胸郭底部にローラーを置く。

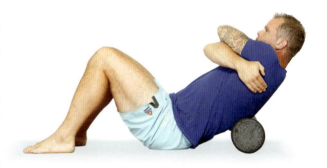

2） 自分自身を抱擁するように両腕で胸を包み込む。これによって軟部組織のゆるみを巻き取り、肩甲骨を引き離し、胸椎を対象とすることができるようにする。

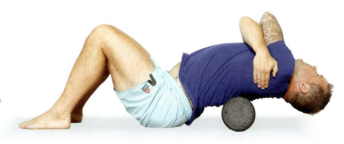

3） ローラーを同じ箇所に置いたまま、ローラーの上で後ろにのけぞる。この姿勢から、大きく呼吸して、呼息に合わせてローラーの上でさらにのけぞる。圧迫を増加させるために、股関節を拳上してもよい。

胸椎スマッシュ: ひねりを加えた手法

胸椎スマッシュ: オーバーヘッドの手法

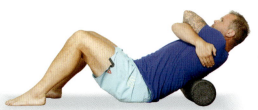

4) 自分自身を抱擁するように両腕で胸を包み込み、腹筋運動のクランチのように起き上がる。

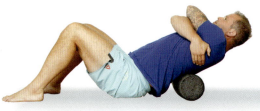

7) 始めの姿勢に戻る。

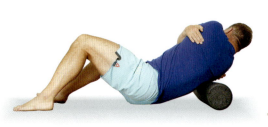

5) できるだけ体重をローラーにのせるように保ち、上体を左右にひねりを加える。ここから、ローラーの上でのけぞる、側屈する、または転がってみる。

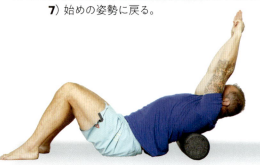

8) 腹筋に力を入れ、母指を組み合わせ腕を頭の上に上げる。肘を曲げないようにして、天井に手を伸ばす。

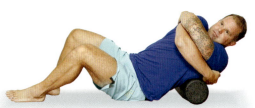

6) 繰り返し前後、左右に動かしてみよう。

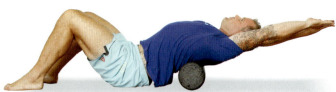

9) ローラー上で、さらに背中を反らす。

注:ここで示したように、お尻を持ち上げた状態で他の動作を加えてもよい。つまり、お尻を持ち上げた状態でのけぞり、起き上がり、を繰り返したり、お尻を下ろして同様の動作を繰り返してもよい。自分にとって適当なやり方を見つけてみてほしい。

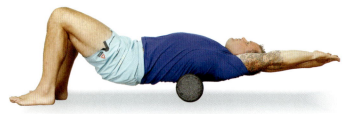

10) より圧迫を与えるために、踵で体重を支えながら、お尻を挙上する。

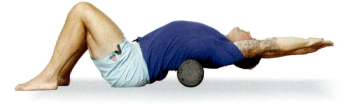

11) 背中を反らせたまま、床までお尻を降ろす。

胸椎スマッシュ：
ピーナッツツールを使った手法

　胸椎の可動性を高めるためにローラーを使うことは上背部全体を広く開くのに適した方法である。しかし、前述したように、単一の関節だけにアプローチするのは難しい。そのようなアプローチのためには、ピーナッツツールを使うとよいだろう。ピーナッツツールは僧帽筋と肩周辺の上部胸椎から下部頚椎を対象とするのに適している。ローラーと同様に、身体を反らし、股関節を上げ、膝の屈伸運動で上下に動いたり、左右に動いたり、腕を挙上してもよい。またはこれらの運動を組み合わせる。

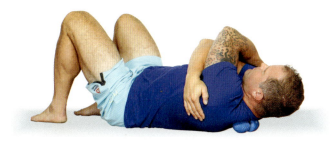

1）肩甲骨を開き、軟部組織のゆるみを取るために両腕をタイトに抱え込む。

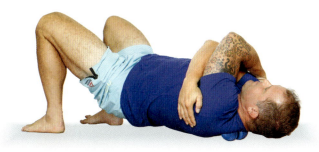

2）脊柱分節（椎間板）の間に先端が当たるようにピーナッツツールを置く。

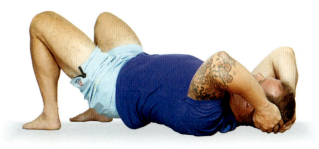

3）僧帽筋、肩、頚部をターゲットとする場合、お尻を持ち上げ、両手で後頭部を支える。

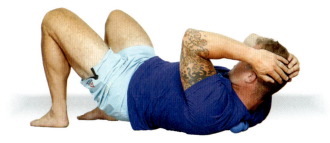

4）お尻は持ち上げたまま、顎を胸部に引き付けるように、ゆっくりと頭を持ち上げる。

僧帽筋と肩のスマッシュ

僧帽筋は、肩と頚部を安定化させ、動かすことに関与している。この部位における硬さは、頚部と肩周辺の痛みとバイオメカニクス的問題を生じる。実際、多くの人々は上背部のひどい緊張に悩んでいるのではないだろうか。僧帽筋と肩のスマッシュはこの部位の柔軟性を回復させるのに優れた方法である。この部位で初めて可動性改善テクニックを行うとき、ホットスポット（敏感な部位）をすぐに見つけられるだろう。コツは、ボールにできる限り多くの体重をかけ、腕を動かすことで、全方向にフロスを行うことである。僧帽筋は多くの結合組織を持つ強力な筋肉であるため、牛肉を調理する際に叩いて柔らかくするように、丹念にこの部位に打ち込む必要がある。僧帽筋上部で十分に時間を費やした後、肩甲骨の内側縁に沿ってボールを動かし、各肋骨で止まりフロスを行う。下の写真が示すように、対象部位は僧帽筋（左）から肩甲骨（右）に接している部位となる。各肋骨に対して少なくとも30秒間を費やし、左右で15～20回、腕をゆっくり回す。

片側で2分間

対象部位：
僧帽筋から肩甲骨の境界まで

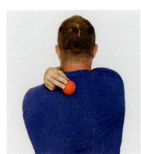
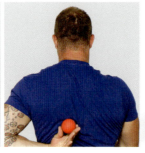
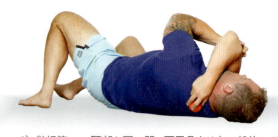

1） 僧帽筋――頚部と肩の間、肩甲骨より上の部位――にボールを置く。

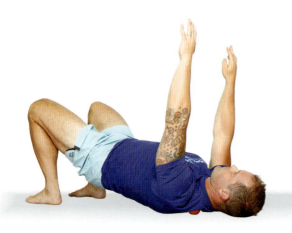

2） 腕を天井に伸ばし、踵で地面を押すようにお尻を持ち上げ、ボールに体重を乗せる。

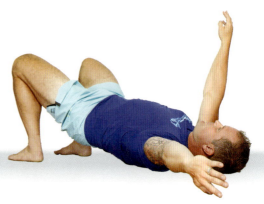

3） お尻は持ち上げたまま片腕を頭の上に上げる。肩のポジションは安定するように外旋を保ち、肘は伸展した状態を保つ。

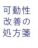

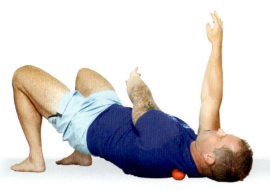
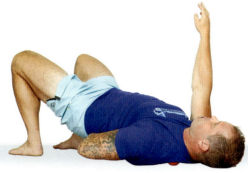

4）腕をまっすぐに保ったまま、逆側の股関節にタッチするように持っていく。

5）可動域の最終まで腕を動かし続け、腰の裏側まで手を持っていく。肩甲骨の境界の僧帽筋への圧を保ったまま、ゆっくりと腰を床に下ろす。

僧帽筋と第一肋骨のスマッシュ

上背部を屈曲した姿勢で座る、立つ、または動いていると、肩と周囲の組織は硬直している。さらに、第一肋骨、僧帽筋、頚部はこわばり、制限される。これらの部位での硬直と機能不全は、頚部、上背部、肩部での痛みにつながる。僧帽筋と第一肋骨のスマッシュは、肩、頚部、僧帽筋の複合体での運動を回復させる最高の可動性改善テクニックである。柱や壁の出っ張りや角、家のさまざまな場所で行うことができる。最高の結果を得るために、コントラクト＆リラックスと、呼吸法を活用してほしい。写真では示していないが、体重をボールにかけるときは、腕をぶら下げ、ホットスポットを見つけたら、腕をできる限り多くの方向（逆側、背部など）に動かしながら圧迫を維持する。ボールを保ったまま首を傾けるのも有効だ。

片側で2分間

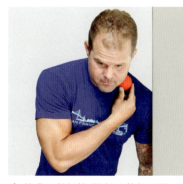
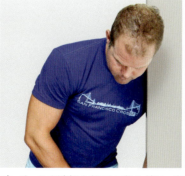

1）鎖骨と僧帽筋・頚部の基部の間にボールを置く。

2）ボールを適切な場所で留め続け、身体をボールに押し込む。ここから、僧帽筋と肩を作用させて収縮させ、それからリラックスする。ボールを頚部と肩に深く押し込む。数回収縮を行った後、腕を頭上に上げ、手を背部に動かす。ボールが作用している筋肉が伸びるように手で頭を引っ張ってもよい。ボールへの圧迫を保ちながら、身体を動かして、僧帽筋でボールを転がしてもよい。

処方箋3
胸部と肩前面
Prescription 3　Chest and Anterior Shoulder

この処方箋は下記の症状と制限を治療するために用いられる。

- 肩前部の痛み
- 肩の可動域制限（内旋と伸展）
- 頭頸部の前方位姿勢による硬直
- 丸くなった（内旋した）肩による硬直
- 硬い胸部

【メソッド】
- コントラクト&リラックス
- プレッシャーウェーブ
- スマッシュ&フロス
- タック&ツイスト

【ツール】
- 小さなボール
- 大きなボール

【合計時間】
12〜16分

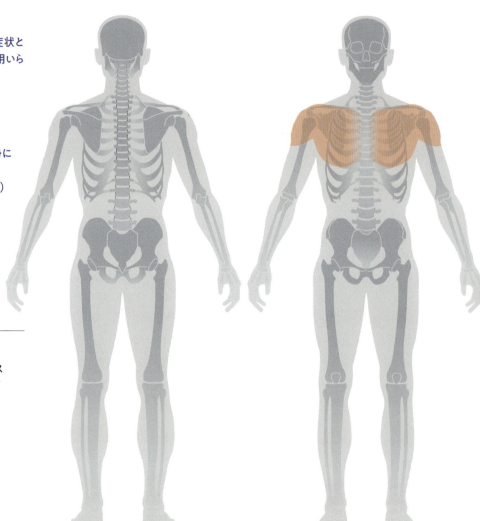

概要

　しっかりした姿勢を維持することは、デスクワークで最も難しい側面の一つである。疲労によるものか、集中力が切れてかは問わず、長時間じっとしたままだと姿勢は自然と崩れてくるだろう。よくある例を示そう。パソコン（とりわけノートパソコンの場合）で作業をしていると、首が前傾する。そのまま姿勢をリセットする機会を失ったまま、肩も丸まり、気付けば1時間経っている。今回の処方箋は、そのような状態になって、適応的に硬直した胸部と肩周

辺の組織に取り組む。

　肩が丸まった状態では、3つのことが起こっている。まず、脊柱は丸くなり、頸部と上背部の付け根でヒンジを生じさせる。第2に、背中が丸まることで肩関節のアラインメントが崩れる。第3に、軟部組織がその姿勢に適応する。そのため、肩が前方に丸まると、肩、胸部、頸部、前面の組織はその姿勢を維持するギプスのように固まり、肩の正常なアラインメントの回復を阻害する。この処方箋は硬直した組織の機能を回復させる。この処方箋で肩の前面に取り組み、次の処方箋で肩の後面の可動性を改善させる。あなたの身体は、複数のシステムから構成されていることを覚えておく。可動性改善テクニックを最大限に利用するために、狙っている組織や部位がどこつながり影響を与え合っているかを常に考えよう。

体幹前面の可動性改善

　このテクニックは処方箋1「前頸部の可動性改善（262ページ）」によく似ていて、両手の力でボールに圧力を加えて身体に押し込む。それから、タック&ツイストの方法を適用して、ボールの下にある組織面の機能を回復させる。しかし、頸部を対象とする代わりに、体幹前面の可動性改善は鎖骨のすぐ下にある胸部を対象とする。ほとんどの人はこの部位の組織がとても凝り固まっている。このテクニックは問題を取り除き、このシークエンスのほかの可動性改善テクニックのための下地を作る。

片側で2分間

対象部位:
鎖骨の下、肩前部の筋付着部、胸筋部全体

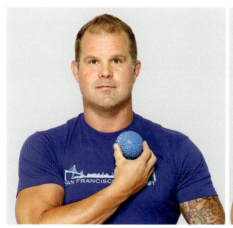 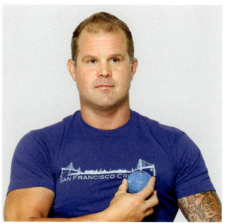

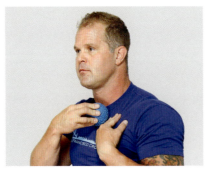
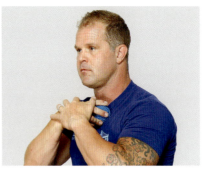

1）胸筋は鎖骨に付着部を持つ。ここが今回の対象部位である。鎖骨の下を手指で押すと付着する筋肉を感じるはずだ。ここにボールを当てる。

2）鎖骨の下にボールを当て、両手を重ね、胸部にボールを押し込む。

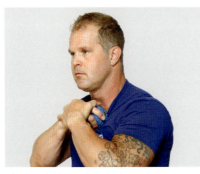
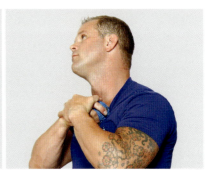

3）圧迫を維持したままボールをねじ込むことで軟部組織をまとめる。

4）狙っている部位と逆方向に頭を傾け、頭部を揺らす。

ブルーエンジェル

片側で2分間

　肩と胸部の前面で柔軟性を回復させて、こわばりを元に戻す場合、ブルーエンジェルは欠かせない。このテクニックが優れている点は、可動性改善メソッドのすべて――タック&ツイスト、コントラクト&リラックス、プレッシャーウェーブ、スマッシュ&フロス――を実行できることだ。これにより、非常に短い時間で大きな変化を起こすことができる。このテクニックの嬉しい点として腹臥位になっていることで、圧痛に苦しむ顔を隠せることだ。

　このテクニックの効果を最大限にするために、雪の上であおむけになって両腕をパタパタ動かす天使の動作をしてほしい。地面に寝ることが難しい、あるいは痛みが強すぎる場合、壁を利用してこのテクニックを行うこともできる。次のページのブルーエンジェル（壁バージョン）を参照。

処方箋3

可動性改善の処方箋

Section 7

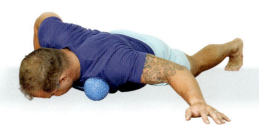
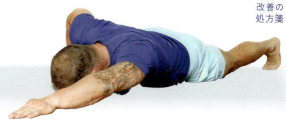

1）腹臥位で、ボールを鎖骨の下、胸部と肩の間に置く。腕を一杯に伸ばし、可能な限り体重をかける。ここから、逆の手でボールをつかみ、タック&ツイストを行うことができる。この姿勢で、腕を一杯に伸ばした状態で床を押すことで、腕立て伏せのように胸筋を収縮させる。それからリラックスさせ、さらに多くの体重をボールに乗せる。

2）腕は伸ばしたまま、肩関節は外旋を保ち頭の上に挙上する。

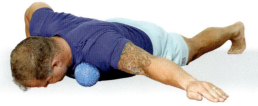
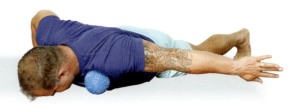

3）今度は腕を脚の方へ動かす。

4）その際、母指が背部を指すように腕を内旋させる。

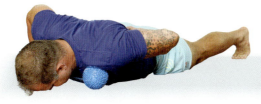
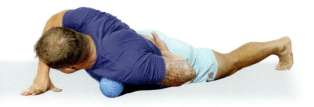

5）関節可動域の最終域まで動かすために、手の甲を腰部に置く。

6）腕を背部につけて、可動性改善を行っている肩から逆側に上半身をひねることでボールにさらに体重を乗せる。

ブルーエンジェル（壁バージョン）

　ブルーエンジェルを壁や戸口を利用して行うこともできる。戸口は腕を身体前面で自由に動かせるため、理想的である。地面で行うときは難しい角度で圧を加えることができる。デメリットとしてはボールにそれほど多くの体重をかけることができないことだ。前述のブルーエンジェルと同じ運動と方法を用いる。

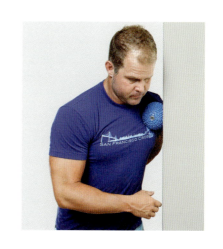

ラテラルオープナー

　肩と胸部の前面を覆う組織に十分に愛情を与えることができたら、肩と胸部の前面は、動的な可動性改善テクニックを行う準備ができている。このテクニックは、硬直した肩関節と周囲の筋組織を伸長させ、可動域を回復させることで肩関節のニュートラルなアラインメントを可能にする。簡単で、すぐに、どこでも行うことができる。

片側で2分間

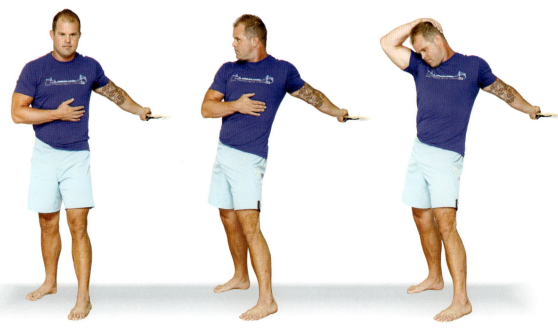

1） 肩の高さより少し下にあるデスクの端やドア枠などをつかむ。難しければ、母指を上方に向けて壁に手掌をつけてもよい。このポジションで上腕二頭筋、肩前面、胸筋を一本のラインに結びつける。

2） 脊柱をニュートラルに保ち体幹を安定させた状態で、逆側に身体をひねる。

3） 伸ばした腕の逆側の手で頭部を引き、頚部と肩関節複合体のラインによりテンションをかける。

ショルダーエクステンション

　このテクニックはラテラルオープナーに似ているが、胸部よりも肩前面で大きなストレッチを生じさせる。ラテラルオープナーのように、ほぼどこでも行うことができる。

　このテクニックの目的は腕を背部につける（肩を伸展させる動き）ことである。これは肩が丸まることに対抗する。その他のテクニックと同様に、より変化をもたらすためにはさまざまな動作と姿勢を組み合わせなければならない。

片側で2分間

処方箋3 275

Section 7 可動性改善の処方箋

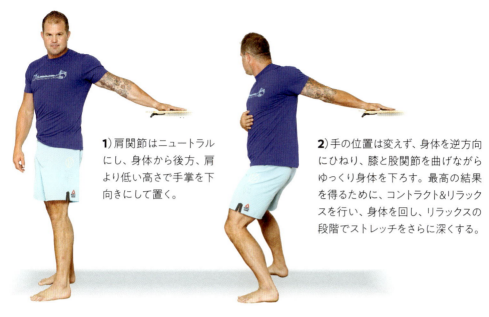

1) 肩関節はニュートラルにし、身体から後方、肩より低い高さで手掌を下向きにして置く。

2) 手の位置は変えず、身体を逆方向にひねり、膝と股関節を曲げながらゆっくり身体を下ろす。最高の結果を得るために、コントラクト&リラックスを行い、身体を回し、リラックスの段階でストレッチをさらに深くする。

　同時に両腕の可動性を高めたい場合、下記のダブルアームショルダーエクステンション（洗面台での可動性改善テクニック）を行う。

ダブルアームショルダーエクステンション

　このテクニックは、1度に2つの関節にアプローチできる。両肩同時にショルダーエクステンションを行うのだ。写真で示すように、フェンスや手すり、洗面台や机など、両手を同じ高さで揃えて体重をかけることができる場所なら可能だ。両手を同時に、後方に伸ばすのが難しい場合は片側だけのショルダーエクステンションを行おう。

2分間

片腕だけで行うときと同様、後方で両手をつき、肩関節と背骨をニュートラルに保ったまま、身体をゆっくり下ろし、効率よく肩関節と胸部にテンションをかける。

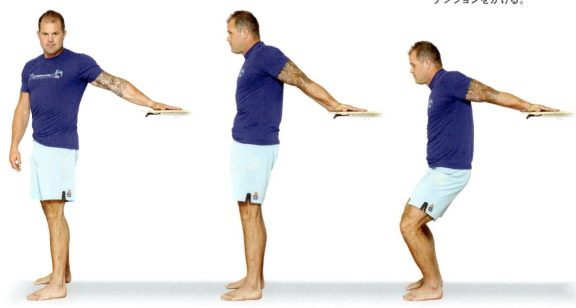

処方箋4
肩後面と広背筋
Prescription 4　Posterior Shoulder and Lat

この処方箋は下記の症状と制限を治療するために用いられる。

- オーバーヘッドでの可動域
- 肩後部の痛み
- 回旋筋腱板の痛み
- 肩外旋可動域
- 硬い広背筋

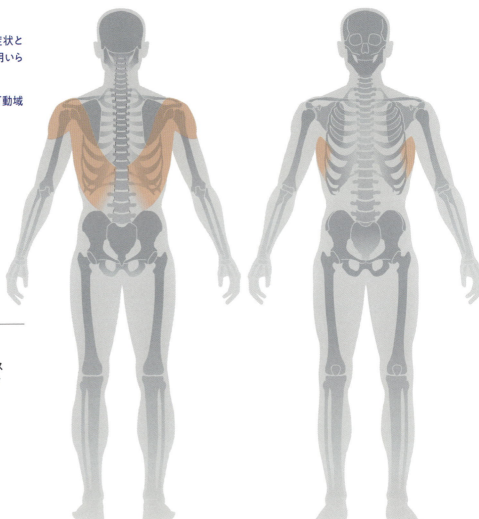

【メソッド】
- コントラクト&リラックス
- プレッシャーウェーブ
- スマッシュ&フロス
- タック&ツイスト

【ツール】
- 小さなボール
- 大きなボール
- ローラー

【合計時間】
10分

概要

　車のハンドルやノートパソコンで背中を丸めて時間を費やすことは、軟部組織で一連の予測可能な変化を促進する。たとえば、肩の外旋筋は"Locked long"（伸張性筋緊張が固定された）状態になる。腕と肩を内旋する筋肉は"Locked short"（短縮性筋緊張が固定された）状態になる。能動的によい姿勢を保とうとするより、非効率で間違った姿勢で固まる方が楽に感じることから、この状態を継続してしまっている。この処方箋は、肩の背面の筋組織を正常化することを目的としている。

肩回旋筋スマッシュ&フロス

　習慣的に丸くなった肩は、肩の外旋筋が過度に伸長し、硬く、もろくなり肩部後面痛につながる。しかし、問題の対処はそれほど難しいものではない。ラクロスボールやソフトボールのような硬いボールを用いて、不快感を生じさせている、悪化した組織を効果的にはがせばよいのだ。

　2つの手法ができる。背部にとどまる（手法1）、または側面で転がす（手法2）。手法1を試してみて大丈夫そうなら、手法2にチャレンジしてみよう。

片側で2分間

肩回旋筋スマッシュ&フロス（手法1）

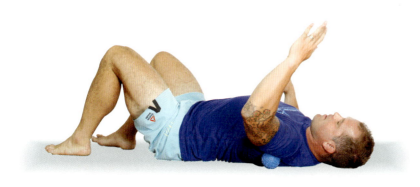

1） 腋窩の後方近くにある広背筋の停止部より上にある、外旋筋群の停止部に、大小いずれかのボールがあたるように背臥位を取る。

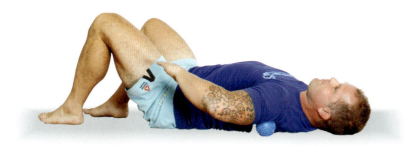

2） 肩の後方にある組織をボールに留めながら、手を下ろすことで、肩を内旋する。

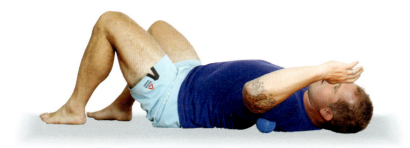

3） それから、頭部に向かって腕を動かすことで、肩を外旋させる。手をこのように前後に2分間かけてゆっくり20〜30回動かす。

肩回旋筋スマッシュ&フロス（手法2）

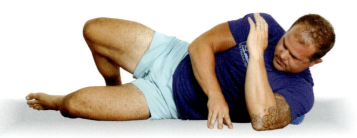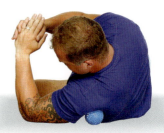

1） 大小いずれかのボールを腋窩近くの広背筋停止部にあてた状態で身体を横向きにする。

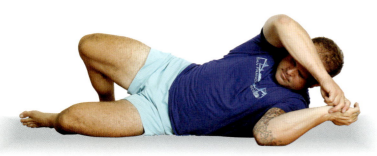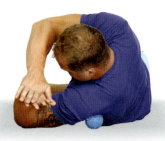

2） 肘を曲げたまま、天井側の手で床側の手を掴み、肩関節で外旋するように頭部の方向から床に下ろす。急がずゆっくりやってもらいたい。この体勢からコントラクト&リラックスを行い、身体にボールをできるだけ沈み込ませる。

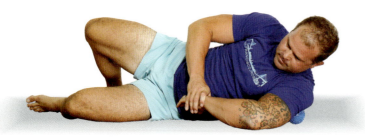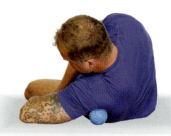

3） それから、反対方向に向かって腕を倒すことで肩を内旋させる。

オーバーヘッドストレッチ

これはオーバーヘッドの体勢を制限している組織の可動性を高めるのに効果的な方法である。デスクでできるのはありがたい。常に覚えておいてほしいのが、改善したい動作をいくつかの要素に分離し、その要素の一つである体勢で、可動性の改善を行う必要があるということだ。つまり、オーバーヘッドの動作を改善しようとしている場合、オーバーヘッドの姿勢で、可動性を制限している組織の可動性を高めることは理にかなっているのだ。まずはオーバーヘッドでのストレッチとスマッシュ（280、281ページ）をぜひ試してみてほしい。

2分

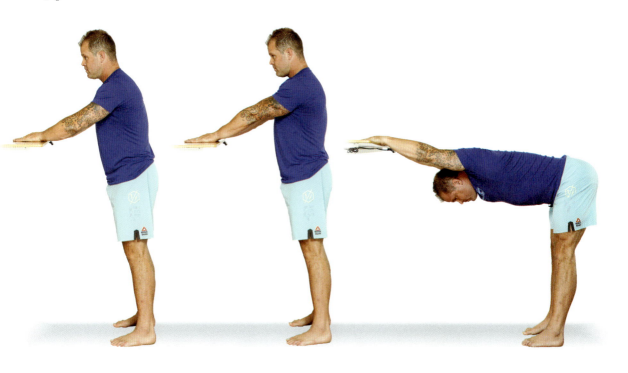

1） 机の上に両手を置く。

2） 両手を机にねじ込み、肩関節を安定させる。具体的にいえば、左手は反時計回り、右手は時計回りに絞り込む。ただし実際に外向きに回すわけではなく外向きの力を用いているだけである。

3） 腕を伸ばし、体幹をニュートラルに保ったまま股関節から90度に屈曲するように両足を後方に下げる。膝は伸展し、背中は平らな状態を保つ。ここから、両手を机に押し付けるようにコントラクト&リラックスを行う。ただ、ストレッチするのではなく、コントラクト&リラックスで能動的に可動性改善を図る。

オーバーヘッド軟部組織スマッシュ

このテクニックは、肩回旋筋スマッシュ&フロス（277、278ページ）と併せて行ってもよいだろう。広背筋が硬いと、腕の挙上や、肩関節を安定させる能力を損なわせる。広背筋は腋窩から腰部に走行する長い筋肉である。
その他の床で行うテクニックと同様、壁に対して行ってもよい。

片側で2分間

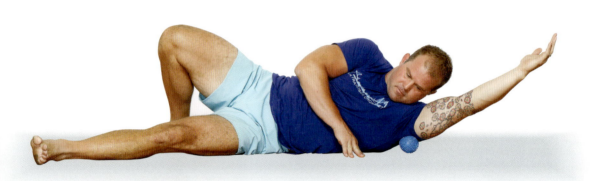

1） 肩の後面側にある広背筋と回旋筋腱板の停止部近くの腋窩に小さなボールをあてる。

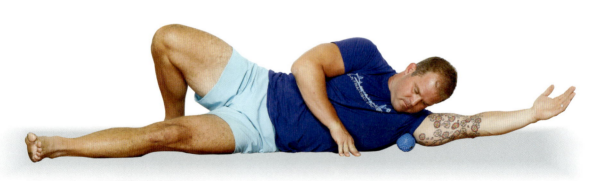

2） 腕にできるだけ多くの体重をかけ、上半身をひねりながら筋肉全体にボールで圧をかける。つまり、広背筋と肩周りにかけて前後に、プレッシャーウェーブを行う。

処方箋4 281

Section 7 可動性改善の処方箋

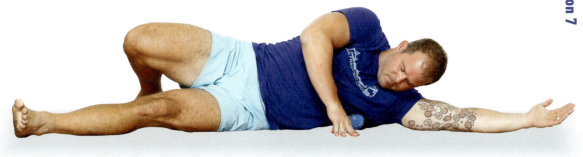

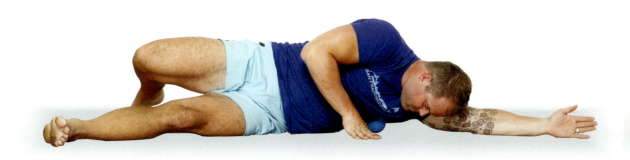

3-4）腋窩で前後に動かした後は、ボールを広背筋にそって下方に動かす。硬く筋張っていると感じる部位に集中して、広背筋全体にトレーニングを行う必要がある。

ローラーを使った手法

このテクニックを実行するために、ローラーを使ってもよい。

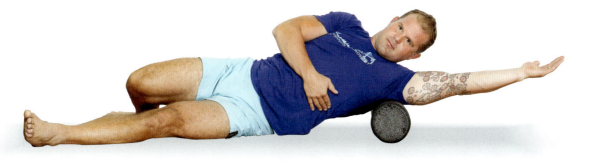

処方箋5
腰部と体幹
Prescription 5　Low Back and Trunk

この処方箋は下記の症状と制限を治療するために用いられる。

- 腹筋群の痛み
- 呼吸機能不全
- 股関節伸展可動域
- 股関節の痛み
- 腰痛
- 坐骨神経痛
- 脊柱回旋、屈曲と伸展の可動域

【メソッド】
- コントラクト&リラックス
- プレッシャーウェーブ
- スマッシュ&フロス

【ツール】
- 小さなボール
- 大きなボール
- 小さな弾力のあるボール、空気が十分に入っていないサッカーボールやバレーボール

【合計時間】
14分

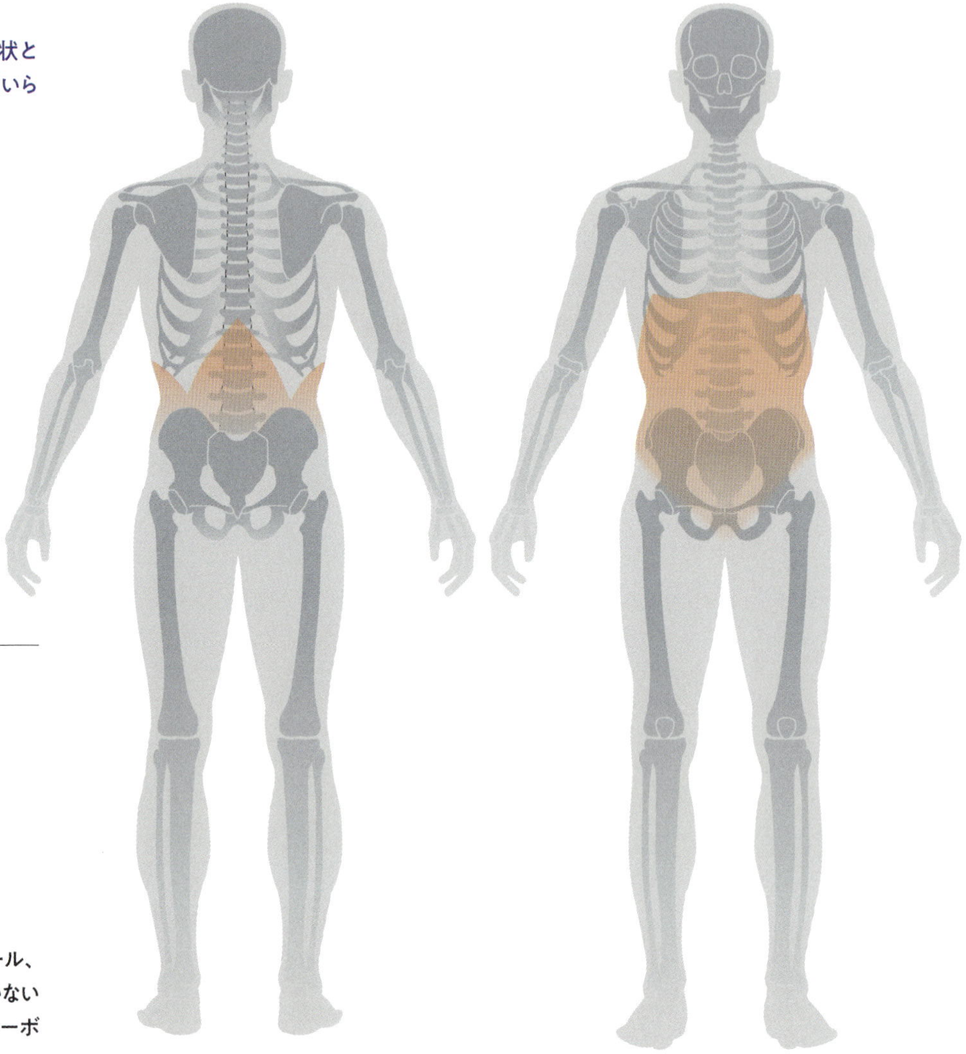

概要

　この処方箋は腰痛を改善し、体幹の機能を支えるのに優れている。
　間違った脊柱のバイオメカニクスと慢性的な座位が、椎間板や靱帯、筋肉を適応的に硬直させ、神経を刺激することを繰り返してきた。そして、それが腰痛に結び付くのだ。既往歴、関節炎、肥満、ストレスのような考慮すべきほかの要因があるものの、腰痛と体幹に関連する問題の主因には、悪い姿勢、長時間の座位、基本的なセルフメンテナンスの不足から生じると筆

者は主張している。本書の大半をバイオメカニクス的見地から問題を予防して、解決するプロトコルを説明することに費やしてきた。次はメンテナンスの面に注意を向けよう。

この処方箋は、脊柱を支える役割を担い、長時間の座位や動作の問題で緊張する筋肉をターゲットにしている。

理想的には、長時間座ることはなく、正しく動き、脊柱に負担がかからない生活を送ることである。しかし、現実は、座ることを避けるのは難しく、動作も常に正しく保てるわけではない。だからこそ日常のメンテナンスが重要となる。メンテナンスにより間違ったバイオメカニクスの悪影響を和らげ、機能不全を予防することができるのだ。

腰痛や悪化した呼吸のバイオメカニクスを治すにせよ、頚部に対して基本的なメンテナンスを行うにせよ、ぜひ採用してほしい処方箋である。

腰部スマッシュ

これは、腰痛や腰の違和感で苦しんでいる人々に最初に推奨する可動性改善テクニックである。これは手早く簡単に行え、即効性も高い。腰部と殿部上部に小さなボールを押し込み刺激することで、腰痛に関与し、運動と姿勢の質を低下させるもつれた組織を効果的にはがすことができる。腸骨稜周辺を、外側から内側までまんべんなく行う。

次のページの写真で示すように、両足を床につけた状態で行ってもよいし、片足を逆側の膝にかけた状態で行ってみるのもよい。両足を床につけた状態の方が簡単に行うことができるが、さらに圧をかけたい場合は片足を上げて行うとよいだろう。圧力は強くなるが、筆者は後者を好んでいる。脊柱をニュートラルに保ったままで行いやすいからだ。

片側で2分間

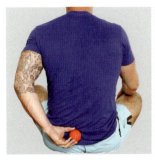 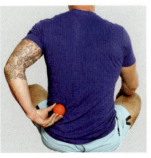

対象部位: 殿部上部(左)、寛骨または腸骨稜のすぐ上(右)

1） 骨盤より少し上の腰部に小さなボールをあてる。過伸展にならないように体幹筋群を意識する。

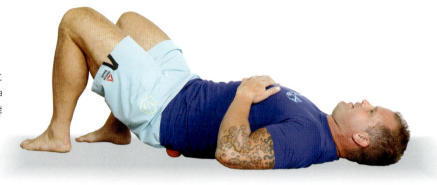

2） 左側に対して行っているなら、左足を右膝にひっかけるように交差させる。これは、腰部において軟部組織のゆるみを巻き取る。右側を可動化しているなら、右足を左膝にひっかける。

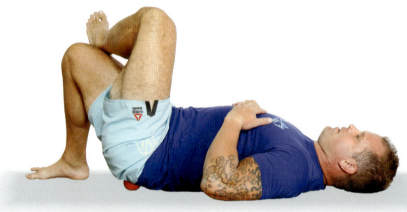

3） ゆっくりとお尻を左方向、前後に動かし、腰部と殿筋上部の組織にプレッシャーウェーブを行う。

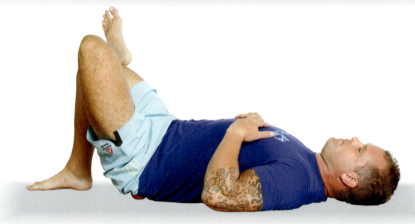

腰方形筋サイドスマッシュ

片側で2分間

　脊柱起立筋と同様に、長時間の座位と悪い脊柱のバイオメカニクスが続くと、腰方形筋は腰痛の直接的な原因となりうる。各腰椎に直接付着する腰方形筋は、脊柱に問題があった際の代償となりやすい。腹筋を作用させて、支えられたニュートラルな脊柱姿勢になっていない場合、脊柱を骨盤と脚につなぐ筋肉（腰方形筋、大腰筋、腸骨筋、大腿直筋など）が支える役割を担うことになる。つまり、本来の能力以上の負荷がかかった状態となっているのである。これらの組織で硬直が始まれば、腰痛がいつ生じてもおかしくないのだ。

これは、スーパーノバやソフトボールのような大きめのボールを使って、胸郭の底部から骨盤の上部へと走行する腰方形筋にボールを沈めるテクニックである。しかし、腰方形筋だけに限定する必要はない。硬直した部位を捜していく。硬直しているのは、脊柱の側面を走行する大きな筋肉である脊柱起立筋や、腹部の側面にある腹斜筋かもしれない。

　他のテクニック同様、立った状態で、壁に対してこれを行うこともできる。しかし、立位では脊柱を支える筋肉も、寝た状態だと緩んでいるため背臥位で行う方が望ましいだろう。

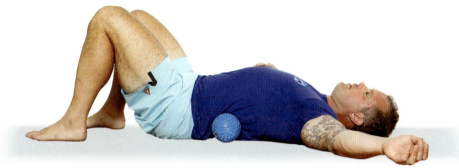

1） 胸郭と寛骨の間にある腰部側にボールをあて背臥位を取る。

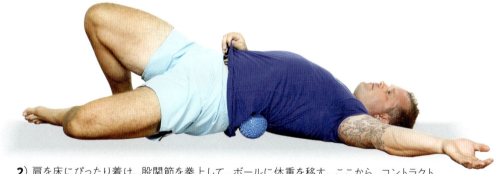

2） 肩を床にぴったり着け、股関節を挙上して、ボールに体重を移す。ここから、コントラクト&リラックスを行うことができる。呼息でよりボールに圧を加え、吸息でさらに沈み込ませる。腰方形筋と腰部で小さく身体を揺らし、股関節を回旋させ、脚を側面に下ろすことによってプレッシャーウェーブも行うことができる。

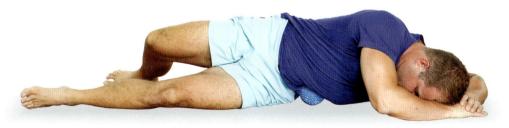

3） 腰方形筋と脊柱起立筋に対してしっかり行えたら、側面へと回り、腹斜筋を対象にする。胴をボール側へよじり、側面で交互に前後に動き、腹斜筋、腰方形筋、殿筋上部に対してスマッシュを行う。この体勢でより効果的に行うために、床側の腕を頭の上に持っていくことで、より筋肉が伸長される。

腹部スマッシュ

2分

アラインメントが整っていても、そうでなくても恒常的に負荷がかかっている、とりわけ深層の体幹筋群（特に腰筋）は緊張しやすい。まぎれもない事実として、腹部を安定させ、維持することに多くの時間とエネルギーを費やすことは、幾層にも重なる体幹筋群（特に腰筋）が硬直して、筋張る原因となる。そして、この組織の硬直を通して呼吸のバイオメカニクスを損なってしまい、腰痛を引き起こす。たとえば歩きづめで足が疲れ切っているときあなたはどうするだろうか。マッサージ、フォームローラー、ストレッチ、いずれかを行ったのではないだろうか。では、これまで体幹の筋肉群に対してはそのように扱ってきただろうか。ほとんどの人がないと答えるだろう。ここでは、体幹と腹部筋組織の深部を扱ううえでの選択肢を示す。

全腹部スマッシュ（手法1）

名前が示すとおり、全腹部スマッシュは脊柱と体幹を覆う腹部の筋肉すべてに取り組む。瘢痕組織の層を残す、帝王切開や虫垂切除といった腹部手術を行ったことがあるなら、この可動性改善テクニックは特に重要である。

この可動性改善テクニックを行うために、こどもが遊ぶ用のボール、空気が十分に入っていないバレーボールやサッカーボールのように、ある程度柔らかく、大きなボールが必要である。痛みや不快を感じずに中程度の圧をかけることができるなら、組織の状態は「正常である」とみなされる。内臓で症状や痛みがあるなら、腹部が硬直していて、最大限の能力を発揮できていないことを示している。最初のステップとして全腹部スマッシュを推奨する。それから、対象を絞った腹部スマッシュで横隔膜、大腰筋、腹部周辺にある特定のホットスポットとトリガーポイントにトレーニングを行う。隔膜、大腰筋、腹部周辺にある特定のホットスポットとトリガーポイントにトレーニングを行う。

筆者（ケリー）はリハビリで使うようなバランスボールを小さくしたようなジル・ミラーのトレーニングボール（Coregeous ball）を用いている。最高の結果を得るには、すべての体重をボールに沈みこませることで、組織の最深部にまで効果を及ぼす必要がある。そのためには、大きく呼吸をし、数秒間息をとめてから呼息する。息を吐き出しながら、リラックスして体重をボールにかけ、腹部深くへと沈みこませる。

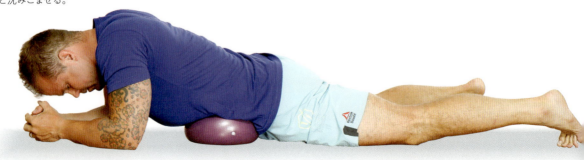

処方箋5 | 287

Section 7 可動性改善の処方箋

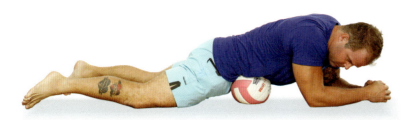

1) ここでは、少し空気が抜けたバレーボールを用いて、同じテクニックを示す。まず、寛骨と胸郭の間、臍の外側にボールを配置して、ボールに乗る。

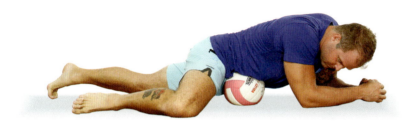

2) 膝を股関節の方向に動かすことで、動作を加える。

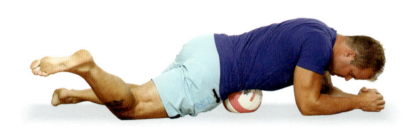

3) 脚を左右に動かす、または上半身をねじることでプレッシャーウェーブを行うこともできる。

全腹部スマッシュ（手法2）

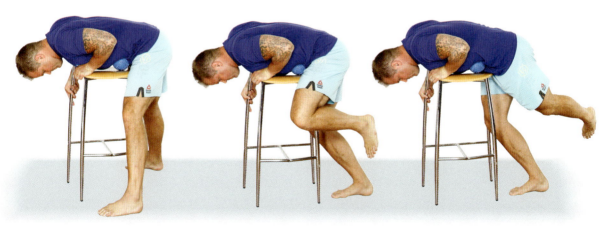

1) 臍と寛骨の間（横隔膜を対象としているなら胸郭の境界）に大きなボールを置いて、腰かけ、調理台または箱の上に覆いかぶさるような体勢を取る。

2) 上半身を曲げ、体重を利用し呼吸と合わせながらボールを腹部に深く沈ませる。ボールの上でリラックスしたら、膝を持ち上げることでフロスを行う。

3) 脚を後方に、側面に伸ばす、またはボールは保ったまま上半身を反らしフロスの効果を得る。

処方箋6
肘
Prescription 6　Elbow

この処方箋は下記の症状と制限を治療するために用いられる。

- 手根管症候群
- 肘の痛み
- 肘の可動域（曲げ伸ばしが困難）
- ゴルフ肘
- テニス肘
- 上腕三頭筋の硬直

【メソッド】
- コントラクト&リラックス
- プレッシャーウェーブ
- スマッシュ&フロス
- タック&ツイスト

【ツール】
- 小さなボール
- ローラー

【合計時間】
12分

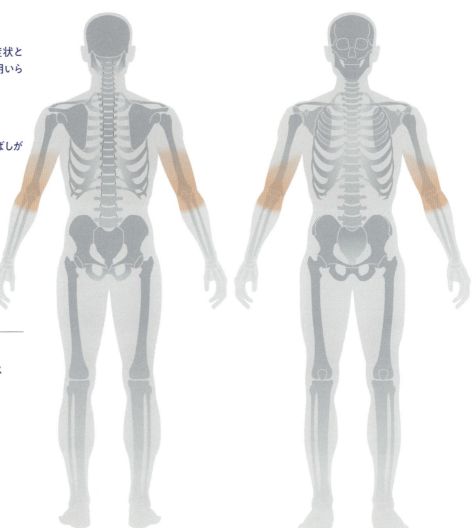

概要

　肘周辺の組織で10分間の可動性の改善を試みたのはいつだろうか？　おっと、答えはすでにわかっている。行ったことはない、だ。
　人々は可動性改善の焦点を股関節や背部に当てるが、他の部位を軽視しがちである。股関節の重要性を考えると、そうなるのも頷ける。股関節の主動筋（殿筋、大腿四頭筋、ハムストリングスなど）には丹念なケアが必要だ。しかし、肩と腕の主動筋はどうだろうか？　ほとんどの人々は、上腕三頭筋と肘の可動性改善に十分時間をかけていない。これは誤りである。大腿四頭筋が股関節に影響を及ぼすように、上腕三頭筋は肩に影響を及ぼす。

これらの部位が硬直すると、バイオメカニクスに負の影響を与え、最終的に機能不全の形で現れる。この処方箋のテクニックで、ぜひこれらの組織の健全化に取り組んでほしい。

　上顆炎（テニス肘）は、デスクワーカーにとっても深刻な問題である。パソコンの前で一日8時間働くとしよう。休憩を何度か取るにしても、肘は大部分の時間で曲がったままじゃないだろうか。こうなると何が起こるか？　肘は硬直してしまう。関節における軟部組織が曲がった状態に対して適応的に硬直すると、痛みを発するようになる。限られた範囲内でしか関節を動かさないと、その範囲での機能しか維持できず、それ以上の機能は衰え、ついには使えなくなってしまう。

　思っている以上に、肘は働き者である。腕の曲げ伸ばしを日常生活でどれだけ行っているだろうか。この処方箋は、デスクワークと関連した肘の痛みを対象にする（そして、日常生活の一般的な損耗を扱う）のに役立つ。少なくとも、1週おきに肘と上腕三頭筋と対話をする必要がある。これらの可動化は机で行うことができるため、やらない言い訳はできない。

上腕三頭筋スマッシュ

　上腕三頭筋は可動性改善トレーニングを行いやすい部位である。必要なのは腕を支えるボールやローラーなどである。休憩中、または肘や肩周辺で緊張が強くなっていると感じる場合などに、オフィスのデスクでも上腕三頭筋スマッシュを行うことができる。肩を安定化しようとして肘が横に突き出る場合、上腕三頭筋が硬くなり、可動域を制限している可能性がある。つまり、押す・引く運動を行っている間に肘が横に突き出るのは、硬くなった上腕三頭筋に関連づけられる代償パターンの一つである。

片側で2分間

　本書で示すスマッシュテクニックはいろいろなツールを使用するが、そのテクニックと方法——組織全体へのプレッシャーウェーブ、硬くなった箇所へのコントラクト＆リラックス、腕を曲げ、伸ばすことによるフロス——は同じままである。

　上腕三頭筋にスマッシュを行うとき、さらにより具体的な部位について考えてみてほしい。肘での痛みや可動域を改善したい場合は遠位で問題があるかもしれないし、肩が痛んだり、ニュートラルに安定できない場合、近位の部位に対して行ってみよう。

　地面で上腕三頭筋をローラーで転がす場合、突然「ズレた」ような感覚があるかもしれない。よくあることだが、正常なわけではない。本来筋肉は全体になめらかで、骨のように固まっているのはおかしいことだ。上腕三頭筋のための特別な骨はないのだ。

上腕三頭筋スマッシュ：ボールを用いた手法

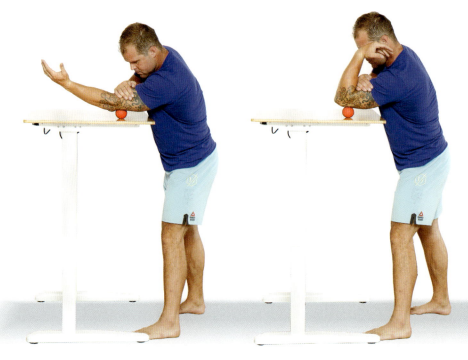

1） 上腕三頭筋の停止部（肘関節の上）にボールを置く。腕は少し伸ばす。肘の重さは保ったまま皮膚のゆるみを取るために、ボールを自分に向かってねじる。逆の手を上腕二頭筋の上に置き、下方への圧迫を加える。

2） 腕を曲げることによって、スマッシュ＆フロスを行う。

上腕三頭筋スマッシュ：ローラーを用いた手法

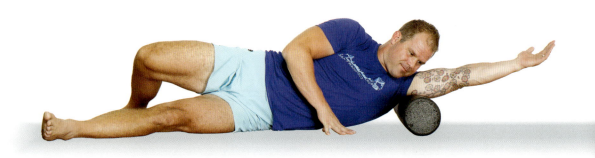

1） ローラーを用いるために、横向きに寝て、ローラーを肩近くの上腕三頭筋の下に置く。

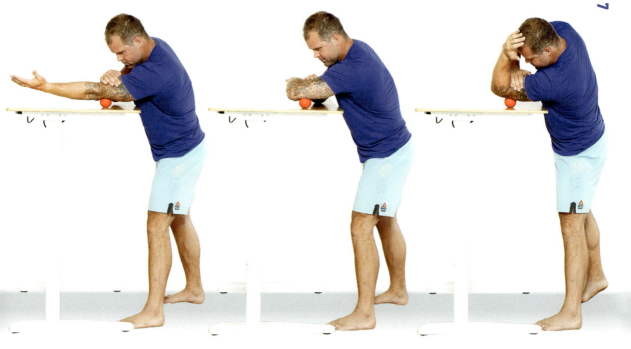

3） 下方への圧迫を維持して、腕を伸展する。対象部位に圧をかけたまま曲げ伸ばしするのである。この姿勢でコントラクト&リラックスを用いることもできる。

4） 組織の最大限の運動を得るために、腕を曲げ、そのまま手掌を机の方へ下げる。

5） 腕を反対方向に回すことで、肘全体にプレッシャーウェーブを続ける。

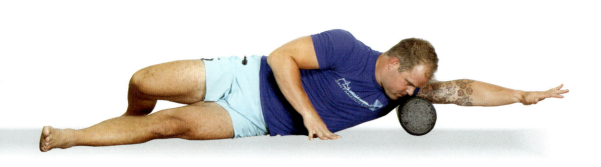

2） 腕を伸展させたまま、腕を回旋し、上半身を床に向けることでプレッシャーウェーブを上腕三頭筋全体に行う。狙いは、変化を感じるまで、または変化を感じなくなるまでこの筋肉全体に対して行う。コントラクト&リラックスとスマッシュ&フロスも効果的である。

肘外側のタック&ツイスト（テニス肘）

片側で2分間

　これは急性の肘の痛みを治すのに用いる、シンプルで素早い可動性改善テクニックである。あなたがデスクワークを行っているなら、肘、前腕、手関節は代償動作をほとんどせずに、超過勤務を行っていると考えることができる。硬直が強くなると、たいてい肘の痛みが生じる。「テニス肘」（正式には「上腕骨外側上顆炎」と呼ばれる）はテニス選手によくある病態を表す一般的な用語である。しかし、テニス肘になるのにテニスをする必要はない。実際、筆者が診るテニス肘クライアントのほとんどはテニスをしたことがない。「デスクワーク肘」と呼ばれるべきだろう。

　肘が痛む、または上腕骨外側上顆炎に苦しんでいるなら、この可動性改善テクニックを最初に行うべきだ。次の写真で、筆者が肘に近い前腕近位部を対象にしているのに注目。この部位が硬直して、痛くなると、多くの不快感を引き起こす傾向がある。筆者が示すほとんどのテクニックと同じく、ラクロスボールのような小さいボールを用いて、デスクでこの可動性の改善を行うことができる。肘を屈曲した姿勢で、一日中パソコン仕事をしているような場合、この可動性改善テクニックを「お気に入り」に登録して、何度も行うようにする。

肘タック&ツイスト（手法1）

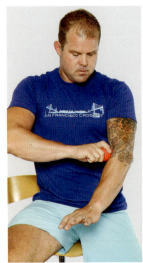 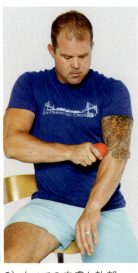 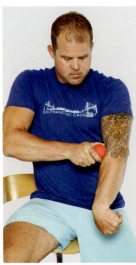 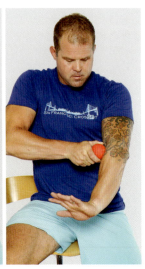

1） 肘関節ギリギリの前腕外側の筋肉の付着部を小さなボールで押し込む。

2） すべての皮膚と軟部組織のゆるみを巻き取るために、下方への圧迫を維持しながら、ボールをねじる。

3） 手関節を屈曲して、手関節と肘を内旋または外旋させる。

4） 手関節を伸展して、手指を広げる。狙いは、手首と手部を全方向に動かすことで、できるだけ多くの運動を起こすことである。

肘タック&ツイスト（手法2）

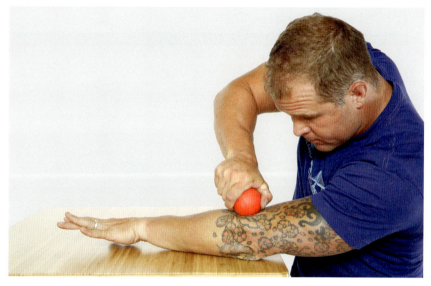

肘と前腕に対しさらに深く圧を加えるために、机に腕をのせてみる。これにより、手法1でかける必要のある抵抗を無くし、ボールを腕に深く押し込める。

肘内側のタック&ツイスト（ゴルフ肘）

肘内側も急速に機能不全の中心になる部位である。医師はこの部位における痛みを「ゴルフ肘」と呼ぶことがある。これは基本的にテニス肘と同じだが、腕外側で痛みを引き起こす代わりに、腕内側に沿って痛みを引き起こす。

テニス肘と同様、ゴルフ肘はゴルファーに限らない。この可動性改善テクニックは肘内側周辺を緩和し、痛みと制限を予防する。

片側で2分間

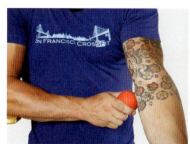 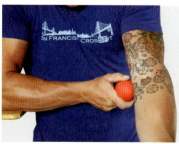 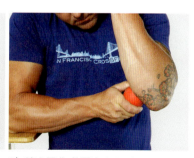

1） 小さなボールを肘の内側、骨の隆起のすぐ上に押し込む。

2） 圧迫を加えながら、ボールを腕にねじ込み、皮膚と軟部組織のゆるみを巻き取る。

3） 腕を屈曲・伸展させることでフロスを行う。高い結果を得るために、タック&ツイストとスマッシュ&フロスを肘の内側で行う。

処方箋7
前腕、手関節、手
Prescription 7　Forearm, Wrist, and Hand

この処方箋は下記の症状と制限を治療するために用いられる。

- 手根管症候群
- 肘の痛み
- 母指と手の痛み（「メール母指」）
- 手関節の痛み
- 手関節可動域（屈曲と伸展）

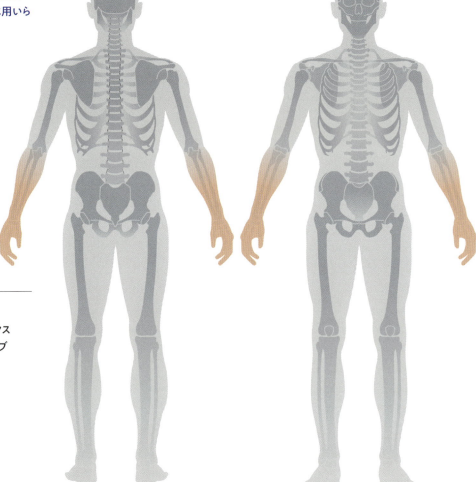

【メソッド】
- コントラクト&リラックス
- プレッシャーウェーブ
- スマッシュ&フロス
- タック&ツイスト

【ツール】
- 小さなボール
- ピーナッツツール
- 大きなボール
- 蛍光マーカー

【合計時間】
12分間

概要

　手関節の痛みと手根管症候群は、デスクワークの社会においてありふれた問題である。手関節と手の痛みに関して正しく理解されていないこととして、さまざまな悲惨な病態の発生の原因となっているということである。私たちは初めから、手の痛みの問題の主な元凶は手根管（手関節における骨のトンネル）と決めつけがちな傾向がある。悪いバイオメカニクスはこの骨の管を通る神経、腱、血管系を確かに損なうものの、手関節の構造はちょっとやそっと

で崩壊するものではない。神経組織は、近位から遠位にかけて多くの、密度の高い筋組織を通り抜けて手根管までたどり着いているという事実をもう一度認識したい。タイピングを習うとき、姿勢についても指導は受けただろうか。タイピングを教える講師は、肘や前腕が代償動作として曲がったり、ねじれたりしないように、肩関節の安定した姿勢を教えてくれただろうか。前腕の硬直やストレッチの仕方についてはどうだろう。まず、そのような指導は受けていないだろう。むしろ、ひたすら作業を進めることを推進しているといった具合だろう。硬直、虚弱、しびれ、刺痛、身体が動きを必要としているというそれらのサインを、無視してきたのではないだろうか。

　手関節と手の痛みの具体的な原因として、頭頸部の前方位姿勢、硬直した胸椎、内旋した肩、硬直した前腕など、少なくとも10個の寄与因子を挙げることができる。キーボードでの手関節への持続的圧迫はもちろん、脱水状態も組織間の粘度を上げることで寄与する。完全な治療計画は、頸部と頭部の姿勢の改善、ならびに頸部から手まで走行する神経の絞扼を引き起こす問題群の解消を含まなければならない。また、ストレス誘発性の肩と頸による呼吸パターンが、第一肋骨と斜角筋の間で神経に圧迫を加えるということを述べたことを思い出してほしい。修正することはたくさんあると思われるが、ガイドラインに沿って行えば、迷うことはない。

　「メールを打つ」、「スクロールする」などのスマートフォン操作も「メール母指」とされる病態につながる。これはオーバーユースによる損傷で母指の痛みと硬直を引き起こす。

　姿勢を修正して、日々の基本的なメンテナンスを行うことによって、これらの症状を予防・除去することができる。タイピングに関していえば、頻繁に休憩をとり、腕と手関節に運動を取り入れること。人間工学的に計算されたキーボードやマウスが必要なら、使ってみよう。スマートフォンを持ちやすくするガジェットを使ってもよいだろう。しかし、これがあるからといって、手や手関節をニュートラルに保つための動作やメンテナンスをおろそかにしてはならない。

　機能不全から手関節を回避し、手根管症候群とメール母指に関連する症状を予防するために、負荷のかかりやすい前腕の筋肉を対象にする必要がある。ストレッチだけではあまり効果がないだろう。ビーフジャーキーのような硬さの筋肉はストレッチに反応することはないのだ。手根管症候群または手関節・母指の痛みに苦しんでいるなら、この処方箋を用いて、症状を治して、正常な状態を取り戻してほしい。

前腕のスマッシュ

片側で2分間

肘や手関節が痛んでいれば、上部と下部を見て、肘と手を引っ張っている組織に可動性改善トレーニングを行う。普段、手の動作に伴う前腕筋群の負担に対して、十分な労いはできていないのではないだろうか。手を制御するヒモが鋼鉄のケーブルに変わっているような状態の場合、肘、手関節、手の痛みでうめくことになっても驚きはない。

多くの他のテクニック同様、デスクでこれを行ってほしい。狙いは肘から手関節までの前腕の後面というコンパートメント全体をカバーすることである。

2つの手法を示そう。下記の手法1で示すように、前腕の下にボールやピーナッツボールを置いて、もう一方の手に小さなボールを持ち、腕に押し込んでみてほしい。これにより前腕の前面・後面のコンパートメントを同時に対象とすることができる。前腕背面だけを狙った手法2を選んでもらってもよい。

前腕スタック&スマッシュ（手法1）

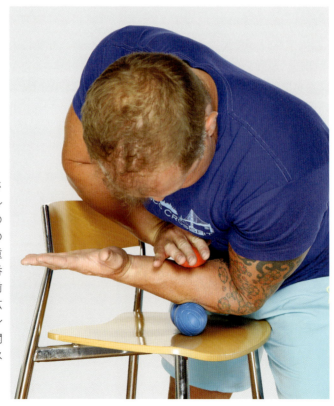

手掌を天井に向けて前腕を小さなボールまたはピーナッツツール（筆者はジェミニを用いている）の上に置く。それから、もう一つの小さなボールを下のボールに重なる位置で腕の上に置く。一番上にあるボールを体重をかけ前腕に押し込む。ここから、指を広げたり、拳を作る動作によりコントラクト&リラックスを行う。手関節を屈曲・伸展させることで、スマッシュ&フロスができる。

前腕伸筋スマッシュ（手法2）

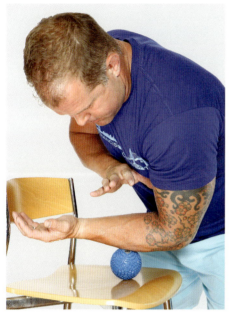

1） 手掌を天井に向けたまま大小いずれかのボールの上に前腕を置く。

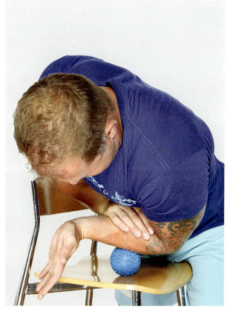

2） 前腕に十分な圧迫をかけるため、腕の真上に上体を移し、体重を利用して逆側の手で押し込む。

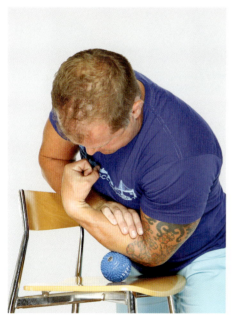

3） 体重を腕にかけながら、手関節を屈曲・伸展することでスマッシュ&フロスを行う。手掌は開いていても閉じていてもどちらでも構わない。

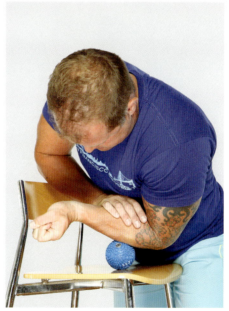

4） 手関節を伸展することによってスマッシュ&フロスを続ける。手指を広げる、または拳を作る動作を繰り返すことによってコントラクト&リラックスを行ってもよい。

手関節シークエンス

片側で2分間

　反復的な圧力による損傷を引き起こすことに加えて、スマートフォンやキーボードに多くの時間を費やすことは、上皮組織と筋組織間の運動を制限し、神経を圧迫する。次に母指や手関節が痛んだ場合、組織間の可動性を回復させるために、この処方箋にある他のテクニックと一緒にこのテクニックを用いる。鍵となるのは、手関節全体の外周に可動性改善テクニックを適用することである。

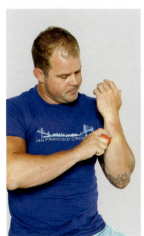

1) 小さなボールを手関節の裏側にあてる。

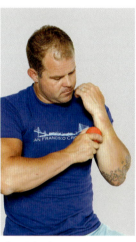

2) 圧迫を加えながら、ボールをねじることによって、皮膚のゆるみを巻き取る。

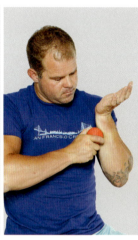

3) フロスの効果を得るために、手関節を伸展する。

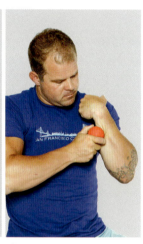

4) 手関節をカールさせるか屈曲させることでスマッシュ&フロスを続ける。

処方箋7 299

Section 7
可動性改善の処方箋

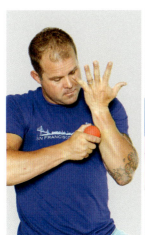
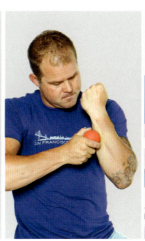
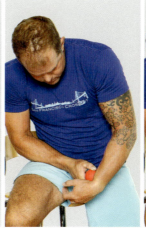
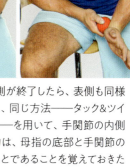

5-6） 手指を広げる、または拳を作ることによってフロスの効果を得ることもできる。ここでもコントラクト&リラックスができる。たとえば、コントラクトのために手指を広げてから手をリラックスさせる。または、拳をつくることでコントラクトを行ってから手をリラックスさせる。

7-8） 手関節と前腕の裏側が終了したら、表側も同様に行おう。ここで、筆者は、同じ方法——タック&ツイストとスマッシュ&フロス——を用いて、手関節の内側に対して行っている。目的は、母指の底部と手関節の両側をすべてカバーすることであることを覚えておきたい。外側の角の可動化を終えた後、内側の角へボールを移動する。

母指と手のシークエンス

片側で2分間

　イスと同じく、スマートフォンは人体の構造に則して作られているわけではない。スマートフォンを使う際の、手首の負担や母指の負荷サイクルを考えてみてほしい。手首が不安定な状態で、スクロールし、フリックを繰り返す。問題は、母指と手の可動性を高めることは簡単なことではないが、ホットスポットに対処する賢い方法を見つけなければならない。たとえば、次のページでは、筆者が蛍光マーカーで母指隆起にスマッシュを行っている。困ったときのラクロスボールでも悪くはないが、小さく、平らで硬い表面を持つツールはずっとよい選択肢である。蛍光マーカーが近くにあるなら、母指と手周辺にあるホットスポットにスマッシュを行うこと。それが難しければ、ラクロスボールを握って、トレーニングを行う。

手関節と母指タック&ツイスト

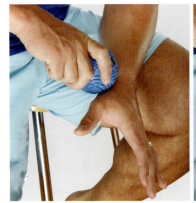

1） 手関節の外側に小さなボールを置く。

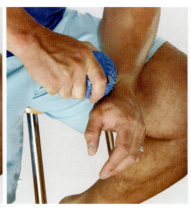

2） 圧迫を加えて、ボールをねじることによって、皮膚のゆるみを巻き取る。

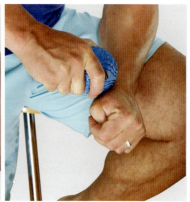

3） 母指を包み込むように拳をつくる。

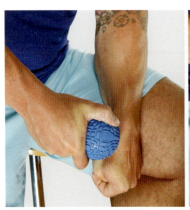

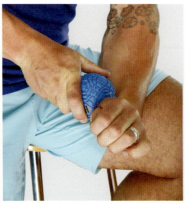

4-5） 拳を維持したまま、手関節をすべての方向に動かして、フロスの効果を得る。

母指と手のスマッシュ&フロス

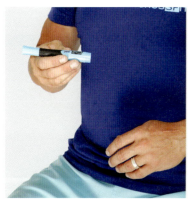

1) この可動性改善テクニックのために、先が太くて平らな蛍光マーカーを用いる。

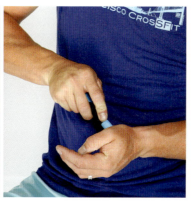

2) 母指底部の近くで、蛍光マーカーの底部を手掌に押し込む。

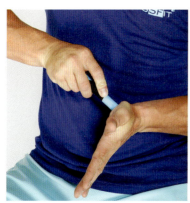

3) 手関節を伸展して、フロスの効果のために手指と母指を広げる。

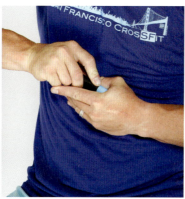

4) マーカーを母指底部に押し込んだままの状態で、手掌でツールを包むような形を取る。このわずかな運動が母指への圧迫の程度や角度をどのように変化させているかを意識する。

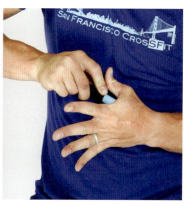

5) ここから、少し異なるフロス刺激のために手指を広げる。

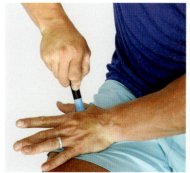

6) 母指底部周辺で可動性を高めた後に、マーカーを手の裏側、母指と示指の間に押し込むことで、反対側を対象とする。

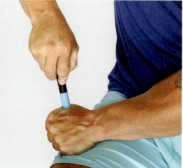

7-8) 手を開閉することで、コントラクト&リラックスとスマッシュ&フロスを行う。

処方箋8
殿筋
Prescription 8　Glutes

この処方箋は下記の症状と制限を治療するために用いられる。

- 股関節屈曲の可動域
- 股関節インピンジメント
- 坐骨神経痛
- スクワット可動域
- 硬直した骨盤の筋組織（座りすぎによる問題）

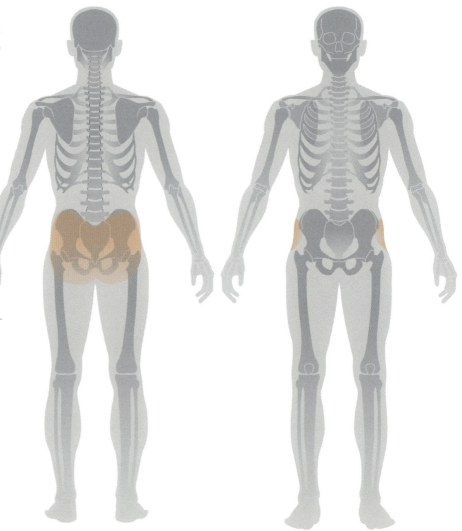

【メソッド】
- バンドを使ったフロス
- コントラクト&リラックス
- プレッシャーウェーブ
- スマッシュ&フロス

【ツール】
- 小さなボール
- 大きなボール
- バンド

【合計時間】
12分間

概要

　この処方箋は背面の筋組織をはがし、分離するようデザインされている。長時間座りっぱなしにならざるを得ない場合、それに伴う症状に対処するのに役立つ。長時間の乗車や搭乗で座位のまま動けなくなることがわかっているなら、その前後に行うことが望ましいだろう。

殿筋スマッシュ&フロス

　これは殿筋の組織間スライドを回復させるのに最高のテクニックである。このテクニックによる効果にあなたは驚くだろう。このテクニックの効果を確かめるチェックとリチェックをするためには、お尻の片面で2分間可動性を高め、それからいったん立ち上がり、できる限りしっかりと殿筋を絞る。可動性を高めた側は、もう片方よりもさらに大きな力で収縮できることがわかるだろう。これはこの筋肉の効率を増加させたことを示すサインである。言い換えれば、その収縮性組織内部にある内的な抵抗を緩和することで、殿筋を強くしたことになる。

　見ての通り、イス（手法1）や床（手法2）で行うことができる。

片側で2分間

イスを使った殿筋スマッシュ（手法1）

この可動性改善テクニックのよいところは、イスで行うことができるということである。小さなボールの上に座り、筋肉の硬くなった箇所を探り当てる。それから、スマッシュ&フロスとコントラクト&リラックスを行う。強度を増やすために、同側の足を逆側の脚に交差させる。左側のお尻に対して行っている場合、左足を右膝にのせる。

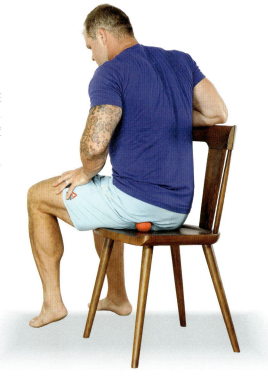

床で行う殿筋スマッシュ（手法2）

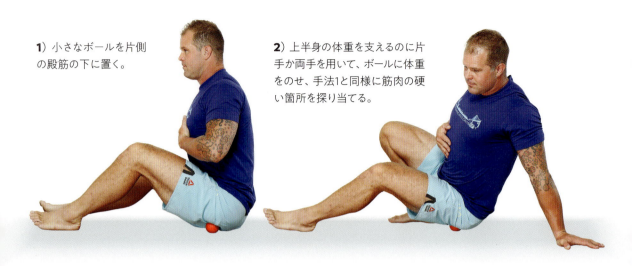

1） 小さなボールを片側の殿筋の下に置く。

2） 上半身の体重を支えるのに片手か両手を用いて、ボールに体重をのせ、手法1と同様に筋肉の硬い箇所を探り当てる。

3） ボールに体重をかけたまま同側の足を外旋させ周囲の筋肉を動かす。外旋と内旋を繰り返しスマッシュ＆フロスを行うことに加え、ボール自体もゆっくり動かす。とりわけ痛みの強い箇所に行き当たったなら、コントラクト＆リラックスを行い、じわじわと筋肉をゆるめ、ボールを沈みこませる。

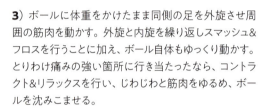

4） 数秒間、脚をまっすぐにして、踵を床に押し付けるように殿筋を収縮させ、リラックスしながらボールに体重をさらにかけてもよい。さらに加えるならば、図示はしていないが軟部組織のゆるみを取るために同側の足を逆足の膝にかけることで、より効率的な可動性改善を図ることができる。

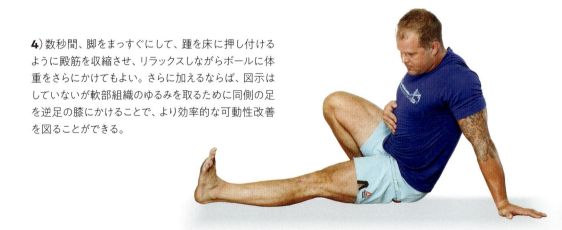

股関節外側スマッシュ

これは殿筋スマッシュ&フロスと併せて行ってみてほしい。タイトルの通り、このテクニックは股関節の側面を対象とする。この処方箋にあるほかのテクニックと同じく、股関節外側スマッシュは股関節のバイオメカニクス的効率性を改善する。写真で筆者は大きなボールを用いているが、より対象を絞るのに小さいボールを用いてもよい。

片側で2分間

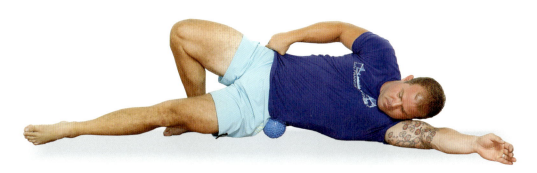

1）大小いずれかのボールを殿筋上部の外側、大腿骨大転子の上の位置にあてる。

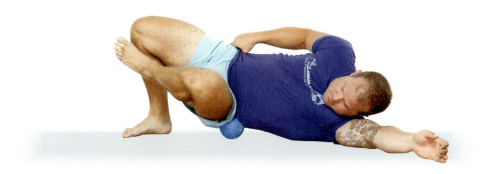

2）この状態からいくつかの手法を行うことができる。写真で示すように、膝を腹部の方に持ち上げることでフロスを行うことができる。脚を伸ばすように殿筋を収縮し、コントラクト&リラックスを行うこともできる。ボールの上で身体を動かしプレッシャーウェーブを行ってもよい。腹部の方に転がして、筋線維全体の組織のスマッシュを行う。

股関節包の可動性改善

　セクション5の内容を思い出すかもしれないが、ハムストリングスに体重をかけてイスに深く座ることは、大腿骨骨頭を股関節窩の上部と前面へとずらす。この状態が長期間持続すると、関節包は相当硬直している可能性が非常に高い。

　このテクニックにより股関節の状態をリセットしてバイオメカニクス的側面から最適化し、股関節インピンジメントを解消して、股関節の屈曲の可動域を取り戻す。股関節の真下に膝を置き、大腿骨に体重の負荷をかけることで、大腿骨骨頭を股関節関節包後面に移動させることができる。これは理学療法士に頼ることなく、股関節機能を改善する迅速かつ簡単な方法である。

片側で2分間

1）両膝をついた状態から、片脚を後方に引く。膝をついている側に重心を移す。膝をついている側の大腿骨は床に垂直にするよう気をつける。

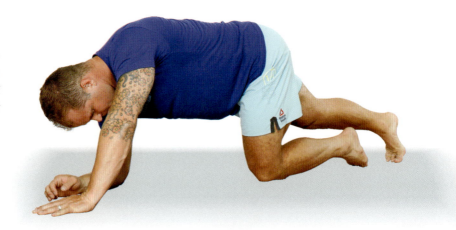

2）膝に体重をかけたまま、お尻を後方にシフトさせる。体重が大腿骨を通してかかり股関節関節包の可動性改善を図る。膝に体重をかけながら、股関節を地面につけた膝の方向へ下げる。大腿骨骨頭がお尻の側面から出るように想像する。大腿骨を通して力の線を導く。

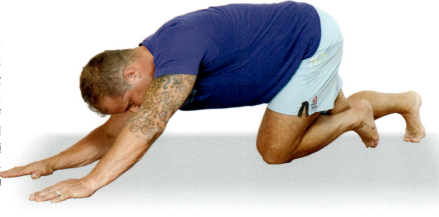

処方箋8 | 307

Section 7 可動性改善の処方箋

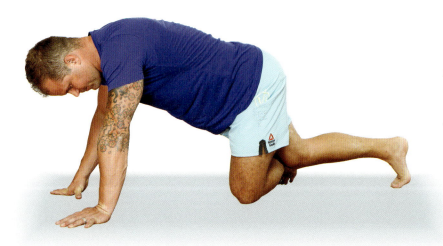

3） 強度を増加させるために、軸足の足先を内方向に振り股関節から外旋させ、逆側の膝でその場に留める。ここから、前の写真で示したように、体重を後方に下げる。

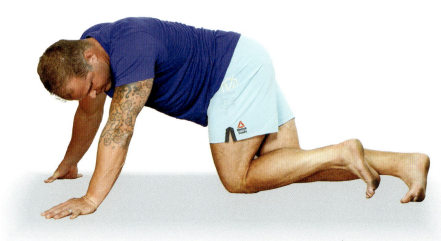

4） 逆足の膝で軸脚を外側に押し出すことで、内旋のワークを行うこともできる。

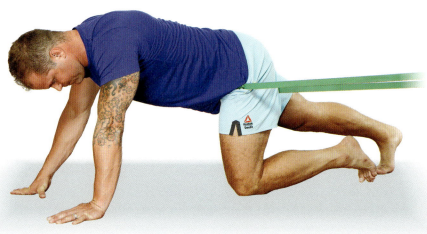

5） 可能であれば、股関節の高さでバンドを巻き、外側か後方へのトラクションをかける。これは関節包前面にあるインピンジメントを取り除く際に効果的だ。現代生活で膝を使うことに多くの時間を費やす場合、この姿勢は自然に生じる。

処方箋9
股関節
Prescription 9　Hip

この処方箋は下記の症状と制限を治療するために用いられる。

- 股関節インピンジメント
- 股関節の痛み
- 股関節可動域
  （屈曲、伸展、外旋）
- 腰痛
- スクワット可動域

【メソッド】
- バンドを使ったフロス
- コントラクト&リラックス
- プレッシャーウェーブ
- スマッシュ&フロス

【ツール】
- 大きなボール
- バンド

【合計時間】
12〜16分

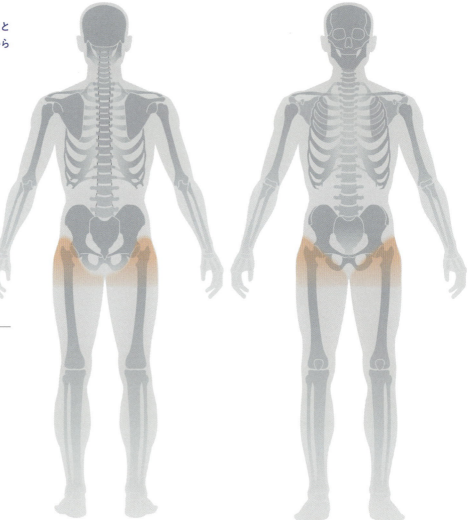

概要

　座位関連の可動性の問題に関していえば、股関節前面が硬くなることがもっとも多い。224ページのスキンピンチによる可動域低下の再現が示すように、股関節が座位の形に適応すると、ニュートラルな体勢で安定する能力を失う。結果として、骨盤は前傾し、背中を過伸展させて座る、立つ、歩く、動くことになる。背部痛と崩れた運動パターンにつながることは想像に難くない。この処方箋はこの問題を修正することを目的とする。

あなたが空港で待ちぼうけになっていようが、家で映画を見ていようが、仕事で座りっぱなしだろうが、関係ない。この処方箋は腰痛の緩和だけでなく、股関節前面の筋肉の硬直を軽減し、可動域を取り戻して、維持するうえで非常に効果的な方法である。背部が痛んだり、股関節が硬く感じられたりするときはいつでも、この処方箋にあるテクニックを行うとよいだろう。座りっぱなしが続いた1日の終わりにはぜひとも実践してほしい。

股関節前面スマッシュ

股関節前面スマッシュは股関節前面の屈筋群を対象にする。これは股関節を構成する部位の中でも、とりわけ持続的な座位の姿勢にひどく影響を受ける。ボールにのって、コントラクト&リラックス、プレッシャーウェーブ、スマッシュ&フロスを用いることで、この部位の柔軟性と可動域を回復させることができる。股関節前面で痛みを感じる場合にはぜひともこのテクニックを試してもらいたい。

片側で2分間

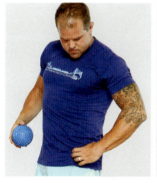 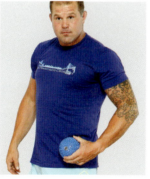

対象部位:
股関節前面・
股関節屈筋

大きめのボールを股関節屈筋にあてる。ここから、コントラクト&リラックス、下腿の伸展と屈曲を行う。お尻の方に踵がいくように膝を曲げ、左右に脚を動かすことで、スマッシュ&フロスも行う。または、左右に股関節を回旋させることで、股関節屈筋の部位でプレッシャーウェーブを行うこともできる。

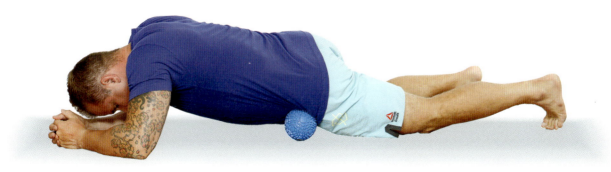

古典的な股関節伸展

これは、股関節のストレッチとして昔からある優れた可動性改善のテクニックである。股関節屈筋を対象にして、かなりの難易度を誇るソファーストレッチのために股関節を準備する。この古典的なテクニックも道具が必要ないため、気軽にできることも嬉しい点だ。

片側で2分間

1) 片膝を立て、もう片方の膝を床につく。体重は床につけた膝にかける。床が硬い場合、膝の下にタオルや柔らかいパッドを置いてもよい。

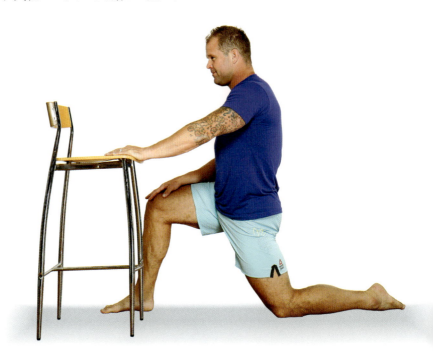

2) ニュートラルな脊柱姿勢を維持しながら、お尻を絞って、前方に体重を移す。多くの人々は股関節をストレッチする際、腰部で誤って過伸展させる。この誤りを避け、腰椎を安定化させるためにお尻は絞り、腹筋を安定させたまま体重を前方にシフトさせる。ここから、コントラクト&リラックスを行い、「伸長された」大腿をリラックスさせてさらに深く沈ませる。とりわけ硬い股関節に対して、強度を上げるには左腕(左膝が地面についている場合)を頭の上に上げた状態で再度行ってみよう。

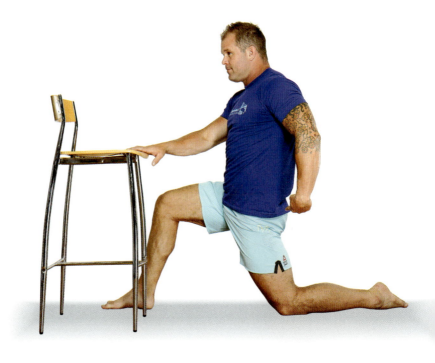

バンドを使った股関節伸展の手法

古典的な股関節伸展に関する問題は、関節包制限に言及していないことである。
この可動性改善をより効果的にするために、バンドを脚にかけ、膝をついた状態で前方伸延を生じさせる。同じルール「ニュートラルな脊柱とお尻を絞る」が適用される。バンドによる牽引が、大腿骨を引っ張り関節包にテンションをかけることで、関節の位置と機能を改善させる。

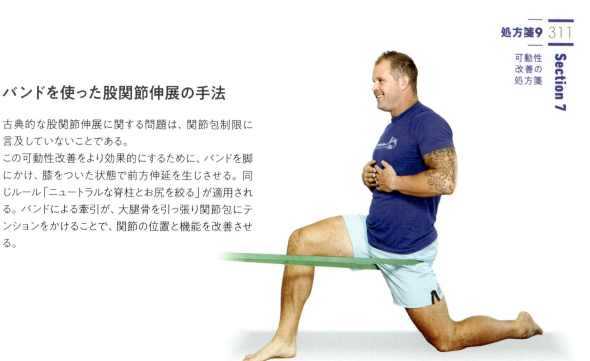

ソファーストレッチ

片側で2分間

　この可動性改善テクニックは本書の中でも特に筆者のお気に入りであり、また嫌いなテクニックでもある。お気に入りの理由は、座位によって固まりやすい大腿四頭筋の可動性を高めるのにとても優れているからだ。嫌いな理由は難易度の高さである。脊柱をニュートラルに保ち、お尻を足に押し付ける――正しくテクニックを実行する2つの重要な要素――まさにトレーニングといえるだろう。

　これをソファーストレッチと筆者が呼ぶ理由は、筆者が最初に考案した際にソファーを用いたからである。最も効果的に股関節の前面の可動性改善を行おうと思ったときに、テレビの前でこのテクニックを行うと、気がそらされることで痛みで意識を失ったり、床に吐いたりするのを防ぐため、かなり有益であることがわかった。実際、そこまでひどくはないが、「ながら」のトレーニングの利点はバカにできない。

　デスクワークの人々が毎日行うべき可動性改善テクニックを一つ挙げるなら、これかもしれない。ほとんどの人々は、股関節を効率的に伸展するという重要な能力を失っている。同じ「ながらトレーニング」として一般的なエアロバイクやステッパーのような運動機器はこの問題に言及することはなく、股関節の伸展を促すことはない。人々は、数カ月間、歩くために必要とされる股関節の伸展領域を越えられずに過ごす。ぜひ、このページにしおりを挟んでおこう。筆者は座位に1時間費やすごとに、2分間のソファーストレッチで股関節の可動性を高めるよう推奨している。

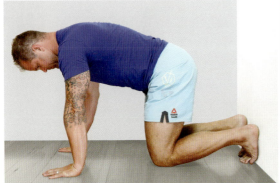

1) 両足の裏を壁につけて四つん這いの姿勢を取る。

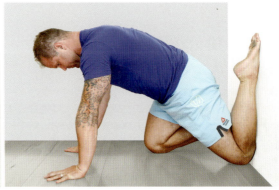

2) 片脚を脛が壁にぴったりつくように添わせる。

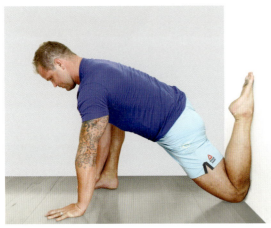

3) 逆側の脚を脛ができるだけ垂直になるように前方に持っていき、身体が硬くまっすぐ身体を支えられないようなら、掴まっても大丈夫なイスや箱を身体の前に置く。

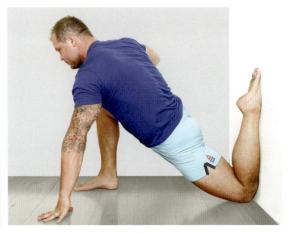

4) 背中はまっすぐに保ち、壁に対して押すように後方の脚側の殿筋を収縮させる。

5) 1分以上、前の写真の姿勢を行った後、胴を垂直に上げてまっすぐにする。繰り返すが、まっすぐな姿勢で体重を支えるのが難しければ、安定性のために箱やイスを前面に置く。このワークを行う際、コントラクト&リラックスを忘れないようにする。脳機能を含め、変化させなければならない。

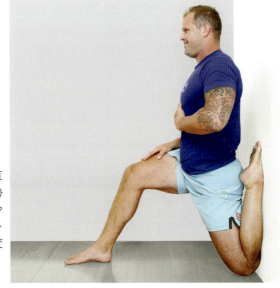

デスクワーカーのための手法

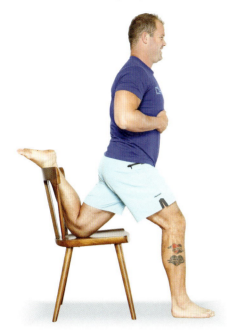
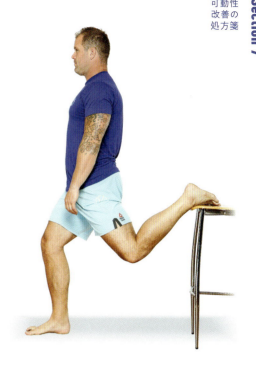

片脚屈曲と外旋

　この可動性改善トレーニングは、スクワット可動域とバイオメカニクスを改善するのに優れている。下の写真からわかるように、基本的に片脚でのディープスクワットと思ってもらいたい。可動域を改善するにあたって、問題のある動作に類似した形での可動性改善が重要であることを覚えておきたい。これは、各セッションに目的と意図を与える。このトレーニングにより、より上手にしゃがめるようになるだろう。

　正しくこのテクニックを実行するコツは、制限されていると感じる方向や範囲を見つけようとすることである。上半身を両方向に動かしてみる、前に出した膝を外に開いて、股関節で小さな円を描いてみるなど、ぜひ試行錯誤をしてみてほしい。

> **片側で2分間**

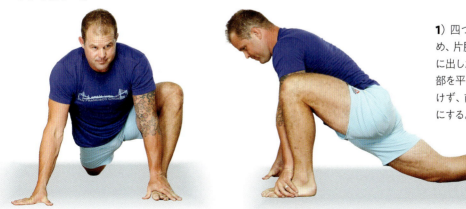

1） 四つん這いの体勢から始め、片脚を前方に出す。前方に出した脛を垂直に保ち、背部を平坦にして、股関節を傾けず、前方の足部をまっすぐにする。

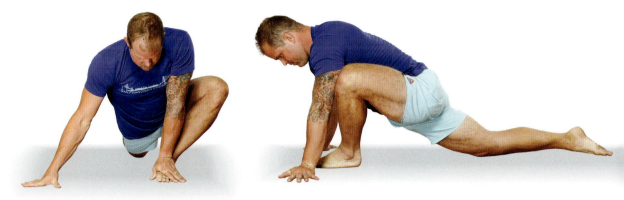

2） 股関節を床に向けてゆっくり下ろす。その際、前方の足部は床にとめ、同側の膝は外に逃がしてもよい。股関節で小さな円を描くように身体をゆすりながら行うとよいだろう。

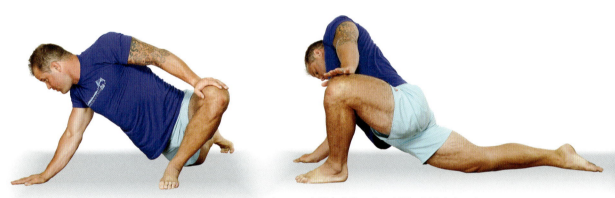

3） 股関節外旋可動域を強調するために、上半身を前に出した脚から逆方向にねじる。可能であれば、前に出した膝を外向きに押す。

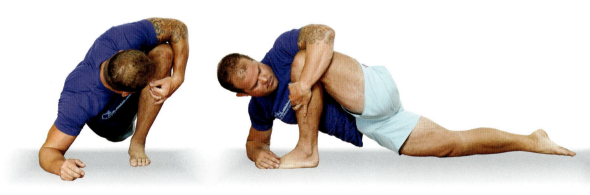

4） 少し異なる刺激のために、上半身を前に出した脚に向かって回旋させる。可能であれば、肘を下げて、膝を抱える。ここでは示していないが、一度身体を起こし、前方の脚を伸ばした状態で身体を落とすと、前方の脚のハムストリングスの可動性改善に同時に取り組むことができる。

バンドを使った股関節の手法

このワークはバンドなしでもよく作用する。しかし、バンドが使えるなら、使うべきだろう。股関節インピンジメントを取り除き、より深部の股関節関節包制限に取り組むことができる。

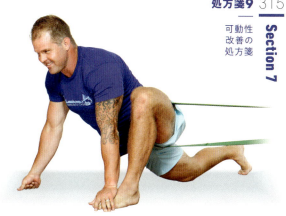

デスクワーカーのための手法

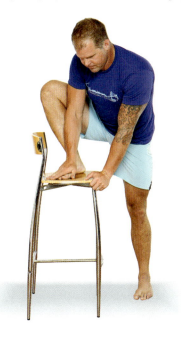

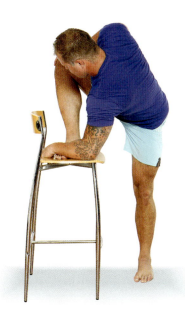

股関節が恐ろしく硬い、あるいはオフィスにいる場合など、床でのワークが難しい状況もあるだろう。いずれの状況でも、イスを用いて足部を可動化することは優れた選択肢である。前方の脚を上げることで、後方の脚の伸展による制限は受けずに行うことができる。足部を拳上することを除いて、基本は同じである。スクワットのバイオメカニクスと同様な形（足部をまっすぐに、背部をニュートラルにする）で、さまざまな体勢で動かす。

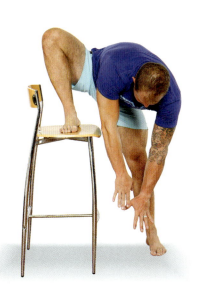

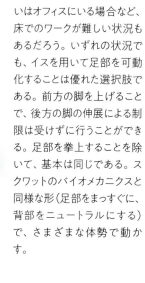

処方箋10
上腿
Prescription 10　Upper Leg

この処方箋は下記の症状と制限を治療するために用いられる。

- ハムストリングス可動域
- ヒンジ可動域
- 股関節の痛み
- 股関節可動域
  （屈曲、伸展、外旋）
- 腸脛靱帯（ITバンド）症候群
- 腰痛
- 坐骨神経痛
- 上腿の硬さ
  （大腿四頭筋、内転筋、ハムストリングス）

【メソッド】
- バンドを用いたフロス
- コントラクト&リラックス
- プレッシャーウェーブ
- スマッシュ&フロス

【ツール】
- ローラー
- 小さなボール
- バンド

【合計時間】
18分

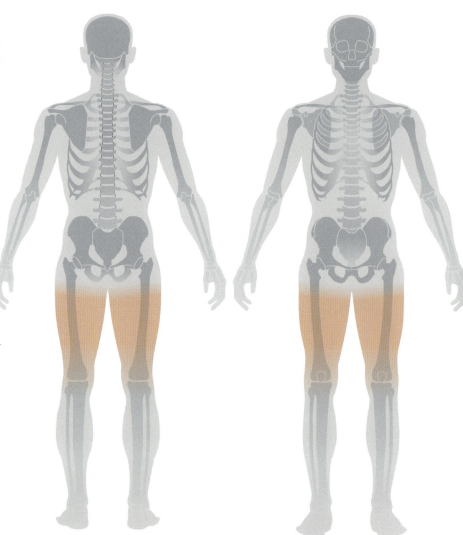

概要

　ほとんどの人が上腿の大きな筋群の可動性を高めることによる恩恵を受けることができる。大腿四頭筋、ハムストリングス、内転筋は、あらゆる状況で身体の負担を支え続けている影の立役者である。この処方箋では、これらの硬直しやすい筋肉の機能を回復させるための、いくつかのテクニックを示す。

大腿四頭筋スマッシュ

　大腿四頭筋スマッシュに関する問題は、上腿の筋肉が太く、強力であることだろう。1回のセッションで全体をカバーするのは難しいため、股関節近くの上部と、膝近くの下部に分けたり、前面、内側、外側に分けて取り組んでもよいだろう。

　素早く上下に動かして終わりではない。筋肉全体がパンケーキのように平らになるようプレッシャーウェーブを行ってほしい。片脚ごとに、少なくとも5分間かける必要があるだろう。ローラーに全体重をかけられない場合、それは上腿の筋肉でのワークの必要性を示している。このトレーニングを実践することにより膝の痛みは消え、背中や腰の違和感もなく、脚全体が軽く感じるようになるだろう。

片側で5分

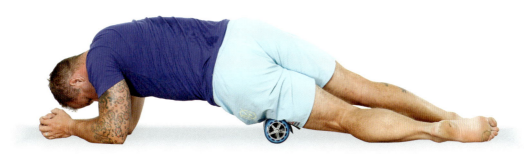

1) 大腿部側面にローラーを当て、横臥位を取る。写真では筆者は腸脛靭帯の上部から始めているが、どこから始めてもよい。両腕で上半身の体重を支えようとしていることに注目。

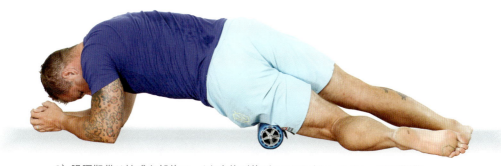

2) 腸脛靭帯は敏感な部位で、それ自体が伸びることはない。しかし、腸脛靭帯に付着する筋組織に影響を及ぼすことができる。結節または硬い箇所を見つけたら、お尻に向かって踵を近づけるように膝を屈曲し、フロスを行う。コントラクト&リラックスを問題のある箇所で行うことも重要である。

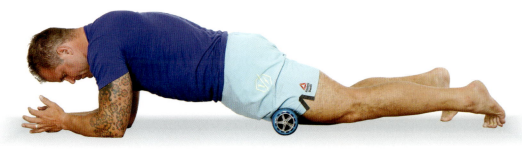

3) 腹臥位を取り、大腿四頭筋にローラーをあて腹部に向かってゆっくり転がすことで、筋線維に沿ってプレッシャーウェーブを行う。

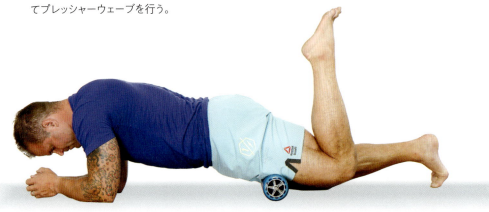

4) 問題箇所を見つけたら、そこに圧をかけた上で膝の曲げ伸ばしを行う。大腿四頭筋を収縮させ、コントラクト&リラックスを行うこともできる。

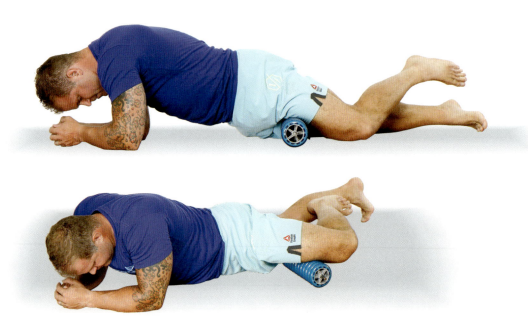

5-6) 上腿で腹部に向かってゆっくり転がすことで、プレッシャーウェーブを続ける。ここから、同じスマッシュの方法をすべて適用する。プレッシャーウェーブ、コントラクト&リラックス、スマッシュ&フロスを行う。内転筋（大腿内側の筋肉）の硬直に対しても取り組もう。わずかに膝を屈曲し、股関節から外旋し、内腿を床に向けローラーをあてる。

ハムストリングスボールスマッシュ

ニュートラルな姿勢でまっすぐ座る場合、セクション5で示したように、イスの端に座ることが理想的である。問題は、すべての状況で可能というわけではないことだ。一日10時間以上膝を曲げて座り続けることは肘を90度曲げ続けるのと同じようなものである。曲がった腕を伸ばそうとするとどのように感じるだろうか？　全体重のかかった筋肉も全体的に押しつぶされ潰れた状態になっている。これらの組織をとろけたチーズのように柔らかくするレシピとしてこのテクニックを用いてほしい。

写真でわかるように、このテクニックはイスに座った状態で行うことができる。硬く、高い位置で腰かけられるものなら何でもよい。それによりボールに体重をかけながら、脚を動かすことができる。

大腿四頭筋スマッシュと同じく、ハムストリングスもブロックに分けて取り組む必要があるだろう。ハムストリングス下部に意識を向けることは膝痛に取り組むうえで優れた方法である。骨盤に付着しているハムストリングス上部の周辺でトレーニングを行うことは腰痛の解消にも貢献するだろう。

片側で2分間

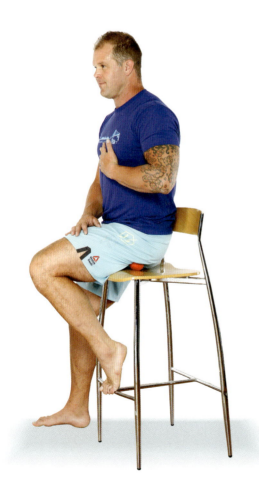

1） 小さなボールを脚の裏側のハムストリングスの下に置く。鼠径部と殿筋の近くにある付着部、または膝の隣にあるハムストリングス下部にボールを置いてもよい。鍵はホットスポットを見つけることである。見つけたら、イスや腰かけの下にある脚を曲げ伸ばしすることで、フロスを行う。

2-3） フロスのバリエーションとして、脚を膝にかけたり、前方に大きく伸ばしてもよい。

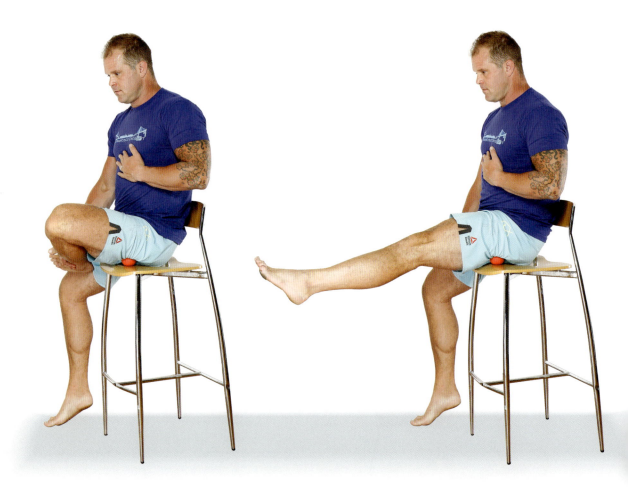

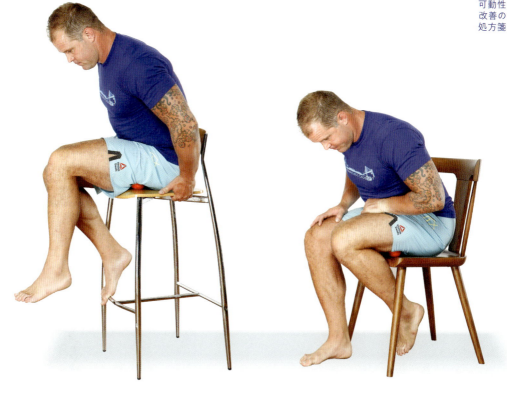

4）より多くの圧迫のために、前方へ上半身を傾ける。硬く、痛みの強い箇所ではコントラクト&リラックスを忘れない。

ハムストリングスの可動性改善テクニック

　ハムストリングスの可動性改善はハムストリングスの可動域とヒンジのバイオメカニクスを改善する。228ページのヒップヒンジテストを行って、ポステリアキネティックチェーンでの不全が見られるようなら、このテクニックを活用してほしい。

　次の2ページにわたる写真が示すように、ハムストリングスの可動性を高めるために2つの手法がある。バンドを用いたハムストリングスフロス（手法1）は最もおすすめである。ソファーストレッチ（311、312ページ）とともに、このテクニックも長時間の乗車やフライトの後に頼りになる手法である。古典的なハムストリングスストレッチ（手法2）は、ハムストリングスの可動性を高めるのに優れた手法である。しかし、バンドの補助がないと、股関節関節包の制限にアプローチするのは難しいかもしれない。

片側で2分間

バンドを使ったハムストリングスフロス（手法1）

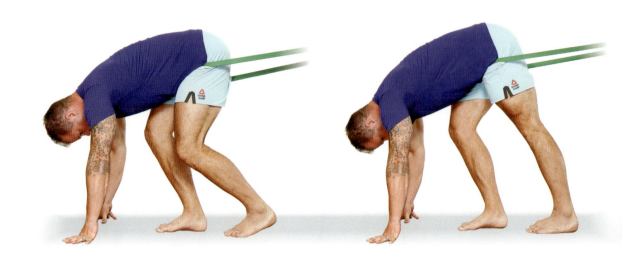

1) 股関節の高さでバンドを脚に引っかける。それから、前方に歩いて、腰から前方にヒンジを行い、テンションをかける。短距離走のスターティング時の姿勢のように、逆側の足をわずかに前方に置く。背中を丸めないと地面に届かなければ、前面にイスや腰かけを置く。

2) 背部をできる限りニュートラルに保って、お尻の位置は変えずバンドをつけた側の膝を繰り返し曲げ伸ばしすることで、フロス運動を生じさせる。股関節を後方に動かす。

古典的なハムストリングスストレッチ（手法2）

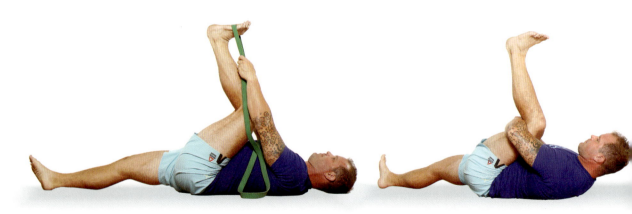

1) バンドや紐、またはベルト等を足裏に引っかけ、膝を胸部まで引く。手ごろな道具がない場合は膝の後面に腕を回す。十分な柔軟性があり可能であるなら、同側の手で足の外側やつま先をつかんでもよい。

処方箋10 323

Section 7
可動性改善の処方箋

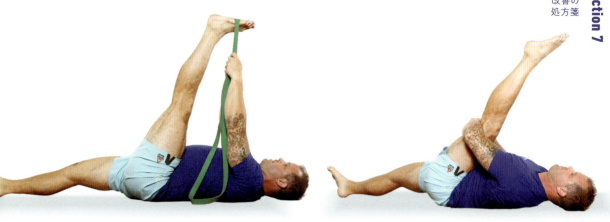

2） 背中は床にぴったりとつけたまま、足を顔の方向に引き寄せ、膝を伸ばす。バンドを用いていなければ、膝裏を強く押さえたまま膝を伸ばす。このとき腕は動かしてはならない。ここから、膝の曲げ伸ばしをすることでフロスを行ったり、腕に対して抵抗することでコントラクト&リラックスを行う。

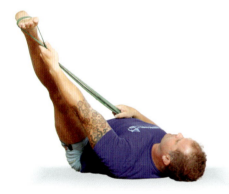
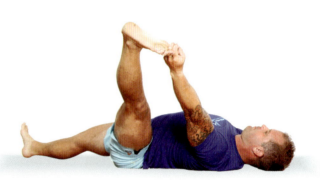

3） 脚を外側に倒すことで、ハムストリングスの内側に対してより的確なワークを行うことができる。腕で脚を抱えている場合、母趾を手指で包み、足部の外側をつかむ。この姿勢でも膝の曲げ伸ばしを行ってもらいたい。

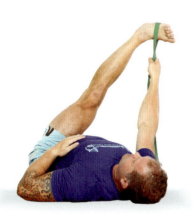
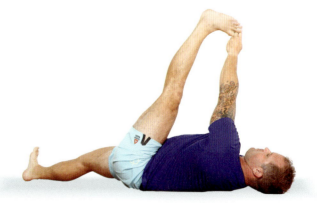

4） 同じように脚を内側に倒すことで、ハムストリングスの外側に対してアプローチする。この体勢でも同様に、膝の曲げ伸ばしをしてフロスや腕やバンドに抵抗することでコントラクト&リラックスを行う。

処方箋11
膝
Prescription 11　Knee

この処方箋は下記の症状と制限を治療するために用いられる。

- 膝痛
- 膝の可動域（屈曲と伸展）
- 上腿と下腿の硬さ
  （大腿四頭筋下部、
  ハムストリングス下部、
  ふくらはぎ上部）

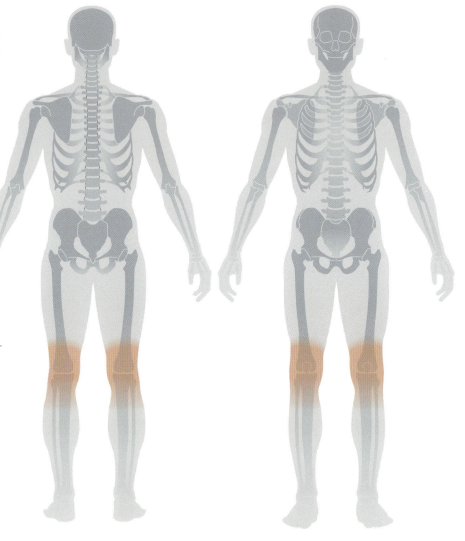

【メソッド】
- コントラクト&リラックス
- プレッシャーウェーブ
- スマッシュ&フロス

【ツール】
- 小さなボール
- 大きなボール
- ピーナッツツール

【合計時間】
10分間

概要

　膝痛を抱えていれば、膝関節の周辺組織の可動性を高めるべきである。まさしくこの処方箋の示すところである。健常な膝関節を維持し、膝痛と傷害を緩和し、膝の屈曲と伸展の可動域を改善するための包括的なシステムと考えてほしい。

膝蓋上のスマッシュ&フロス

　膝のバイオメカニクスと可動性を改善する最善の方法は、膝蓋上嚢部の組織を最適化することで膝蓋骨システムにあそびを与えることである。膝蓋上嚢部は膝蓋骨のちょうど上にある（下記の「対象部位」を参照）。イスに座ることは膝の屈曲を持続させ、膝蓋上嚢部を硬直させる。本来この部位における健全性が膝関節の屈曲に寄与する。したがって、この部位が硬いとき、膝蓋骨を含む膝関節全体で緊張を生じさせる。この部位の可動性を高めることは、膝のバイオメカニクスを改善し、膝構造にかかる過剰な圧力を軽減する。

片側で2分間

対象部位:
膝蓋骨の上、内側から外側までの、膝全体

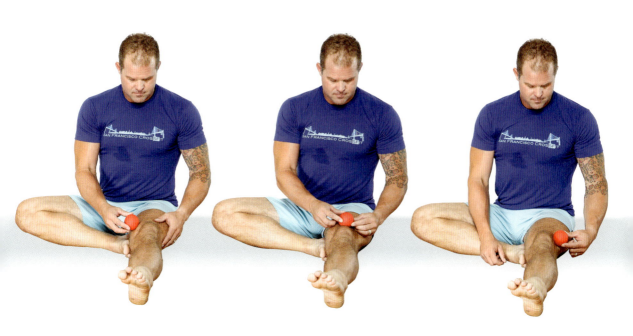

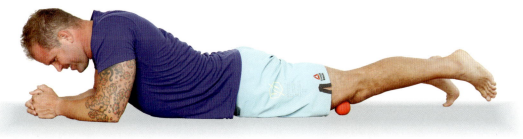

1) 床に腹臥位になり、膝蓋骨より上に小さなボールを置く。

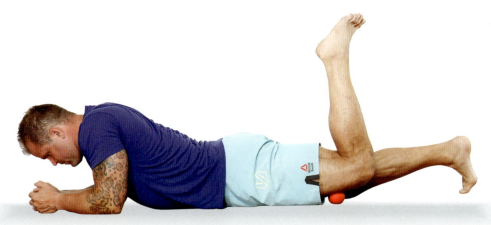

2) ホットスポットを見つけたら、大腿四頭筋を収縮しコントラクト&リラックスを行う。膝を屈曲し、お尻に向かって踵を近づけることで硬い組織にフロスを行う。

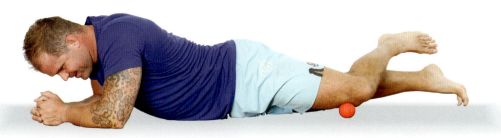

3) 脚を外旋させることで、プレッシャーウェーブを生じさせる。ここから、コントラクト&リラックスを行う。または、膝を屈曲させることで、フロスを行う。

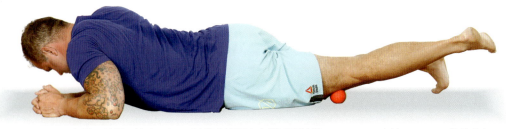

4) 膝の外側に達するまで、膝蓋上嚢部と大腿四頭筋腱にスマッシュを続ける。この姿勢から再び、コントラクト&リラックスとスマッシュ&フロスを用いる。

ニーシザースマッシュ

　ニーシザースマッシュは単純だが、膝の内側（内側広筋または「涙の形をした筋肉」）に沿って行う効果的なテクニックである。このテクニックには、2つの手法がある。小さいボール、または大きめのボールしかない場合、膝の間に挟んだ状態で、ハサミのように脚を動かす。脚の間に置いたボールで、両脚に対して同時に、効果的にスマッシュを行うことができる素晴らしい手法である。ボールとピーナッツツールがあるなら、一番下にある脚の下にピーナッツツールを置くことで、3つの効果が同時に得られる可動性改善テクニックになる。

2分間

ニーシザースマッシュ（手法1）

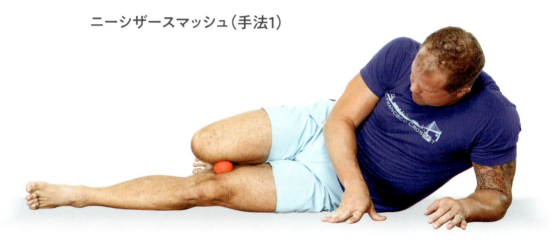

1） 横向きに寝て、脚の間、膝のすぐ上で、大小いずれかのボールを挟む。下の脚は伸ばしたままで、上の脚を曲げる。

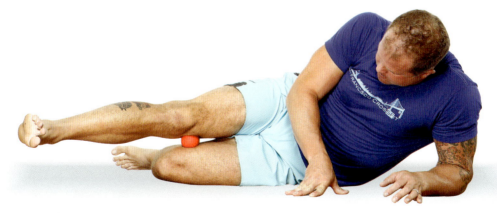

2） ボールを両膝で挟んだまま、今度は上の脚を伸ばし、同時に下の脚を屈曲する。このように少なくとも2分間、脚を前後にハサミのように動かす。大腿四頭筋を収縮させた後に、リラックスし、その間さらにボールを沈みこませてもよい。
注：下の脚に圧迫がよりかかるため、1分ほどで、交替させるのがよい。

ニーシザースタック&スマッシュ（手法2）

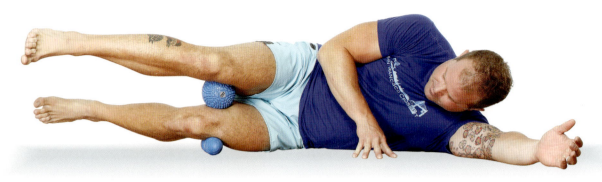

このワークは3点同時の可動性改善が可能である。とりわけ膝の外側に対して効果的だ。脚の間にボールを挟んで、ピーナッツボールを下にある脚の下に置いてバランスをとり、かなりの圧力が各部位にかかる。先ほどと同様、変化を感じるまでハサミのように膝の曲げ伸ばしにより脚を動かす。

ギャップ&スマッシュ

　これまでの膝の可動性改善テクニックは膝の上と側面の組織に焦点を当てている。ギャップ&スマッシュはハムストリングスとふくらはぎの筋肉が重なり合う膝関節後方の組織を対象にしている。ギャップ&スマッシュは2つの筋群に同時にアプローチできる素晴らしいテクニックである。そのため、膝痛と緊張の緩和に加えて、このテクニックは、ふくらはぎとハムストリングスの緊張緩和に優れている。

　鍵は、膝の内外側の両方にしっかり働きかけることである。たとえば、膝に合計2分間費やすなら、1分間を内側で、残り1分間を外側のトレーニングに費やす。

片側で2分間

1） 脚の外側で、膝裏に小さなボールをあてる。

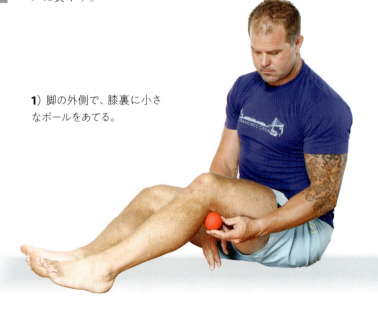

2）踵に向かってお尻を動かすことによりボールを挟み、ボール周辺で膝を加圧する。お尻に向かって踵を曲げ、両手を用いて、脚をきつく引っ張る。これはハムストリングス下部とふくらはぎ上部を対象にする大きな圧迫の力を生じさせる。ここから、2つの方法のいずれかをしてほしい。すべての方向に足部を動かすことによるフロス、またはふくらはぎと上腿を曲げることによるコントラクトである。それから、膝にボールを深く圧迫することで、リラックスする。

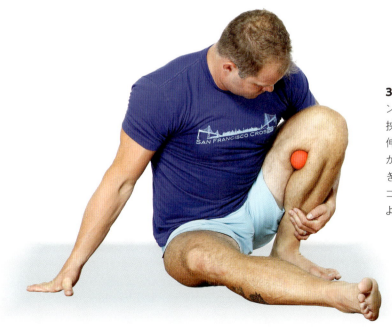

3）膝を屈曲しボールをハムストリングス下部とふくらはぎの上部で挟み込む。ここから足首の屈曲、伸展、回内、回外を組み合わせ動かすことでフロスを行い、ふくらはぎとハムストリングスを収縮させ、コントラクト&リラックスを行ってもよい。

処方箋12
下腿（ふくらはぎと脛骨）
Prescription 12　Lower Leg (Calf and Shin)

この処方箋は下記の症状と制限を治療するために用いられる。

- 足関節の痛み
- ふくらはぎの硬さ
- 偏平足
- 膝痛
- 足底筋膜炎
- 脛痛症

【メソッド】
- コントラクト&リラックス
- プレッシャーウェーブ
- スマッシュ&フロス
- タック&ツイスト

【ツール】
- ローラー
- 小さなボール
- 大きなボール

【合計時間】
12～18分

概要

　筆者は、活動や動作を促進する方法として、日々の歩数を増やすことを推奨している。また、仕事では、座るよりも立つことの重要性を強調している。しかし、その立位の時間が長くなるのと比例して、足部やふくらはぎの緊張度合いが増しているかもしれない。

　膝や足関節の痛みで悩まされる場合、姿位に問題がある可能性が高いので改めて確認してほしい。問題がそこにない場合は、ぜひこの処方箋を使用してほしい。

ふくらはぎスマッシュ

　ふくらはぎは、スマッシュを行うのに敏感な部位でもある。ホットスポットにスマッシュを行うときは、我慢強い人でも痛みに顔をゆがめるだろう。そのため、ソフトなものからハードなものまでいくつか手法を紹介したい。硬直のレベルや耐痛限界により、まずはフォームローラーという簡単な選択肢から始めて、難易度を上げていってほしい。

　実際にスマッシュに取りかかる前に、ふくらはぎの筋肉が膝の後部から足関節まで走行していることを改めて意識したい。多くの人々は1つの部位（通常、足関節近く）の柔軟性の向上だけにとどまってしまっている。ふくらはぎ上部を無視せず、全体に働きかけることは膝と足関節にあそびを与える。できれば、大腿四頭筋のときと同じく、いくつかのブロックにわけて行ってほしい。たとえば、1回のセッションでふくらはぎ上部、次のセッションでふくらはぎ下部といった具合である。

片側で2分間

ローラーふくらはぎスマッシュ（手法1）

ローラーの上にふくらはぎを置く。それから、左右に脚を転がすことでプレッシャーウェーブを生じさせる。ふくらはぎを収縮させ、コントラクト&リラックスもできる。膝から足関節までまんべんなく行ってほしい。加圧するために逆側の脚を脛にのせ、前方に身体を倒してもよい。

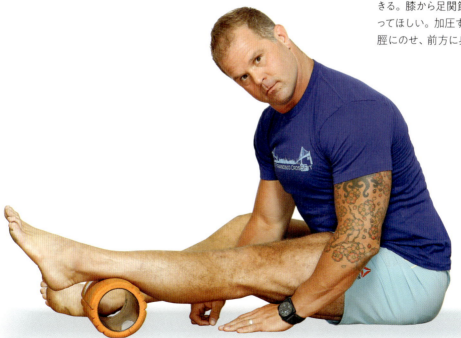

バーベルローラーまたはハードローラーを用いたふくらはぎスマッシュ（手法2）

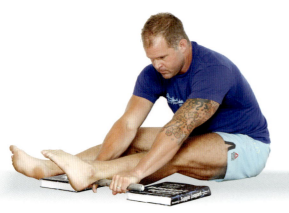 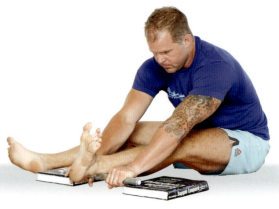

1） この手法で、筆者はMobilityWODスティックを用いているが、体重をかけても大丈夫な硬い棒状のものであれば、麺打ち棒、ワインボトル、パイプなどを用いても構わない。十分に硬ければイスの背もたれでも大丈夫だ。踵骨腱（アキレス腱の部位）またはふくらはぎをツールの上に置き、ホットスポットを見つけ、足部を左右に転がし、曲げ伸ばしをし、コントラクト＆リラックスを行う。

2） プレッシャーウェーブとタック＆ツイストを行うために、のっている脚に対してツールのほうをよじってもよい。加圧するには、逆脚を脛の上に組んで、前方へもたれる。

ボールを用いたふくらはぎスマッシュ（手法3）

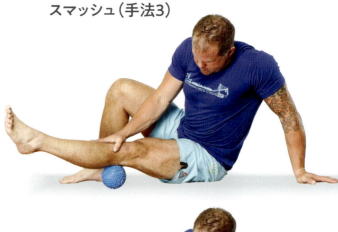

デスクワーカーのための手法

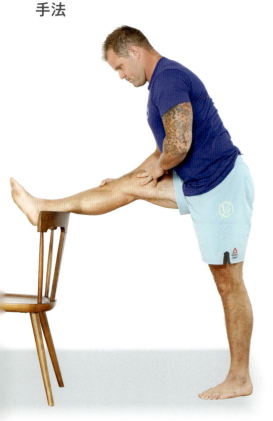

ふくらはぎにスマッシュを行うために、大きめのボールを用いてもよい。筆者はローラーで踵骨腱をスマッシュし、大きめのボールでふくらはぎの筋肉をスマッシュする。いずれの方法も基本は同じである。左右に脚を回転させることでプレッシャーウェーブを行い、足部を動かすことで、フロスを行い、ふくらはぎを収縮することでコントラクト＆リラックスを行い、逆脚を脛に組むことで、圧迫を加える。

骨のこぎりを用いたふくらはぎスマッシュ（手法4）

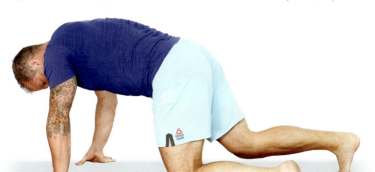

1） 地面に膝をつける。

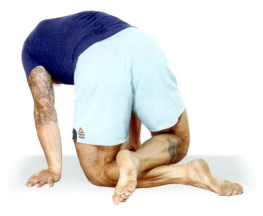

2） 片脚を別の脚に交差させ、上にのっている脚の脛または甲を下にある脚のふくらはぎに交差させる。

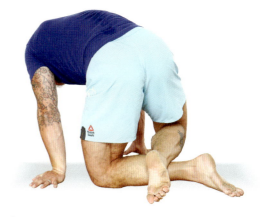

3） かたい部位を見つけたら、筋肉の上で前後に動かすことで、ふくらはぎから脛にゆっくりプレッシャーウェーブをかける。

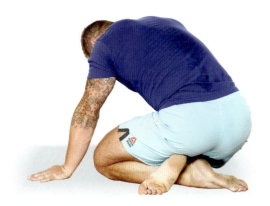

4） 圧を加えるために、座るようにして体重を上の脚に移す。後方に重心を移すほど、圧力は強くなる。ここから、脚の交差する位置を調整しながらふくらはぎ全体にわたって、前後で交互に動かし続ける。または、スマッシュ&フロスやコントラクト&リラックスを行う。

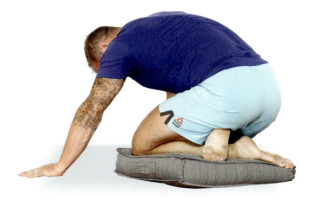

5） 下の脚が痛いようならクッションの上でこのワークを行うこともできる。または、ローラーの上に下にある脚の甲を置いてもよい。

| 片側で2分間 |

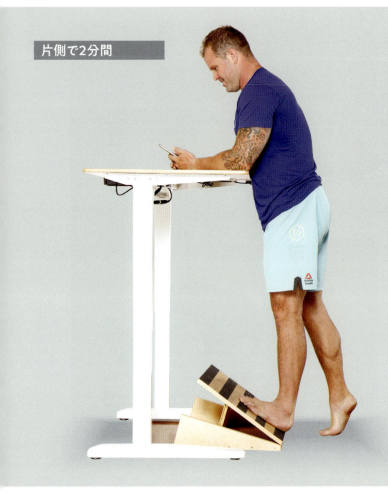

古典的なふくらはぎストレッチ（チェックとリチェック）

いつでもふくらはぎの可動性改善を行えるように、あなたのスタンディングデスクには足をかけることができるボードがあることが望ましい（146〜148ページを参照）。これがあればふくらはぎへのスマッシュを行う前後で、効果の確認を行うことができる（ふくらはぎを伸ばし、スマッシュの選択肢の1つを完了したら、もう一度行う）。ワーク終了後、可動域が少し増えているのがわかるだろう。スラントボードを持っておらず、一日中ふくらはぎを伸ばせないなら、この基礎的なストレッチを処方箋に加えることを推奨する。壁や階段などを使って、ストレッチをこまめに行おう。

ミディアルシンスマッシュ

| 片側で2分間 |

脚の内側に沿って走行する筋肉は、足部のアーチを支えるうえで重要な役割を果たす。偏平足（つまり、アーチが崩壊した足部）の場合も、過伸展している重要な組織を回復させる素晴らしいテクニックである。

足部と足関節関連の問題を抱えているランナーには、この手法を推奨する。

処方箋12 | Section 7
可動性改善の処方箋

1） 床に座り、小さなボールを脛の内側に押しつける。

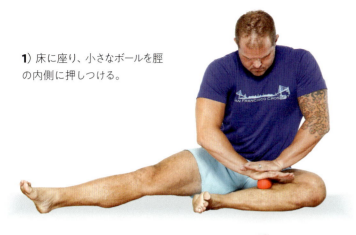

床で行うことが難しい場合、イスに座りながら、膝の上に足関節を交差させることによってこれを行うことができる。

2） 両手で下方への圧迫を加え、フロス効果のために足首を屈曲する。

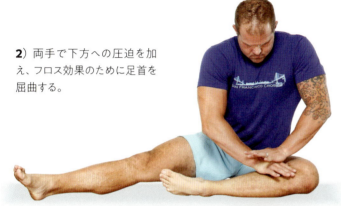

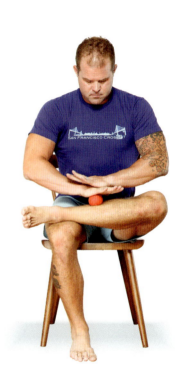

3） 下方への圧迫を引き続き加えながら、足関節を様々な方向に動かす。コントラクト&リラックス、タック&ツイスト、プレッシャーウェーブを行ってもよい。膝下から足首の近くまで行うことができる。

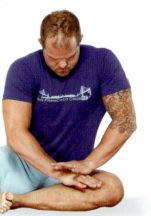

スタック&スマッシュ

より大きな見返りを得るために、もう一つボールを脚と床の間に置く。上にあるボールと下にあるボールを直線にそろえ、下方への圧迫を加える。ここから、スマッシュ&フロス、コントラクト&リラックス、タック&ツイスト、プレッシャーウェーブといった、すべてのスマッシュテクニックを用いる。

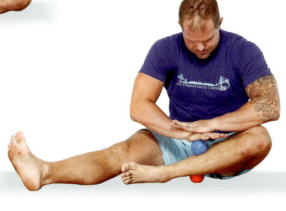

ラテラルシンスマッシュ

片側で2分間

　下腿の可動性を高めるときに、ふくらはぎだけに焦点を当てている傾向がある。筋肉の大部分は裏側にあるからだ。たくさん立って、歩く人は（本来はそうすべきである）、脛骨外側に沿う筋肉にも焦点を当てたい。たとえば、シンスプリントに苦しんでいるなら、サンダルは脱ぎ捨て、立位と歩行のバイオメカニクスを改善し、そして膝の外側の可動性改善を行ってもらいたい。

対象部位：
膝から足関節まで、脛の外側に沿って走行する筋肉

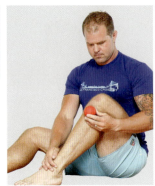
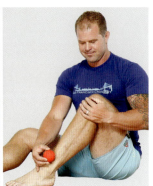

ラテラルシンスマッシュ（手法1）

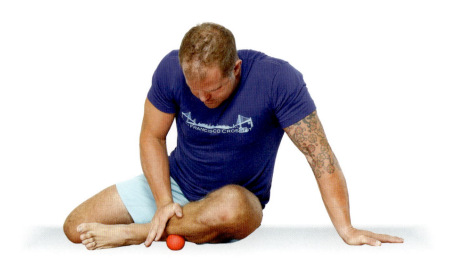

　写真のように床に座り、小さなボールを脛の外側にあてる。ボールが逃げないように手を添え、ボールに体重をかけていく。その状態から足関節を全方向に動かしフロスを行い、コントラクト＆リラックスを行ったり、ボールを転がしプレッシャーウェーブを行ってほしい。

ラテラルシンスマッシュ（手法2）

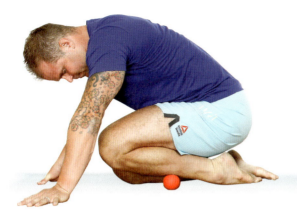

1) 床に両膝をつき、ターゲットとなる部位、脛の外側の下に小さなボールを置く。その状態から圧を加えるために重心をボールの真上に近づけていく。

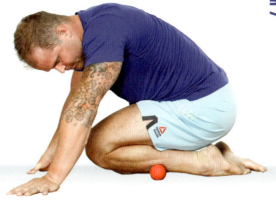

2) 脛骨外側に沿って走行している筋肉に対してプレッシャーウェーブを行いながら前後に動かす。ホットスポットを見つけたら、その箇所で止まり、足部をあらゆる方向へ動かすことでフロスを行う（股関節を高くする必要があるかもしれない）、またはコントラクト&リラックスを行う。

古典的な脛骨外側ストレッチ（チェックとリチェック）

古典的なふくらはぎストレッチのように、これは脛骨外側スマッシュの効果を測定するのによい方法である。スマッシュの選択肢の1つを行う前にこのストレッチを行い、床から膝をどのくらい持ち上がるか、そしてそのときの感覚も意識する。2分間のスマッシュを完了してから再び行う。これ自体を処方箋に含めてもよいだろう。

片側で2分間

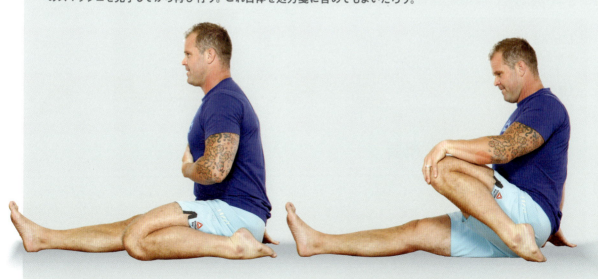

1) 片脚はまっすぐ前方に伸ばし、逆側の膝は屈曲して座る。

2) 後方に身体を反らし、曲げた膝を床から持ち上げる。足趾は床につけたままにする。

処方箋13
足関節、足部、足趾
Prescription 13　Ankle, Foot, and Toes

この処方箋は下記の症状と制限を治療するために用いられる。

- 足関節の痛み
- 足関節可動域（背屈、底屈）
- 腱膜瘤
- 偏平足
- 足部と足趾の硬さ
- 足底筋膜炎（足部痛）
- ターフトゥ

【メソッド】
- コントラクト&リラックス
- プレッシャーウェーブ
- スマッシュ&フロス
- タック&ツイスト

【ツール】
- 小さなボール

【合計時間】
12分間

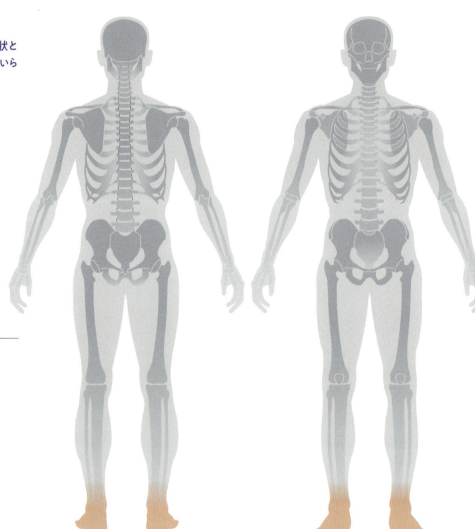

概要

　これは、筆者が自分のクリニックで、足部痛に苦しむクライアントに対して、推奨する処方箋である。非特異的な足部痛か、足底筋膜炎のような病態かを問わず、おすすめしている。この処方箋は痛みとその症状を緩和するための指針となり、足部を柔軟かつ健常に保つ。

　足部が硬直している場合、動的で安定したアーチをつくるのは難しい。足部は多くの酷使に耐えるため、ケアを必要としている。ターフトゥや腱膜瘤に苦しむ人に、歩いているときの様子を尋ねれば、どれだけ辛いかを語ってく

れるだろう。しかし、嬉しいことに比較的短い期間で、足部の質を改善することができる。偏平足（崩壊したアーチ）、腱膜瘤、足底筋膜炎、ターフトゥを抱えるならこの処方箋を日々の習慣にしてほしい。

足底面スマッシュ

足底筋膜は、母指球から踵まで足の裏側を走行する1枚の大きな結合組織である。

片側で2分間

これは、電話で話しながら、メールを書きながら、デスクで行うことができるため、デスクワークの労働者に気に入ってもらえる可動性改善テクニックだろう。言い換えれば、働きながら、同時に痛みを緩和し、パフォーマンスを改善することができる。

足底面スマッシュ（手法1）

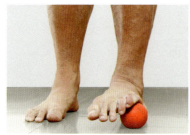 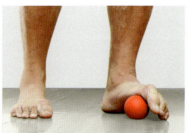 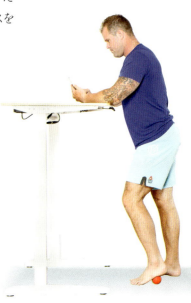

1） 小さなボールに足をのせる。踵から足趾まで、足底面のどこでもよい。ボールにできる限り多くの体重をかける。

2） 左右にゆっくりプレッシャーウェーブを行うことで、足部アーチを鳴らす。足部の内側に入ると、母趾を握り込む動作でコントラクト&リラックスを行うことができる。時間をかけてしっかり行おう。

足底面スマッシュ（手法2）

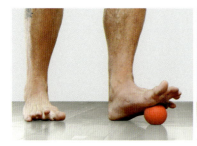 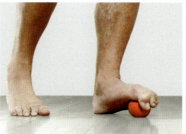 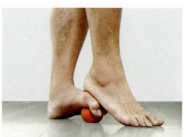

1） 前足部の中央に小さなボールを置いて、踏む。

2） ボール周辺で足趾を巻きつける。

3） 足部に体重をかけるためには、逆側の踵で母趾と示趾を踏み、圧迫をかける。

足関節タック&ツイスト

　セクション6では、組織間の可動性の概念——つまり、皮膚、神経、筋肉、腱は互いに制限なく滑走する状態であるべき——を説明した。脱水状態で、座りっきりで、十分に動かず、毎日のメンテナンスを行わない場合、これらの組織は硬直し、くっついてしまう。筆者はこれを「組織間の可動不全」と呼ぶ。たとえば、足部を屈曲するなら、皮膚は容易に足関節と腱に対してスライドしなければならない。これが起こっていない場合、くっつきあった組織を分離させなければならない。これこそ、このテクニックが意図するものである。ボールを単純にアキレス腱の内側、外側、その周辺に押し当て、タック&ツイストを用いる。それから、ボールで皮膚に対してあらゆる方向へテンションをかけ、滑らせ、伸ばす。これにより皮膚は下層の組織から分離される。これを数分間行っただけで、足関節の可動性が劇的に改善するのも筆者は何度も目にしてきた。

片側で2分間

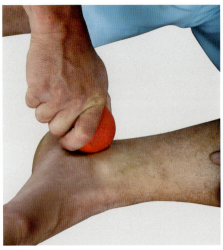 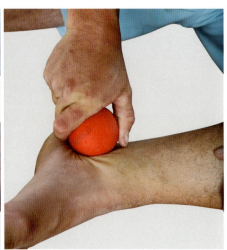

1） 床に座り、小さなボールを足関節内側にあてる。

2） 下方への圧迫を加えて、皮膚にボールをねじこむ。

処方箋13

Section 7
可動性改善の処方箋

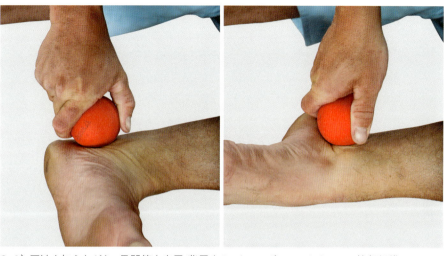

3-4) 圧迫を加えながら、足関節を底屈・背屈することで、ボールでとめている軟部組織にフロスを行う。ボールで皮膚のゆるみを取り、あらゆる方向にテンションをかけ、動かすのである。逆の手でさらに圧迫をかけることもできる。組織間のスライドがスムーズになるまで行おう。

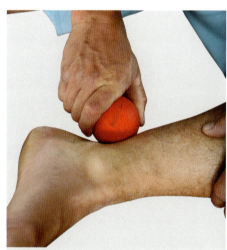
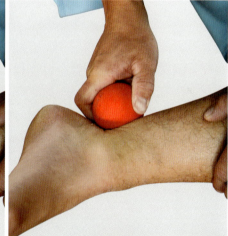

5-7) 踵骨腱、足関節の骨、その他足関節周辺の組織でこのプロセスを繰り返す。

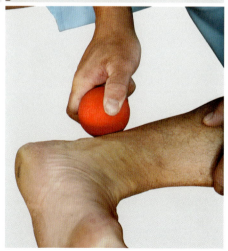

足趾の蘇生・可動性改善

　足趾は立って、歩く際にバランスをとるための重要な役割を担っている。足趾は日々酷使されているにも関わらず、人生のうちで労われることはほとんどないのではないだろうか。その上、窮屈な靴で機能性は下がり、さらに負担をかけているだろう。まずできることはそのような靴は脱ぎ捨て、裸足でより多くの時間を過ごす。そしてこの処方箋にしたがうことで、悪化のプロセスを逆転させられればと願っている。ぜひ、普段からテレビを見ながら行うことを習慣化してほしい。床に座っていても、イスに座っていてもこの手法は可能である。

`片側で2分間`

手指スプライス

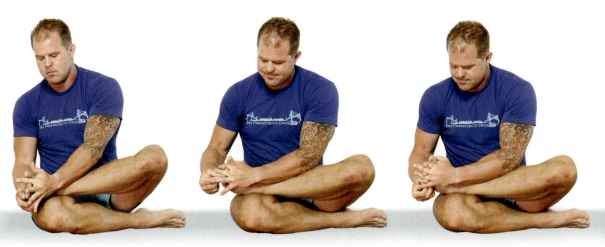

スプレッド&プル

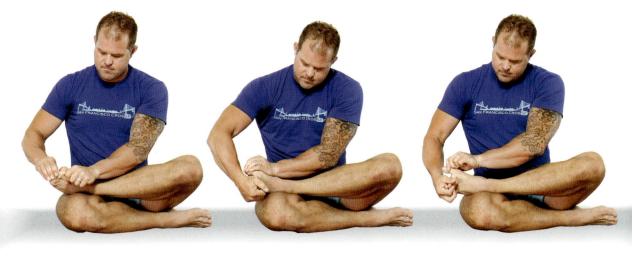

まず、示指を母趾と示趾の間に、中指を示趾と中趾の間に、薬指を中趾と薬趾の間に、小指を薬趾と小趾の間に、手指と足趾を絡み合わせる。写真で示すように、左手を左足背側から絡み合わせる。あるいは右手を右足底側からからみ合わせる。組織変形もしくは、よほど手指が巨大でない限り、不快感なく足趾の間に手指をはめ込むことができるはずだ。痛みを伴う場合、筋膜が凝り固まっていることのまさに証拠である。手指と足趾を組み合わせて、中足部関節を数回前後に曲げる。筆者が逆側の手で曲げるのを補助していることに注目。コントラクト&リラックスを行うのもよいだろう。

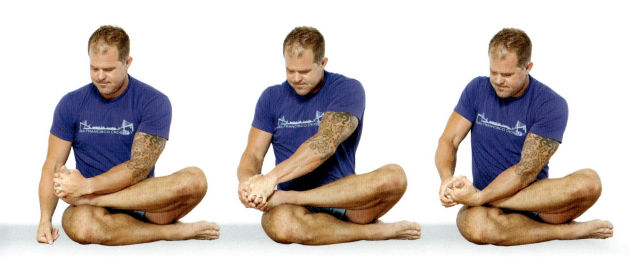

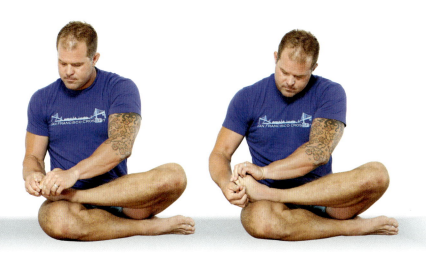

手指スプライスの次の段階として、異なる方向に足趾を広げる。各足趾を前後左右に引っ張るのである。母趾と示趾から始め、それから示趾と中趾に移るかたちで、足趾の組み合わせすべてを対象にすること。

処方箋14
デスクワークの処方箋
Prescription 14　Deskbound Rx

この処方箋は下記のために用いられる。

- デスクワークによる悪影響を最小限にする
- 股関節を開く
- 上背部と頚部の凝りを治す

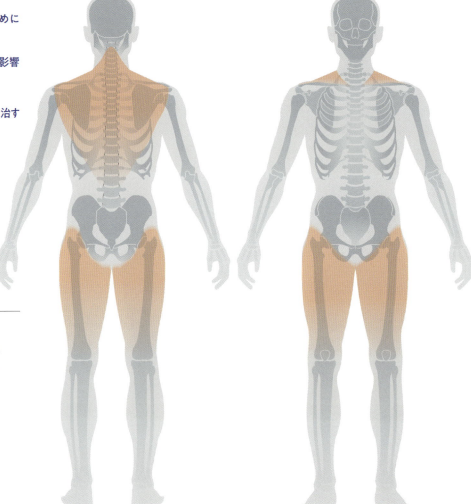

【メソッド】
- バンドを用いたフロス
- コントラクト&リラックス
- プレッシャーウェーブ
- スマッシュ&フロス

【ツール】
- ローラー
- バンド
- 小さなボール

【合計時間】
14分間

概要

　このセクションの始めに、その日の問題、痛みの症状、関節と組織の制限に基づいて、個人に合わせた可動性改善の処方箋を設計する重要性を説明した。その上で、身体のあらゆる部位をカバーする処方箋の数々を紹介してきた意図は主に2つある。

　・全身くまなく可動性改善を行う
　・幅広い可動性改善テクニックを実践し、どれが最も効果的かを実感してもらう

ここまでの13の処方箋を行ったなら、問題がどの部位にあり、制限と痛みを治療・緩和する最善の方法をよくわかっているはずだ。たとえば、スクワットに制限があれば、その姿勢を改善するためにいずれかの可動性改善テクニックを実践すべきだろう。自動車での旅行や出張に行った日には、股関節の可動性改善はぜひとも行ってほしい。もちろん、処方箋をそのままの形で実践してもらってもよいし、このセクションで解説してきたように、自分自身のシークエンスを設計するか、または自分なりのトレーニングを編み出してもらってもよいだろう。

　とはいうものの、一部の読者は網羅的な処方箋を望むだろう。失望させたくないため、筆者は一般的な日常行えるデスクワークの処方箋を設計した。デスクワーク向けの可動性改善テクニックを4つ選ぶとしたら、下記を選ぶだろう。ほとんどの人々は、胸椎スマッシュ、股関節を開くソファーストレッチ、股関節関節包とポステリアキネティックチェーンを狙う、バンドを使ったハムストリングスフロス、頚部と肩の緊張に対処する僧帽筋と第一肋骨のスマッシュを行うことで恩恵を得るだろう。全員に効果がある、万能な毎日の処方箋はない。これは自身の処方箋を作るために、お好みでテクニックを選ぶ方法を示す例にすぎない。

2分間

胸椎スマッシュ
（265ページ）

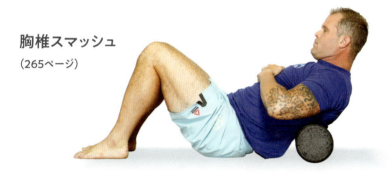

1） 床に座って、背部の胸郭底部にローラーを置く。

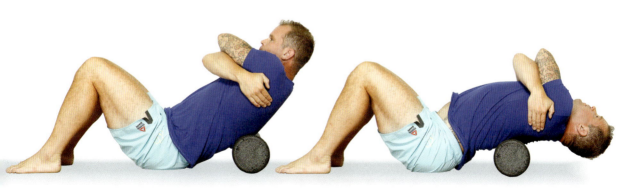

2） 抱擁するように胸部を腕で包む。これで上背部の軟部組織のゆるみを取り、肩甲骨を開くことで、胸椎に直接アプローチする。

3） ローラーの位置は動かさず、ローラーの上で後ろにのけぞる。この姿勢で、大きく呼吸し、呼息しながら、ローラーの上でさらにのけぞる。圧迫を増加させるために、殿部を持ち上げてもよい。

胸椎スマッシュ:ひねりを加えた手法

4) 両腕で身体をきつく抱き込んで、腹筋運動のクランチを行うかのように起き上がる。

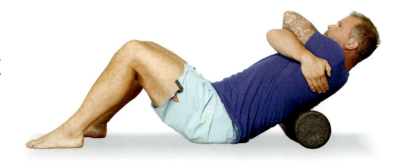

5) できる限り体重をローラーにのせたまま、股関節をねじる、または上半身全体を回旋させる。ここから、ローラーの上でのけぞる、側屈する、または背部や側面でローラーを転がす。

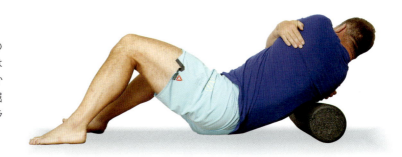

6) 前後に転がし、左右の回旋を繰り返す。

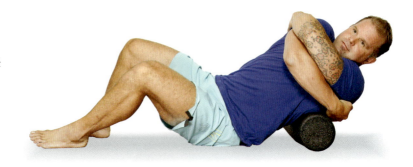

胸椎スマッシュ:オーバーヘッドの手法

7) 最初の姿勢に戻る。両腕の挙上により腰椎の過伸展が起こりやすいため、次のステップに移る前に腹筋を硬くする。

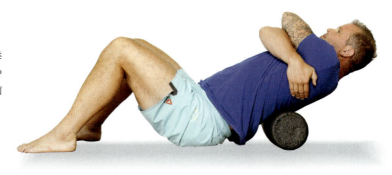

処方箋14 Section 7

可動性改善の処方箋

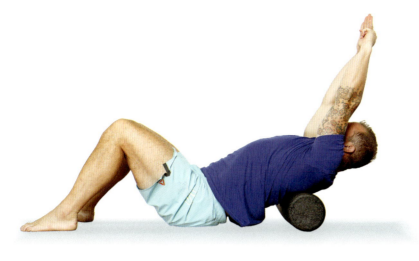

8) 腹筋を安定させ、両腕を挙上し、両手の母指を絡ませる。肘を曲げないようにして、天井に手を伸ばす。

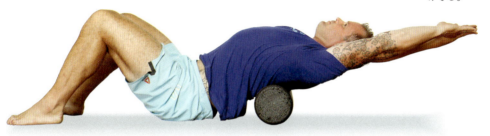

9) ローラーの上で後ろにのけぞる。

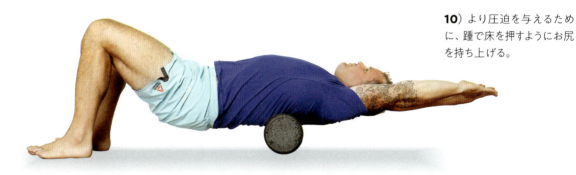

10) より圧迫を与えるために、踵で床を押すようにお尻を持ち上げる。

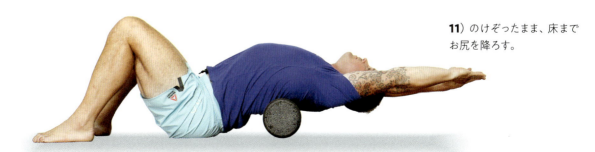

11) のけぞったまま、床までお尻を降ろす。

ソファーストレッチ

（311、312ページ）

`片側で2分間`

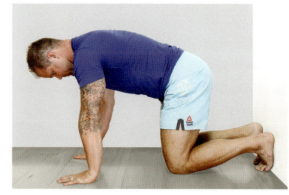

1) 手と膝を床につけ、脚は壁につける。

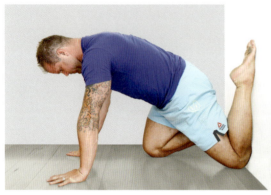

2) 片脚を後方にすべらせ、膝を壁と床が交わる角に持っていき、脛と足部を壁に対して平らにつける。

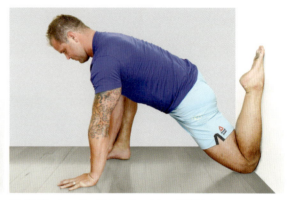

3) 脛ができるだけ垂直になるように逆脚を立てる。

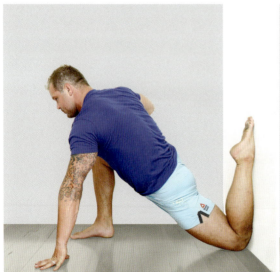

4) 後方にある脚の殿筋を絞る。身体が硬すぎて前に出した脚を立てられない場合、掴まっても大丈夫なように小さい箱やイスを前面に置いて安定させる。

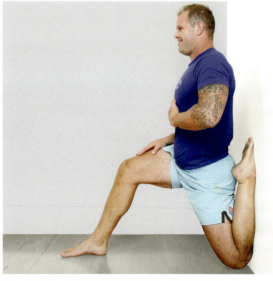

5) 1分以上、前の写真の姿勢を行った後、胴を上げてまっすぐにする。繰り返すが、まっすぐな姿勢で体重を支えるのが難しければ、安定性のために箱やイスを前面に置く。

バンドを使ったハムストリングスフロス
（322ページ）

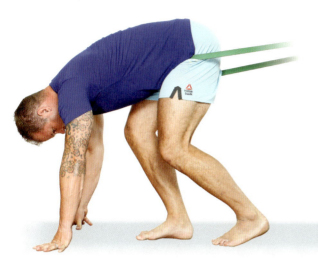
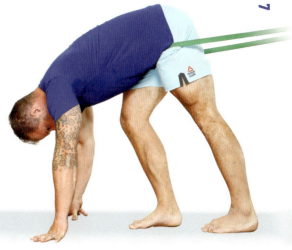

1） 股関節の高さでバンドを脚に引っかける。それから、前方に歩いて、腰から前方にヒンジを行い、テンションをかける。短距離走のスターティング時の姿勢のように、逆側の足をわずかに前方に置く。背中を丸めないと地面に届かなければ、前面にイスや腰かけを置く。

2） 背部をできる限りニュートラルに保って、お尻の位置は変えずバンドをつけた側の膝を繰り返し曲げ伸ばしすることで、フロス運動を生じさせる。

僧帽筋と第一肋骨のスマッシュ
（269ページ）

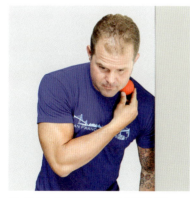
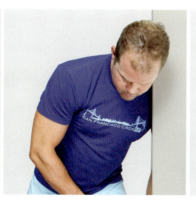
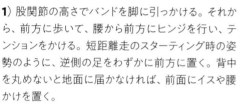

1） 鎖骨と僧帽筋・頚部の底部の間にボールを落ち着ける。

2） ボールを適切な場所で留め続け、身体をボールに押し込む。ここから、僧帽筋と肩を作用させて収縮させ、それからリラックスする。ボールを頚部と肩に深く押し込む。数回収縮を行った後、腕を頭の上に上げ、手を背部に動かす。ボールが作用している筋肉が伸びるように手で頭を引っ張ってもよい。ボールへの圧迫を保ちながら、身体を動かして、僧帽筋でボールを転がしてもよい。

Afterword

あとがき

　デスクワークだからといって、痛みを伴う生活と衰弱が加速することを運命づけられているわけではない。簡単な解決策はある。本書があなたの生活の質を改善するためのロードマップとなればと思う。しかし、最終的にはあなた次第である。あなたの身体に関していえば、あなたに選択権がある。たとえば、あなたは、生活のなかで座る時間を減らし、バイオメカニクスに注意し、身体を動かすためにアラームをかけ、少なくとも10分間の可動性改善のためのワークを毎日行うことを決めることができる。成人である私たちには、生活における選択の余地を持っている。しかし、子供たちはそうではない。

　考えてほしい。自分の子供（そうでなくてもだが）を煙臭い部屋に9時間滞在させたいだろうか？　滞在させたくないだろう。しかし、私たちの子供に1日10〜14時間座らせていることはそれに等しい。私たちは責任をとらなければならず、これを公衆衛生の危機として扱うべきだ。座位と非活動は、若者を痛ませ、疾患にかからせ、生活の質を下げさせている。この問題を解決するために、本書で概説する原理、ガイドライン、テクニックを知らせ、教えるだけでなく、若者が一日の大半を過ごす場所——学校——での座位による「無

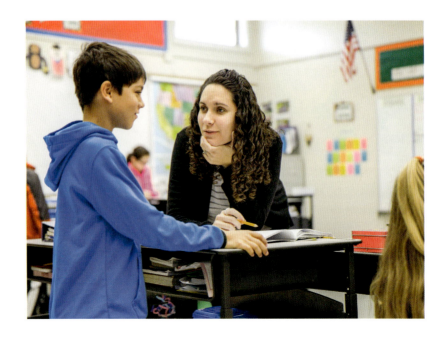

害な環境負荷」を取り除く必要もある。

スタンドアップキッズ

　2014年6月、筆者は娘の学校の運動会に参加した。筆者（ケリー）は袋に入って走る競走にいつも参加する。いろいろなイベントの中でもこの競走が一番面白く、最も運動能力を図る競技だと考えるからだ。しかし、筆者が見たものは不安にさせるものであった。子供たち（ほとんどは肥満ではない）は袋に入るために脚を持ち上げるだけの可動域がなかった。子供たちの多くは、袋に足部を入れるために膝を胸部まで持ち上げるのに苦労した。それからジャンプするとき、その股関節可動域が不十分であるため、最大限の伸展を行えていなかった。つまり、彼らはうまく、効率的にジャンプできていなかった。筆者はその事実に驚愕し、怖くなった。

　これらの子供たちのほとんどは、ぱっと見は健康体だ。しかし、筆者の一

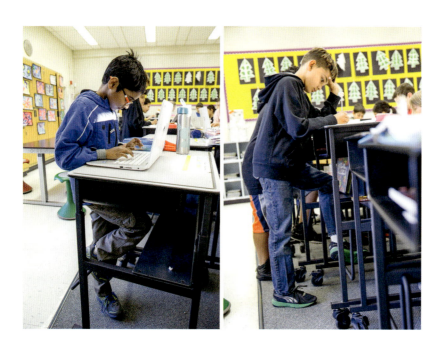

つの結論として、これらの子供たちは重要な股関節可動域を失っているということがある。すべての学年を通してのことだ。筆者はすぐにピンときた。座位が原因だと。子供にこのような状態を引き起こす環境負荷は座りすぎしかありえない。そのとき、長時間の座りっぱなしが子供たちへ与える悪影響への気づきが起こった。筆者は患者全員にスタンディングデスクに移行するように勧めておきながら、子供たちには一日中、学校で座るように何も考えずに送り出していたことを恥ずかしく思い、行動を起こさなければならないことを理解した。

　筆者は文献を読み漁り、テキサスA&M大学のマーク・ベンデン博士を見つけた。ベンデン博士は500人の小学生を対象にスタンディングデスクの包括的な研究を2年間に渡り行った。この研究は小学生のカロリー支出とクラスでの集中度合いの変化を計測した。ベンデン博士は正常な体重の子供はスタンディングデスクで15〜25%カロリーを消費することを示した。肥満の生徒では、影響はさらに大きかった。肥満の生徒は立位において25〜35%カロリーを消費した。研究によれば、スタンディングデスクによって、子供たちの授業への集中度合いが12%増えることも示した。これは1時間に7分、1日に45分、1年に135時間長く授業に集中できているということである。

　筆者は立つことが無数の整形外科的問題を予防するのに役立つだけでなく、小児期の肥満を予防し、教室での集中力を上げるなどの面で、簡単で優れた手段でもあることを認識した。

　筆者は自分の子供がいる学校で変化を起こそうと考え、トレイシー・スミス校長に話した。大々的で詳細なプレゼンテーションを作り、数ヶ月に渡り地区と教育委員会に主張していく必要があると思っていた。驚いたことに、そして喜ばしいことに、「売り込み」を始めて5分以内に、スミス校長は「やりましょう」と言った。筆者は子供用のスタンディングデスクをネットで見つけて、それに惹かれた。それには足の置けるスイングがついていたからだ。2014年8月、それを25台買って、長女がいる小学4年生のクラスに設置した。筆者の試みが始まった。これらの子供たちは、学校で一日中座ることはなくなった。プログラムは非常にうまくいき、2015年1月には他の4年生のクラス2つと1年生のクラス1つのためにスタンディングデスクを買い、100人もの子供たちが実践することになった。2015年4月までに、公立学校教師を支援する革新的な非営利団体ドナーズ・チューズと協力して「スタンドアップキッズ」を立ち上げた。スタンドアップキッズのミッションは10年以内にスタンディングデスク

をあらゆる公立学校の子供たちが利用し、座りっきりで非活動的なライフスタイルの撲滅、そして21世紀の教育目標をしっかり考えることである。

　350台のスタンディングデスクを購入するための費用11万ドルを目標に、野心的なクラウドファンディングのキャンペーンを開始した。最高金額寄付者のティム・フェリス、そしてドナーズ・チューズの史上最多の寄付者達（約900人）のおかげで、2ヵ月もかからずお金を集めた。サンラファエル（カリフォルニア州）のバレチト小学校は世界で最初となる全生徒がスタンディングデスクを使う学校となった。

　これ以降、子供たちがスタンディングデスクを学校で用いることを支持する研究が続々と示されている。たとえば、最近の研究によると、学校におけるスタンディングデスクの継続的使用は、脳の実行機能と作業メモリ能力を有意に改善させることが示された。研究者は、スタンディングデスクは、血流を高めて脳活動を促進するエクササイズプログラムに類似した利点を与える可能性があることを結論づけた。加えて、学術誌『Diabetologia』で刊行されたオランダからの新しい研究はわずか40分間の座位が有意に糖尿病のリスクを増加させることを関連付けた。『Education World』によれば、これは学校でのスタンディングデスクを使わせることを強く主張する多くの研究の1つにすぎない。

　エビデンスは学校でスタンディングデスクを使うことは子供たちの身体と精神によいことを示している。本書の出版時点で、スタンドアップキッズは米国中で1万5000人以上の生徒をスタンディングデスクに首尾よく移行させたと推定される。そのうち75％は低所得地域の学校に通っている。さらに学んで、あなたの近くのスタンディングデスク環境の教室について知り、支援するためにwww.StandUpKids.orgを参照してほしい。

Beyond Deskbound
デスクバウンドを越えて

　この本だけでは伝えきれなかったことが私たちのシステムにはある。あなたの教育の継続を手伝うために、補足資料のリストを用意した。本書で解説しているガイドライン、原理、テクニックに従うのに役立てるよう、商品とツールのリストも提供する（訳注：参考資料・参考文献、アプリなどは日本語対応ではありません。また、情報はオリジナル発売当初の情報です。）

【ウェブサイト】

MobilityWOD.com——2010年、筆者（ケリー）はMobilityWOD.comを始めた。これは教育ベースのウェブサイトで、痛みの緩和、傷害予防、アスレチック・パフォーマンスの最適化に役立つように設計されている。ぜひ訪れて、知識に富み支えとなってくれるコミュニティに参加してほしい。

RogueFitness.com——数多くの可動化・エクササイズ器具を提供している。自宅で可動性改善ワークをアップグレードするために必要なものすべてここにはある。

StandUpKids.org——この組織は座りっきりの生活様式に関する健康リスクとスタンディングデスクにより子供たちが健康的で活動的となる環境を生み出す理由に関する資料を提供している。スタンドアップキッズの任務は10年以内にすべての公立学校の子供たちがスタンディングデスクを利用できるようにすることである。

【ビデオ】

　筆者のウェブサイト（MobilityWOD.com）には、1,600以上の映像があり、スクワット、立位、座位のバイオメカニクスから、下背、頸部、肩の痛みの治療、呼吸、睡眠の改善まですべてをカバーしている。筆者は毎日の可動性改善の処方箋を撮影しており、何百ものアーカイブ・ビデオがある。

　また、筆者がグーグル社で話した「デスクバウンド」の講義を見ることを推奨する。この話は本書の土台となるのに役立った。www.youtube.com/watch?v=kfg_e6YG37U

【本】

『Becoming a Supple Leopard: The Ultimate Guide to Resolving Pain, Preventing Injury, and Optimizing Athletic Performance』
　Kelly Starrett、Glen Cordoza 著（Victory Belt Publishing、2013年）
　コーチとアスリートを想定して書かれ、ニューヨーク・タイムズとウォール・ストリート・ジャーナルでベストセラーになった本書は筆者の運動と可動性改善のシステムを明らかにした。また、筆者のシステムを構成するすべてのエクササイズ運動と可動性改善テクニックを含む。本書でカバーされる原理と概念の根底にある基盤となっている。

『Ready to Run: Unlocking Your Potential to Run Naturally』
　Kelly Starrett、T. J. Murphy 著（Victory Belt Publishing、2014年）
　こちらもニューヨーク・タイムズベストセラーであり、生涯トップパフォーマンスで走るための12の基準を提供する。

『The Chair: Rethinking Culture, Body, and Design』
　Galen Cranz 著（W. W. Norton & Company、1998年）
　この本は行動を促してくれる。クランツ（Cranz）は魅力ある歴史とイスの進化について語り、伝統ある人間工学的理論を検証し、背中の痛みと座ることの関連性についての説得力のあるエビデンスを示す。

『Could You Stand to Lose? Weight Loss Secrets For Office Workers』
　Mark E. Benden 著（Trinity River Publishing、2008年）
　座位が悪く、立位が健康的な選択肢である理由を詳述したもう一冊の素晴らしい本である。ベンデン（Benden）は体重を減らすのに役立つ基本的な仕事における習慣を変えるための実用的な助言を与える。また、職場環境の改善法、さらにスタンディングデスクを会社に設置させるための戦略さえ示している。

『Get Up!: Why Your Chair Is Killing You and What You Can Do About It』
　James A. Levine 著（Palgrave Macmillan、2014年）
　この本は座位の危険性の科学を説明して、問題を修正するための解決案を提供する。レバイン（Levine）はスタンド・アップ革命の革新者であり、ゴッドファーザーである。この本を高く推奨する。本書で示した科学的な概念をさらに詳しく調べている。

『The Power of Habit: Why We Do What We Do in Life and Business』
Charles Duhigg著（Random House、 2011年）、
※邦訳版『習慣の力 The Power of Habit』（講談社）

　本書を最大限に利用するために、改善された動作、バイオメカニクス、可動性の習慣を作る必要がある。そのためには、習慣とは何かを理解する必要がある。デュヒッグ（Duhigg）は習慣がなぜ存在するのか、どのように変えられるかについて説明する。

『Spark: The Revolutionary New Science of Exercise and the Brain』
John J. Ratey、 Eric Hagerman著（Little, Brown and Company、 2008年）
※邦訳版『脳を鍛えるには運動しかない！ 最新科学でわかった脳細胞の増やし方』（NHK出版）

　運動、またはその欠如はどう脳の健康とパフォーマンスに影響するのだろうか？ レイティー（Ratey）は答えを教えてくれる。彼はエクササイズと脳のつながりを調査し、最高のパフォーマンスのために有酸素運動・活動が物理的に脳をどう変容させるのかについて説明する。

【商品】

可動性改善ツール

　バトルスター、 ジェミニ、 スーパーノバ（www.MobilityWOD.com/product-category/gear）
　ローグモンスターバンド（RogueFitness.com）

スタンディングデスク

　本書で使われているスタンディングデスクはジャービス・デスクである。https://www.fully.comで購入可能である。
　イケアも「ベカント」と呼ばれるスタンディングデスクを手頃な価格で販売している。

座位から立位への変換用器材

　オリスタンド（http://oristand.com）
　バリデスク（www.varidesk.com）

足置き

フルイッドスタンス・レベル（www.fluidstance.com）
ローグ・フィジェット・バー（www.MobilityWOD.com/product-category/gear）

ブルーライト・ブロッカー

ブルーライト・ブロッキング（www.lowbluelights.com）
ガンナー・アイウェア（www.gunnars.com）
ユーベックス・アイウェア（www.uvex.us）

コンプレッション・ソックスとタイツ

リーボック（www.reebok.com/us/compression）
スキンズ（www.skins.net/usa/）

【役立つアプリ】

ブレイクリマインダー

フォーカス・タイム(iOS版)（http://focustimeapp.com/）
マリナラ・タイマー（Web版）（www.marinaratimer.com）
スタンド・アップ！(iOS版)（www.raisedsquare.com/standup/）
タイムアウト（Mac版）（www.dejal.com/timeout/）
トゥマイティ（Mac/Windows版）（www.tomighty.org）

眼の健康

アイレオ（Windows版）（http://eyeleo.com/）
フラックス（Mac/Windows版）（https://justgetflux.com/）
トワイライト（Android版）（http://twilight.urbandroid.org/）

Notes

参考文献

序文

1. Mary MacVean, "'Get Up!' or Lose Hours of Your Life Every Day, Scientist Says," *Los Angeles Times,* January 24, 2014, www.latimes.com/science/sciencenow/la-sci-sn-get-up-20140731-story.html.

2. James A. Levine, *Get Up! Why Your Chair Is Killing You and What You Can Do About It* (New York: St. Martin's Press, 2014): 70–71.

3. Aviroop Biswas, Paul I. Oh, Guy E. Faulkner, Ravi R. Bajaj, Michael A. Silver, Marc S. Mitchell, and David A. Alter, "Sedentary Time and Its Association with Risk for Disease Incidence, Mortality, and Hospitalization in Adults: A Systematic Review and Meta-Analysis," *Annals of Internal Medicine* 162, no. 2 (2015): 123–132.

4. J. Lennert Veerman, Genevieve N. Healy, Linda J. Cobiac, Theo Vos, Elisabeth A. H. Winkler, Neville Owen, and David W. Dunstan, "Television Viewing Time and Reduced Life Expectancy: A Life Table Analysis," *British Journal of Sports Medicine* 46 (2012): 927–930.

5. Mary Shaw, Richard Mitchell, and Danny Dorling, "Time for a Smoke? One Cigarette Reduces Your Life by 11 Minutes," *BMJ* 320, no. 7226 (2000): 53.

6. MacVean, "'Get Up!' or Lose Hours of Your Life Every Day, Scientist Says."

7. Eric Jensen, "Moving with the Brain in Mind," *Educational Leadership* 58, no. 3 (2000): 34–37.

8. "Health Topics: Physical Activity," World Health Organization, www.who.int/topics/physical_activity/en/.

9. Levine, *Get Up!,* 103.

10. U.S. Department of Health and Human Services, *Physical Activity and Health: A Report of the Surgeon General* (Atlanta, GA: U.S. Department of Health and Human Services, Centers for Disease Control and Prevention, National Center for Chronic Disease Prevention and Health Promotion, 1996), www.cdc.gov/nccdphp/sgr/index.htm.

11. U.S. Department of Health and Human Services, *The Power of Prevention: Chronic Disease . . . The Public Health Challenge of the 21st Century* (Atlanta, GA: U.S. Department of Health and Human Services, Centers for Disease Control and Prevention, National Center for Chronic Disease Prevention and Health Promotion, 2009), www.cdc.gov/chronicdisease/pdf/2009-Power-of-Prevention.pdf.

12. "Back Pain," MedLine Plus, National Institutes of Health, www.nlm.nih.gov/medlineplus/backpain.html; Pat Anson, "Lower Back Pain Is #1 Cause of Disability," National Pain Foundation, www.thenationalpainfoundation.org/Lower-Back-Pain-is-Number-1-Cause-of-Disability.

13. M. Mehra, K. Hill, D. Nicholl, and J. Schadrack, "The Burden of Chronic Low Back Pain with and without a Neuropathic Component: A Healthcare Resource Use and Cost

Analysis," *Journal of Medical Economics* 15, no. 12 (2012): 245–252.

14. U.S. Department of Labor, Occupational Heath & Safety Administration, "Preventing Repetitive Stress Injuries," December 10, 1996, www.osha.gov/pls/oshaweb/owadisp.show_document?p_table=SPEECHES&p_id=206.

15. Alpa V. Patel, Leslie Bernstein, Anusila Deka, Heather Spencer Feigelson, Peter T. Campbell, Susan M. Gapstur, Graham A. Colditz, and Michael J. Thun, "Leisure Time Spent Sitting in Relation to Total Mortality in a Prospective Cohort of US Adults," *American Journal of Epidemiology*, 172, no. 4 (2010): 419–429.

16. Teresa Watanabe, "Just 31% of California Students Pass P.E. Test," *Los Angeles Times*, December 3, 2011, http://articles.latimes.com/2011/dec/03/local/la-me-fitness-schools-20111203.

17. "2008 Physical Activity Guidelines for Americans Summary," U.S. Department of Health and Human Services, Office of Disease Prevention and Health Promotion, http://health.gov/paguidelines/guidelines/summary.aspx.

18. Mary Story, Marilyn S. Nanney, and Marlene B. Schwartz, "Schools and Obesity Prevention: Creating School Environments and Policies to Promote Healthy Eating and Physical Activity," *Milbank Quarterly* 87, no. 1 (2009): 71–100.

19. "Generation M2: Media in the Lives of 8- to 18-Year-Olds," Henry J. Kaiser Family Foundation, January 20, 2010, http://kff.org/other/event/generation-m2-media-in-the-lives-of/.

20. "Average Number of Hours in the School Day and Average Number of Days in the School Year for Public Schools, by State: 2007–08," National Center for Education Statistics, https://nces.ed.gov/surveys/sass/tables/sass0708_035_s1s.asp.

21. Tala H. I. Fakhouri, Jeffrey P. Hughes, Vicki L. Burt, MinKyoung Song, Janet E. Fulton, and Cynthia L. Ogden, "Physical Activity in U.S. Youth Aged 12–15 Years, 2012," National Center for Health Statistics Data Brief No. 141, 2014, www.cdc.gov/nchs/data/databriefs/db141.htm.

22. M. C. McDonald, "Active Transport to School: Trends Among U.S. Schoolchildren, 1969–2001," *American Journal of Preventive Medicine* 32, no. 6 (2007): 509–516.

23. Committee on Physical Activity and Physical Education in the School Environment, Food and Nutrition Board, Institute of Medicine, "Status and Trends of Physical Activity Behaviors and Related School Policies," in *Educating the Student Body: Taking Physical Activity and Physical Education to School*, ed. H. W. Kohl III and H. D. Cook (Washington, DC: National Academies Press, 2013), www.ncbi.nlm.nih.gov/books/NBK201496/.

24. "TV Basics: TV Sets Per Household," Television Bureau of Advertising, http://archivesite.tvb.org/rcentral/mediatrendstrack/tvbasics/07_5_TV_Per_HH.asp.

25. "The Epidemic of Childhood Obesity: Learn the Facts," Let's Move!, www.letsmove.gov/learn-facts/epidemic-childhood-obesity.

26. Lorrene D. Ritchie, Susan L. Ivey, Maggie Masch, Gail Woodward-Lopez, Joanne Ikeda, and Pat Crawford, *Pediatric Overweight: A Review of the Literature* (Berkeley, CA: Center for Weight and Health, College of Natural Resources, UC Berkeley, 2001).

27. Nicholas Staropoli, "A Reader Asks: Is Life Expectancy in America Declining?," American Council on Science and Health, June 3, 2015, http://acsh.org/2015/06/a-reader-asks-is-life-expectancy-in-america-declining/.

28. Biswas et al., "Sedentary Time and Its Association with Risk for Disease Incidence, Mortality, and Hospitalization in Adults."

29. Ranjana K. Mehta, Ashley E. Shortz, and Mark E. Benden, "Standing Up for Learning: A Pilot Investigation on the Neurocognitive Benefits of Stand-Biased School Desks," *International Journal of Environmental Research and Public Health* 13, no. 1 (2016): 59.

30. Biswas et al., "Sedentary Time and Its Association with Risk for Disease Incidence, Mortality, and Hospitalization in Adults."

31. "The Shocking 'Text Neck' X-Rays That Show How Children as Young as SEVEN Are Becoming Hunch Backs Because of Their Addiction to Smart Phones," *Daily Mail Australia*, October 15, 2015, www.dailymail.co.uk/news/article-3274835/Shocking-X-rays-teenagers-text-neck.html.

32. Levine, *Get Up!*, 70–71; Daniela Schmid and Graham Colditz, "Sedentary Behavior Increases the Risk of Certain Cancers," *Journal of the National Cancer Institute* 106, no. 7 (2014).

33. J. A. Bell, M. Hamer, G. D. Batty, A. Singh-Manoux, S. Sabia, M. Kivimaki, "Combined Effect of Physical Activity and Leisure Time Sitting on Long-Term Risk of Incident Obesity and Metabolic Risk Factor Clustering," *Diabetologia* 57, no. 10 (2014): 2048–2056.

34. Levine, *Get Up!*, 24–27.

35. James A. Levine, Mark W. Vander Weg, James O. Hill, and Robert C. Klesges, "Non-Exercise Activity Thermogenesis: The Crouching Tiger Hidden Dragon of Societal Weight Gain," *Arteriosclerosis, Thrombosis, and Vascular Biology* 26, no. 4 (2006): 729–736.

36. Levine, *Get Up!*, 29–32.

37. Christopher Berglund, "Why Does Physical Activity Drain Human Brain Power?" *Psychology Today*, December 4, 2014, www.psychologytoday.com/blog/the-athletes-way/201412/why-does-physical-inactivity-drain-human-brain-power.

38. John Ratey with Eric Hagerman, *Spark: The Revolutionary New Science of Exercise and the Brain* (New York: Little, Brown, 2008), 3–8.

39. Berglund, "Why Does Physical Activity Drain Human Brain Power?"

40. "Sit. Stand. Move. Repeat. The Importance of Moving as a Natural Part of the Workday," Herman Miller, www.hermanmiller.com/research/solution-essays/sit_stand_move_repeat.html.

41. Archana Singh-Manoux, Melvyn Hillsdon, Eric Brunner, and Michael Marmot, "Effects of Physical Activity on Cognitive Functioning in Middle Age," *American Journal of Public Health* 95, no. 12 (2005): 2252–2258.

42. Laura Chaddock, Michelle W. Voss, and Arthur F. Kramer, "Physical Activity and Fitness Effects on Cognition and Brain Health in Children and Older Adults," *Kinesiology Review* 1, no. 1 (2012): 37–45.

43. Ratey, *Spark*, 9–25.

44. Valerie Strauss, "Why So Many Kids Can't Sit Still in School Today," *Washington Post*, July 8, 2014, www.washingtonpost.com/news/answer-sheet/wp/2014/07/08/why-so-many-kids-cant-sit-still-in-school-today/; James Hamblin, "Exercise Is

ADHD Medication," *The Atlantic*, September 24, 2014, www.theatlantic.com/health/archive/2014/09/exercise-seems-to-be-beneficial-to-children/380844/.

45. Ratey, *Spark*, 245–268.

46. "Famous People with Standing Desks," Notsitting.com, http://notsitting.com/standing-desks/general-info/famous-people/.

47. Richard Branson, "Why You Should Stand Up in Meetings," *Virgin Blog*, April 6, 2015, www.virgin.com/richard-branson/why-you-should-stand-up-in-meetings.

48. "Famous People with Standing Desks," Notsitting.com, http://notsitting.com/standing-desks/general-info/famous-people/.

Section 1

1. Erik Dalton, "Forward Head Posture," Freedom from Pain Institute, http://erikdalton.com/media/published-articles/forward-head-posture/.

Section 2

1. L. A. Lipsitz, I. Nakajima, M. Gagnon, T. Hirayama, C. M. Connelly, and H. Izumo, "Muscle Strength and Fall Rates Among Residents of Japanese and American Nursing Homes: An International Cross-Cultural Study," *Journal of the American Geriatrics Society* 42, no. 9 (1994): 953–959.

Section 4

1. Bryan Walsh, "The Dangers of Sitting at Work—and Standing," *Time*, April 13, 2011, http://healthland.time.com/2011/04/13/the-dangers-of-sitting-at-work—and-standing/.

2. Mark E. Benden, *Could You Stand to Lose? Weight Loss Secrets for Office Workers*, 2nd ed. (Trinity River Publishing, 2008), 67.

3. "Computer Vision Syndrome," American Optometric Association, www.aoa.org/patients-and-public/caring-for-your-vision/protecting-your-vision/computer-vision-syndrome?sso=y.

4. Harvard Health Publications, Harvard Medical School, "Blue Light Has a Dark Side," *Harvard Health Letter*, May 1, 2012 (updated September 2, 2015), www.health.harvard.edu/staying-healthy/blue-light-has-a-dark-side.

5. Alison Griswold, "To Work Better, Just Get Up from Your Desk," *Forbes*, June 12, 2012, www.forbes.com/sites/alisongriswold/2012/06/12/to-work-better-just-get-up-from-your-desk/.

6. K. Forcier, L. R. Stroud, G. D. Papandonatos, B. Hitsman, M. Reiches, J. Krishnamoorthy, and R. Niaura, "Links between Physical Fitness and Cardiovascular Reactivity and Recovery to Psychological Stressors: A Meta-Analysis," *Health Psychology* 25, no. 6 (2006): 723–739.

7. Julia Gifford, "We Tested Standing Desks—Here's Proof They Make You More Productive," *ReadWrite*, September 26, 2013, http://readwrite.com/2013/09/26/standing-desks-productivity.

8. Andrew P. Knight and Markus Baer, "Get Up, Stand Up: The Effects of a Non-Sedentary Workspace on Information Elaboration and Group Performance," *Social Psychological and Personality Science* 5, no. 8 (2014): 910–917.

Section 5

1. Leonardo Barbosa Barreto de Brito, Djalma Rabelo Ricardo, Denise Sardinha Mendes Soares de Araújo, Plínio Santos Ramos, Jonathan Myers, and Claudio Gil Soares de Araújo, "Ability to Sit and Rise from the Floor as a Predictor of All-Cause Mortality," *European Journal of Preventive Cardiology* (2012).

2. "Sitting Straight 'Bad for Backs,'" *BBC News*, November 28, 2006, http://news.bbc.co.uk/2/hi/6187080.stm.

3. Benden, *Could You Stand to Lose?*, 40.

4. Galen Cranz, *The Chair: Rethinking Culture, Body, and Design* (New York: W. W. Norton, 2000), 104.

5. "Stand Up, Walk Around, Even Just for '20 Minutes,'" *NPR Books*, May 9, 2012, www.npr.org/2012/05/09/152336802/stand-up-walk-around-even-just-for-20-minutes.

Section 6

1. Laura Donnelly, "Sleep Deprivation 'as Bad as Smoking,'" *The Telegraph*, July 27, 2015, www.telegraph.co.uk/news/health/11765723/Sleep-deprivation-as-bad-as-smoking.html.

2. "Consequences of Insufficient Sleep," Harvard Medical School, Division of Sleep Medicine, http://healthysleep.med.harvard.edu/healthy/matters/consequences.

あとがき

M. E. Benden, J. J. Blake, M. L. Wendel, and J. C. Huber Jr., "The Impact of Stand-Biased Desks in Classrooms on Calorie Expenditure in Children," *American Journal of Public Health* 101, no. 8 (2011): 1433–1436.

M. E. Benden, H. Zhao, C. E. Jeffrey, M. L. Wendel, and J. J. Blake, "The Evaluation of the Impact of a Stand-Biased Desk on Energy Expenditure and Physical Activity for Elementary School Students," *International Journal of Environmental Research and Public Health* 11, no. 9 (2014): 9361–9375.

M. Benden et al., "The Effect of Stand-Biased Desks on Academic Engagement: An Exploratory Study," *International Journal of Health Promotion and Education* 53, no. 5 (2015): 271–280.

Ranjana K. Mehta, Ashley E. Shortz, and Mark E. Benden, "Standing Up for Learning: A Pilot Investigation on the Neurocognitive Benefits of Stand-Biased School Desks," *International Journal of Environmental Research and Public Health* 13, no. 1 (2016): 59.

Julianne D. van der Berg, Coen D. A. Stehouwer, Hans Bosma, Jeroen H. P. M. van der Velde, Paul J. B. Willems, Hans H. C. M. Savelberg, Miranda T. Schram, et al., "Associations of Total Amount and Patterns of Sedentary Behavior with Type 2 Diabetes and the Metabolic Syndrome: The Maastricht Study," *Diabetologia*, published electronically February 2, 2016, doi: 10.1007/s00125-015-3861-8.

Nicole Gorman, "Case for Standing Desks in the Classroom Grows as Further Research Links Sitting to Diabetes," *Education World*, February 3, 2016, www.educationworld.com/a_news/case-standing-desks-classroom-grows-further-research-links-sitting-diabetes-1903288572#sthash.FPAvdpi5.dpuf.

Acknowledgments
謝辞

　以下の人達に本当に感謝する。彼らの献身とサポートがなければ、本書は執筆できなかっただろう。

　マーク・ベンデン博士、ジェームズ・A・レヴィン博士、ジョン・レイティー博士による座りすぎの不健全な影響と立つことと、動くことの脳と身体へのポジティブな影響に関する先駆的な功績と多数の思慮深い研究に感謝する。

　本書のみならず、スタンドアップキッズも彼らの功績なしでは存在しなかっただろう。筆者の兄トム・ウィスクームは美しいブック・カバーデザインを担当し、継続的なサポート、助言、一般的な知恵を与えてくれた。筆者の母親ジャネット・ウィスクームは編集、ブレインストームを手伝い、愛情をもって筆者の仕事と生活においてサポートを行ってくれた。ベン・リーブは本書の完璧な副題を考えてくれた。

　デイブ・ビーティ、マーガレット・ガーベイ、MobilityWODスタッフ全員は懸命に働き、ユーモアで本書とプロジェクトすべてを支えてくれた。

　クリストファー・ジェラードとインクウェルのチームは疲れを知らずに仕事を進め、本書の認知度向上にとどまらず、どれほど重要かを啓蒙することに努めてくれた。ダレン・ミラーは美しい写真を撮影してくれ、筆者を実際よりもずっと若く、素敵にしてくれた。エルゴ・デポットは本書で撮影に用いたスタンディングデスクを貸してくれた。

　出版社エーリッヒ・クラウスとビクトリー・ベルトのスタッフは本書を含め私たちに出版する機会と、たゆまぬ支援をしてくれた。

　素晴らしい編集者パム・モロージスは筆者を動かし、方向付け、安心感を与えてくれた。本書はあなたの力なくして出版されなかっただろう。

　ドナーズ・チューズはスタンドアップキッズの多大なる支援をしてくれた。これは最も重要な仕事だと考える。ティム・フェリスは世界で最初となる生徒全員がスタンディングデスクを使う学校にすることを現実にするうえで素晴らしい支援をしてくれた。スタンドアップキッズの重役と助言者パム・ローパー、ベッカ・ラッセル、ネイト・フォレスター、マーク・ベンデン博士、ジェームズ・レヴィン博士、ジョン・レイティー博士、ベン・グリーンフィールド、ドリュー・アモローゾ、アリソン・ベルガー、グレイ・クック、ループ・シホタ、ジョン・ポスト、ジェフ・マーティン、ミキ・マーティン、トレイシー・ジェラードに感謝する。

Index 索引

■あ

アイダ・ロルフ…223
アクティブリリーステクニック（ART）…236
あぐら…187-188、191、193、200-201
顎の可動性改善…262
アプリケーション…28
アリストテレス…22
イススクワット…113-114、116、177、193
イスを使った殿筋スマッシュ…303
失われた呼吸のバイオメカニクス…66
腕サークル（休憩11）…178
運動・可動性改善テクニックルーチンのサンプル…172-180
運動靴…92、144
運動脳…22-23
エクササイズだけでは足りない理由…17-19
横隔膜…8、33、46-47、68、68-70
横隔膜機能不全…46
オーバーヘッドストレッチ…279
オーバーヘッドテスト…229
オーバーヘッド軟部組織スマッシュ…280

■か

回旋した肩の安定性…79-81
顎関節機構治療の手引き…50
顎関節症…8、37、50、260-262
過剰な光度…158
片脚屈曲と外旋…313-315
肩回旋筋スマッシュ＆フロス…277-278
肩の誤りと修正…134-137
肩の内旋テスト…229
滑走面…213、216、236
可動域改善に関するガイドライン…246-250
可動域低下に対する治療の手引き…46
可動域を改善する方法…224-231
可動性改善ツール…240-245
可動性改善に関するガイドライン…246
可動性改善メソッド…232-239
身体を低くする…104-105
キーボードとマウスの選び方と実践…157、160-162
機能的座位姿勢…198
基本的な身体のメンテナンス…207-251

基本的なメンテナンスの定義…30
ギャップ＆スマッシュ…328-329
キャプテンモーガンポーズ…144-145
胸椎スマッシュ…265、345
胸椎スマッシュ（オーバーヘッドの手法）…266
胸椎スマッシュ（ピーナッツツールを使った手法）…267
胸椎スマッシュ（ひねりを加えた手法）…266、346
胸部の可動性改善の処方箋…270-275
筋骨格痛を治す方法…219-223
緊張した腰筋治療の手引き…56
崩れた足部のアーチに対する処方箋…330-343
車イス…38、152
グレイ・クック…21、231
グローバルフォワードベンド（休憩6）…174-175
グローバルローテーション（休憩8）…176
頚部痛と頭痛治療の手引き…48
頚部の運動（休憩1）…172
腱膜瘤…94、338-343
後頚部の可動性…263
股関節外側スマッシュ…305
股関節前面スマッシュ…309
股関節の回旋から生じる安定性…77-79
股関節包の可動性改善…306
腰かけの選び方と実践…152-154
古典的な脛骨外側ストレッチ…337
古典的な股関節伸展…310-311
古典的な脛骨外側のストレッチ…337
古典的なハムストリングスストレッチ…233、238、245、321-322
古典的なふくらはぎストレッチ…334
子供が座ることの影響…14-15
固有受容感覚…92、93、233、235
コレステロール…17-18
コントラクト＆リラックス（方法）…233-235
コンピュータビジョン症候群…158
コンプレッションソックス…204

■さ

座位から立位への安全な移行方法…181-183
サイドスラウチング…58
座位の3つの黄金律…185
座部…199-200
サンダル…20、93、140、336
ジェイムズ・A・レヴィン…7、18-19

自作のデスク…149
膝蓋上のスマッシュ&フロス…325-326
自動車の座席を生き抜くヒント…204-205
しびれと刺痛治療の手引き…47
脂肪性のこぶ…50
手関節シークエンス…298-299
手関節テスト…230
手関節と母指タック&ツイスト…300
手関節の可動性改善（休憩15）…180
手関節ロール（休憩2）…172
手根管症候群の処方箋…288-301
受動的座位…189-190
上腕三頭筋スマッシュ…289-293
上腕三頭筋スマッシュ
　（ボールを用いた手法）…290-291
上腕三頭筋スマッシュ
　（ローラーを用いた手法）…290-291
ジョージ・ネルソン…22
ショルダーエクステンション…274
ショルダーオープナー（休憩16）…180
ショルダーチェストオープナー（休憩5）…174
ジョン・レイティー…22、23
シンスプリント…336
水分補給…213
スーパーノバ…241-242、263、285
頭蓋の可動性改善…261
スキンピンチ…224
スクワット（休憩7）…177
スクワットの誤りと修正…118-123
スクワットのバイオメカニクス…113
スプリットスクワット（休憩3）…173
スマッシュ&フロス（方法）…236
スマッシュ（方法）…232-233
スラントボード…140、146-147、334
正常な可動域の消失…46
接地…91
背もたれ…198
ゼロドロップ…93、143-144
前頸部の可動性改善…262
前頸部の可動性改善（休憩10）…177
仙骨…42
喘息（横隔膜機能の低下）…47
全腹部スマッシュ…286-287
前腕伸筋スマッシュ…297

前腕スタック&スマッシュ…296
前腕スマッシュ（休憩12）…178
前腕のスマッシュ…296-297
僧帽筋と肩のスマッシュ…268
僧帽筋と第一肋骨のスマッシュ…269、349
足関節タック&ツイスト…340
足趾・足部テスト…230
足趾の蘇生・可動性改善…342
足底筋膜炎…330、338-339
足底面スマッシュ…339
足部スマッシュ（休憩14）…179
ソファーストレッチ…311-313、348
ソファーストレッチテスト…228

■た
ターフトゥ…94、338-339
体幹前面の可動性改善…271
体系的アプローチ：バイオメカニクス、ライフスタイル、
　　可動性…208-218
大腿四頭筋スマッシュ…317-318
大腿四頭筋のスマッシュ（休憩4）…173
タイマー…28、167、171、182-183
タック&ツイスト（方法）…239
ダックウォーク…91、94
ダブルアームショルダーエクステンション…275
ダブルボール（選び方）…243-244
チェックとリチェック…248
机に縛られている人のためのガイドライン…25-31
机の高さ…151
ディープスクワットテスト…226
ディープスクワットテスト…226
手の組織面スライド…216
テレビ…7、9、15、26、128、212、228、311、342
殿筋スマッシュ&フロス…303-304
殿筋スマッシュ（休憩7）…176
糖尿病…7-8、10、18、164
特定の病態または制限を解消する方法…37
トリガーポイント…222、255、286
ドレスシューズ…92-93

■な
ニーシザースマッシュ…327-328
ニュートラルな位置で脊柱を支える…63
人間工学的キーボード…168、201

脳由来神経栄養因子（BDNF）…23
ノートパソコンのワークステーション…163

■は
バーベルローラーまたはハードローラーを用いた
　ふくらはぎスマッシュ…332
バーを折るテクニック…131
背部の過伸展…112
バッグの正しい持ち方…127
バットウィンク…121-122
バトルスター…241
ハムストリングスの可動性改善テクニック…321-323
ハムストリングスボールスマッシュ…319-321
バランスボール…200
バンド（選び方）…245
バンドを使った股関節伸展の手法…311
バンドを使ったハムストリングスフロス…322、349
バンドを使ったフロス（方法）…237-238
ピーナッツツール（選び方）…243
飛行機の座席で生き抜くためのヒント…202-204
尾骨…40
肘外側のタック＆ツイスト（テニス肘）…292-293
肘かけ…201
肘内側のタック＆ツイスト（ゴルフ肘）…293
ビジネスシューズ…92-93、118、140、144-145
ピストルテスト…308
ヒップオープナー（休憩3）…173
ヒップヒンジテスト…228
ヒンジの誤りと修正…110-112
ヒンジのバイオメカニクス…108-109
フォームローラー（選び方）…241
負荷サイクル…20-21、55、119、260、300
腹式呼吸…68-72、74、84、213
腹部スマッシュ…286
ふくらはぎスマッシュ…331-333
ブルーエンジェル…272-273
ブルーエンジェル（壁バージョン）…273
ブルーライト…159
ブレーシングシークエンスの概要…82-83
ブレーシングシークエンスの図解…84-85
プレッシャーウェーブ（方法）…238-239
平坦な靴…93、140-141、143-145
ヘビーリフティン…97
偏平足…330、334、338-339

放課後のスポーツ…15
ボール（選び方）…241-243
ボールを用いたふくらはぎスマッシュ…332
歩行の誤りと修正…92-95
母指と手のシークエンス…300-301
母指と手のスマッシュ＆フロス…301
母趾の問題…94
ボックスブレージング…70
骨のこぎりを用いたふくらはぎスマッシュ…333

■ま
マーク・ベンデン…352
マイケル・フェルプス（休憩13）…179
麻痺と刺痛…47
マンスプレッド…191-193
慢性閉塞性肺疾患（COPD）…47
ミディアルシンスマッシュ…334-335
モニターの高さの選び方と実践…155-156

■や
床で行う殿筋スマッシュ…304
床の重要性…144-145
腰痛治療の手引き…49、55
腰部スマッシュ…283
腰方形筋サイドスマッシュ…284

■ら
ラテラルオープナー…274
ラテラルシンスマッシュ…336-337
リチャード・カルモナ…15
リチャード・ブランソン…27
立位のワークステーションの準備…140-141
蓮華座…157、187-188
ローグモンスターバンド…245
ローラーふくらはぎスマッシュ…331
ロルフィング…223

■その他
14日間の全身可動性改善オーバーホール…255-256
7個の頚椎…42
NEAT（非運動アクティビティ熱発生）…18-19、167
PNF（固有受容性神経筋促通法）…233

About the Authors

著者プロフィール

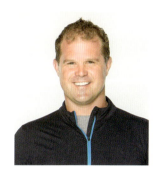

ケリー・スターレット Dr. Kelly Starrett

理学療法士。ニューヨーク・タイムズ、ウォールストリートジャーナルのベストセラーリストに名を連ねる人気作家。可動性改善に対する革新的なアプローチを提供するMobilityWOD.comの共同創設者。バイオメカニクス、可動性・可動域に対する革新的なシステムを開発。世界中を巡り、オリンピック選手や大学のクラブチーム、NFL、NBA、NHL、MLBの選手、ストレングス・パワーアスリートに人気のトレーナー。アスリートのみならず、障害と慢性的な痛みに向き合う子供、会社員など、誰にでも同じケリー式のシステムを適応して、指導に当たっている。「あらゆる人間は本来の動き方を知るべきであり、基本的なセルフメンテナンスを行えるようになるべき」と考えている。

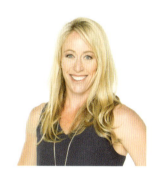

ジュリエット・スターレット Juliet Starrett

アスリート、弁護士、企業家。MobilityWOD.comの共同創設者、CEO。母親として、そして非営利団体「スタンダップキッズ」の創設者として、座りすぎのライフスタイルに対して警鐘を鳴らし、あらゆる公立学校の子供たちにスタンディングデスクを提供できるよう尽力している。1997年～2000年まで、パドリングのプロスポーツ選手として活躍し、米国エクストリーム・ホワイトウォーターのチームに所属していた。世界選手権や、5つの国内タイトルを獲得。

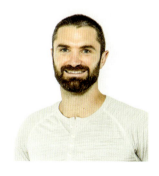

グレン・コードーザ Glen Cordoza

グレン・コードーザはニューヨーク・タイムズとウォールストリートジャーナルでベストセラーになったケリー・スターレットの『Becoming a Supple Leopard』（日本語未訳）の共著者であり、元総合格闘技選手、元ムエタイ選手。総合格闘技、ブラジル柔術、ムエタイ、一般的フィットネスに関して多くの本を出版している著者で、これまで24冊の本を出版している。

翻訳校正協力
溝渕知秀（みぞぶち・ともひで）
米国政府公認ドクター・オブ・カイロプラクティック、ニューヨーク州ライセンス取得カイロプラクター。出身地である高知県でオーツリーカイロプラクティックを開業。症状の解消という短期的な視点のみでなく、QOLの向上や健康寿命の延伸といった中長期の視点からカイロプラクティックによるパッシブケアとクライアント自身によるアクティブケアの重要性を啓蒙するため、企業・団体への講演を行う。

ブックデザイン
田中俊輔（PAGES）

校正
三輪利絵子

ケリー・スターレット式
「座りすぎ」ケア完全マニュアル
姿勢・バイオメカニクス・メンテナンスで健康を守る

2019年10月18日　初版第1刷発行

著　者	ケリー・スターレット
	ジュリエット・スターレット
	グレン・コードーザ
訳	医道の日本社編集部
発行者	戸部慎一郎
発行所	株式会社　医道の日本社
	〒237-0068　神奈川県横須賀市追浜本町1-105
	TEL　046-865-2161
	FAX　046-865-2707

©IDO-NO-NIPPON-SHA,Inc.,2019
印刷・製本　シナノ印刷株式会社
ISBN 978-4-7529-1171-5 C3047
本書の内容の無断使用、複製（コピー、スキャン、デジタル化）、転載を禁じます。